Bill Schindler

Die moderne Steinzeit-Ernährung

BILL SCHINDLER

DIE MODERNE STEINZEIT-ERNÄHRUNG

Wie wir unseren Speiseplan revolutionieren und unsere Gesundheit verbessern

Aus dem Amerikanischen
von Maria Zettner

allegria

Wir verpflichten uns zu Nachhaltigkeit

- Klimaneutrales Produkt
- Papiere aus nachhaltiger Waldwirtschaft und anderen kontrollierten Quellen
- ullstein.de/nachhaltigkeit

Die amerikanische Originalausgabe erschien 2021 unter dem Titel *Eat Like a Human* bei Little, Brown Spark, a division of Hachette Book Group, Inc., New York.

Die Angaben und Ratschläge in diesem Buch sind von Autor und Verlag sorgfältig erwogen und geprüft. Dennoch kann eine Garantie nicht übernommen werden. Eine Haftung des Autors bzw. des Verlags und seiner Beauftragten für Personen-, Sach- und Vermögensschäden ist ausgeschlossen.

Aus Gründen der Lesbarkeit wurde im Text meist die männliche Form gewählt. Nichtsdestoweniger beziehen sich die Angaben auf Angehörige aller Geschlechter.

MIX
Papier
FSC FSC® C083411

Allegria ist ein Verlag der Ullstein Buchverlage GmbH
ISBN 978-3-7934-2440-6

Fotos im Innenteil: Brianna Schindler
Illustrationen im Innenteil: Sarah Schlick
Lektorat: Swantje Steinbrink
Satz und Repro: LVD GmbH, Berlin
Gesetzt aus: Aldus nova Pro
Druck und Bindearbeiten: CPI books GmbH, Leck

Für meine Familie:
Christina, Brianna, Billy und Alyssa.
Ich habe mir das alles für euch angeeignet.
Danke für eure Inspiration.

INHALT

EINLEITUNG

Mitten in Kenia, umgeben von kargem Grasland und Buschweiden, Tage und Meilen von allem entfernt, was sich auch nur annähernd als moderne Zivilisation bezeichnen ließe, standen meine Familie und ich im Begriff, Blut zu trinken. Wir waren bei den Samburu, einem ostafrikanischen Volk, das Rinder, Ziegen und andere Nutztiere hält und dessen Nahrung aus einer Kombination aus Rohmilch und frischem Blut besteht, die täglich aus den Zitzen beziehungsweise Hälsen der Tiere abgezapft wird.

Nach tagelanger Reise hatten wir dieses entlegene Dorf erreicht, wo wir dem Ritual beiwohnen sollten. Die letzte Etappe hatte uns durch ein trockenes Flussbett, ein Wadi, geführt, da längst alles, was noch an eine Straße erinnerte, verschwunden war.

Wir trafen am späten Nachmittag ein. Die Luft flirrte in der Hitze, und nur das Summen der Insekten durchbrach die Stille. Drei junge Samburu-Krieger standen Wache an dem Pfad, der zu ihrem Dorf führte. Sie trugen die farbenfrohe traditionelle Kleidung und hatten einen bemerkenswerten Körperbau. Tatsächlich war ich auf meinen Reisen rund um die Welt noch niemandem begegnet, der so gesund ausgesehen hatte. Die hochgewachsenen, schlanken und muskulösen Männer hatten breite Gesichter und ein strahlendes Lächeln, das gerade, funkelnde Zähne zum Vorschein brachte. Ihre Augäpfel waren weiß, ihre Haut glänzte. Obwohl ihre Nahrung kaum Fleisch, Obst oder Gemüse umfasste. Sie hatten weder Zugang zu Lebensmittelläden oder Vitaminpräparaten noch zu Gesundheitsfürsorge oder Ernährungsberatern, nicht einmal Fluoride gab es. Wie machten sie das nur? Was war ihr Geheimnis? Als Experimental-Archäologe und Nahrungsmittel-Anthropologe wollte ich genau das herausfinden.

Diesmal hatte ich meine Familie mitgenommen: meine Frau Christina, unseren zwölfjährigen Sohn Billy und unsere beiden zehn- und vierzehnjährigen Töchter Alyssa und Brianna. Wir waren vorbereitet. Dachten wir zumindest. Billy und die Mädchen waren sichtlich nervös, gleichzeitig fasziniert und gespannt auf das, was gleich vor ihren Augen passieren würde. Wir schauten zu, wie ein Stammesangehöriger eine Kuh nach vorn führte. Ein anderer hielt ihren Kopf fest, um sie zu beruhigen. Das Tier schnaufte, scharrte mit den Hufen im Staub, dann war es still und beobachtete uns mit seinen dunklen, feuchten Augen.

Plötzlich ging alles ganz schnell. Mit einer geübten Drehung des Handgelenks und eigens für diesen Zweck angefertigtem Pfeil und Bogen stach ein Mann in die Halsschlagader der Kuh. Ein zweiter fing das Blut, das aus dem Hals des Tieres floss, in einer Kürbisflasche auf, ungefähr einen Liter. Ein dritter Mann verarztete anschließend die kleine Wunde mit Dreck. Danach wurde das Tier entlassen. Allem Anschein nach entspannt und unbeeindruckt trottete es zurück ins Gebüsch. Die winzige Wunde, die der Kuh zugefügt worden war, diente dazu, eine relativ geringe Menge Blut freizusetzen, so ähnlich wie bei einer Blutspende. Denn für die Samburu ist nicht nur die Milch, sondern auch das Blut von Kühen eine regenerative Ressource hochwertiger Nährstoffe.

In den folgenden Minuten füllte einer der Männer eine zweite Kürbisflasche mit frischer Milch und begann dann, beide Flüssigkeiten – Milch und Blut – gründlich zu vermischen. Schließlich hielt er mir eine Flasche hin. Es war so weit.

Kurz hielt ich inne und blickte über die weite Savanne, das Land, das sich hinter dem Flussbett erstreckte, über Flächen voller Pfeifdorn und Sternengras. Dann sah ich auf die Kürbisflasche hinunter, hob sie hoch und trank meinen ersten Schluck Blut mit Milch.

Überrascht stellte ich fest, wie gut es sich in meinem Mund anfühlte, seine Konsistenz, seine Wärme. Es schmeckte wie ein kräftiger Schoko-Milchshake mit einer Prise Eisen und Salz. Nach ein paar weiteren Schlucken war ich gesättigt. Mit nur so wenig fühlte sich mein Körper gut gefüllt und befriedigt, als wüsste er instinktiv, dass er gerade eine Riesendosis Nährstoffe erhalten hatte, mit der er etwas anfangen konnte.

Ich reichte die Kürbisflasche an Christina weiter, die daraus trank und dabei große Augen machte. Sie hatte es offenbar genauso empfunden wie ich. Billy, der immer mit Feuereifer an alles herangeht, nahm ebenfalls einen kräftigen Schluck, Brianna hingegen nippte nur. »Nimm einen richtigen Schluck«, ermunterte ich sie sanft – und sie trank. Nur Alyssa, unsere Jüngste, ließ sich nicht überreden. Sie hatte bereits Angst gehabt, dass man der Kuh wehtun würde (oder noch Schlimmeres), und die kulturelle Kluft wie die persönliche Überwindung waren einfach zu viel für sie. Aber das war auch völlig in Ordnung. Während die Abenddämmerung hereinbrach, unterhielten wir uns über das, was wir gerade erlebt hatten, noch erfüllt von ehrfürchtigem Staunen über die Bewohner dieses Ortes.

Sie fragen sich, warum ich meine Familie in den afrikanischen Busch mitgenommen habe und sie in einem Samburu-Dorf habe Blut mit Milch trinken lassen? Die Antwort ist ebenso komplex wie einfach. Heutzutage ist unser Verhältnis zu Nahrungsmitteln von Verwirrung und Unsicherheit geprägt. Vegan oder karnivor? Vegetarisch oder glutenfrei? Ketogen oder Mittelmeerdiät? Fasten oder Paleo? Jeden Tag hören wir von neuen Zutaten oder Gerichten, die gut oder schlecht sind, von einer neuen Ernährungsweise, die uns das Blaue vom Himmel verspricht. Unsere Gespräche offenbaren eine Vielzahl an Sichtweisen über eines der elementarsten Dinge des Menschseins: unser Essen.

Was, wenn ich Ihnen nun sagte, dass keine dieser Ernährungsetiketten von Belang ist? Dass Sie nie eine Nahrungsquelle ausschließen sollten, wie fremdartig oder seltsam sie auch anmuten mag? Was, wenn ich Ihnen sagte, dass Sie weder Kalorien zählen noch Ihre Portionen abmessen müssen, dass Sie weder zu hungern noch sich um etwas betrogen zu fühlen brauchen? Dass Sie stattdessen mit dem, was Sie essen, gesünder werden, die überschüssigen Pfunde verlieren, ein schmerzfreieres, energiegeladeneres Leben führen und auch noch zur Gesundung des Planeten beitragen können?

Wie das geht? Indem Sie lernen, wieder wie ein Mensch zu essen. Einfach ausgedrückt bedeutet das, sich möglichst nährstoffreiche Nahrungsmittel zu suchen und diese dann so zuzubereiten, dass sie unbedenklich sind und all ihre Nährstoffe für den Körper freisetzen. Das ist alles. Egal, welche Ernährungsweise Sie derzeit praktizieren, egal, was Sie am liebsten essen, es geht darum, Nahrungsmittel so auszuwählen und zuzubereiten, dass sie die meisten Nährstoffe liefern. Wenn Sie auf diese Weise essen, wird das Ihre Gesundheit optimieren, und Sie werden merken, wie, was und wann Sie essen sollten.

Unsere Vorfahren wussten noch, wie das geht. Vor Millionen von Jahren haben sie gelernt, sich höchst nährstoffreich zu ernähren, was sie gut gedeihen ließ. Unsere modernen Nahrungsmittelsysteme haben sich weit von dieser instinktiven Ernährungsweise entfernt, obwohl unser Körper noch die gleichen Bedürfnisse hat wie der unserer Vorfahren. Das hat sich auf uns als Spezies sehr nachteilig ausgewirkt.

Zum Glück leben in verschiedenen Winkeln der Erde nach wie vor Menschen, die menschengerecht essen. Mithilfe uralter Techniken – von Fermentierung bis zum Kochen in mineralreicher

Erde – produzieren sie Nahrungsmittel mit erstaunlichem Nährwert. Über Jahre hinweg habe ich mich mit diesen Nahrungsmitteln und Zubereitungsmethoden beschäftigt und sie am Washington College in Chestertown, Maryland, gelehrt. Das Eastern Shore Food Lab, das ich dort gegründet habe, bietet Raum für innovatives Lehren, Lernen und Herstellen von Nahrung. Ich bin kreuz und quer durch die Welt gereist; zuweilen in Begleitung meiner Familie war ich in der mongolischen Steppe und in der kenianischen Savanne genauso wie im Dschungel von Thailand, um von den Menschen vor Ort zu lernen, was ich bislang nur aus Büchern kannte, und mich mit den gleichen Produkten, Gerätschaften und Methoden wie unsere Vorfahren zu ernähren. Dabei fühlte ich mich zunehmend kräftiger, gesünder und unglaublich lebendig. Für mich ist es die Bestätigung, dass dies die Grundlage einer gesunden menschengerechten Ernährungsweise ist. Alles, woran ich seit Jahrzehnten gearbeitet hatte, wurde auf einmal real. Meine Familie und ich übernahmen einige dieser Nahrungsmittel und Zubereitungsmethoden – und wurden mit einer besseren Gesundheit belohnt.

Wie Sie in diesem Buch erfahren werden, können wir alle moderne Jäger und Sammler sein und unser Essen mit den gleichen grundlegenden Strategien wie unsere Vorfahren unbedenklich, nahrhaft und maximal verwertbar machen, statt uns den heutigen, von Gesellschaft und Wirtschaft gesteuerten Normen zu unterwerfen. Unsere Großeltern waren noch vertraut mit Nahrungsmitteln wie Leber und Sauerkraut. Andere wiederum bringen unsere Ansichten über das Essen ins Wanken. Sie mögen nicht unbedingt so weit gehen wollen wie ich und mit Rohmilch vermischtes Blut einer Kuh trinken, dennoch werde ich Sie in diesem Buch auffordern, Ihre Vorstellungen davon, was Essen ausmacht, etwas zu erweitern. Dafür werde ich auch gute Gründe liefern. All jenen, die noch nicht bereit sind, ihre Grenzen so weit auszudehnen, werde ich geeignete Alternativen anbieten. Abgesehen davon sind besagte Nahrungsmittel, so ungewöhnlich oder gar abstoßend sie den meisten von uns auch erscheinen mögen, ungeheuer gesundheitsfördernd. Bedenken Sie zum Beispiel Folgendes: In 100 Gramm Grillenmehl stecken 65 Gramm Protein, wohingegen die gleiche Menge Rindfleisch nur 32 Gramm Protein enthält. Darüber hinaus sind in Grillenmehl alle neun essenziellen Aminosäuren enthalten sowie mehr Kalzium als in Milch und mehr Eisen als in Spinat. (Ein positiver Nebeneffekt: Insekten setzen weniger Treibhausgase frei als die meisten Nutztiere; sie können fast überall gezüchtet werden, und für die Verarbeitung sind weder riesige Wasserressourcen noch große Landflächen nötig, ganz zu schweigen von Rodungen.)

Der Schlüssel für diesen Ernährungsansatz liegt im Verstehen des kulturellen Kontexts. Auch wenn der Mensch biologisch betrachtet seit mehr als 300 000 Jahren gleich geblieben ist, so haben wir doch in kultureller Hinsicht große Veränderungen durchlaufen. Das mag uns offensichtlich erscheinen, im Zusammenhang mit ernährungsspezifischen Techniken und Prozessen ist es jedoch ein wichtiger Aspekt. Jahrelang habe ich das nicht begriffen und meine Familie immer wieder Streit und Frust ausgesetzt, weil ich auf bestimmten Regeln bestand, die den kulturellen Kontext nicht berücksichtigten. Diese Beharrlichkeit begann sich bei mir als Form von Orthorexie zu manifestieren. Orthorexie meint den Zwang, nur das zu essen, was man für gesund hält. So schuf ich Kategorien von »guten Nahrungsmittel« und »schädlichen Nahrungsmitteln«, was in meiner Familie Ängste bezüglich Essen auslöste. (Im Kapitel »Zucker« werde ich ausführlicher auf diese Problematik eingehen und auch darauf, wie ich sie in den Griff bekam.)

Nach zwanghaften Jahren, in denen ich mich beispielsweise weigerte, ein Stück von der Geburtstagstorte eines Freundes zu essen, oder meinen Eltern verbot, unseren Kindern Bonbons oder andere zuckerhaltige Leckereien zu schenken, erkannte ich allmählich die Schwachstellen meines Ansatzes und was ich daraus über kulturellen Kontext und Kompromissfähigkeit lernen konnte. Als Familie fanden wir – sogar zuckerhaltige – Lösungen, die kulturelle Akzeptanz ermöglichten, ohne dass es zulasten einer maximal hochwertigen und nährstoffreichen Ernährung ging. Man sollte nie vergessen, dass Essen mehr ist als die Aufnahme von Nährstoffen. Es ist auch ein kultureller Vorgang, der für unsere Gesundheit und unsere Zufriedenheit von unschätzbarem Wert ist.

Kapitel 1 beschreibt die Geschichte unserer körperlichen und kulturellen Entwicklung im Hinblick auf unser Essen. Die darauffolgenden Kapitel stellen die verschiedenen Nahrungsmittelgruppen wie Pflanzen, Tiere und Milchprodukte vor, erläutern die damit verbundenen Zubereitungs- und Kochverfahren und bieten konkrete Erkenntnisse, Rezepte und Vorschläge zur Umsetzung im Alltag. Die Rezepte reichen von einfach (für Anfänger geeignet) bis fortgeschritten (für die Wagemutigeren). Dabei werde ich jeweils die untrennbare Verbindung zwischen uralten Technologien, unseren heutigen Nahrungsmitteln und unserer Gesundheit aufzeigen.

Eine Anmerkung zu dem Begriff *Technologie*: In diesem Buch beschreibe ich damit Werkzeuge und Prozesse, mit denen wir uns – über unsere physischen Einschränkungen hinaus – gefahrlos Nahrungsmittel und ihre Nährstoffe zunutze machen können. Für unsere Vorfahren waren primitive Hilfsmittel wie die scharfe Kante eines Steinwerkzeugs, ein Feuer oder selbst ein einfacher Grabestock Technologien, die sie entdeckt und entwickelt hatten, um leichter an Nahrungsmittel heranzukommen und sie zuzubereiten. Vergleichbar mit der Küchenmaschine und dem Stabmixer in unserer Küche. Auch die Vorgänge des Fermentierens, Kochens, Jagens, sogar die Verwendung von Substanzen wie Erde bei der Nahrungsmittelzubereitung fallen darunter. Entsprechend hat das Konzept der Lebensmittelverarbeitung in diesem Buch nichts mit den (industriell) verarbeiteten Lebensmitteln zu tun, die wir kennen.

Mir ist bewusst, dass ein Überdenken unserer Essgewohnheiten und ein veränderter Umgang mit Nahrungsmitteln kein Prozess ist, der über Nacht erfolgt; und manch einer wird womöglich auch nie seine Aversion gegen bestimmte Speisen überwinden und auch nicht die Zeit finden, alle hier vorgestellten Methoden auszuprobieren. Das verstehe ich. Ich will auch nicht dafür plädieren, dass wir alle anfangen, jeden Tag Kuhblut-Shakes zu trinken. Was ich allerdings hoffe, ist, dass ich Ihnen ein paar Ideen mit auf den Weg geben kann, die Sie sukzessive wieder mit Ihrem Essen versöhnen und Ihren Speiseplan um einiges unbedenklicher und nahrhafter machen. Ob Sie das Buch nun dazu inspiriert, anders zu essen beziehungsweise zu kochen, oder Sie nur einen anderen Blick auf die verschiedenen Nahrungsmittel gewinnen, während Sie die Supermarktgänge entlanggehen: Alles läuft auf einen Wandel hinaus und letztlich auf ein intensiveres gemeinschaftliches Streben nach guter Gesundheit und einem gesunden Planeten.

KAPITEL 1

Die richtigen Fragen stellen: Nicht nur »Was?«, sondern auch »Wie?«

Es war eine einmalige Gelegenheit. Ich machte mit bei *The Great Human Race,* einer Fernsehserie von *National Geographic,* und hatte die Aufgabe, nur mit den Hilfsmitteln, die während bestimmter Zeitabschnitte unserer menschlichen Entwicklung verfügbar waren, Essen und Obdach zu finden. In Tansania baute ich einen 2,5 Millionen Jahre alten Oldowan[1]-Werkzeugsatz nach, um in der Savanne, so schnell ich konnte, Fleisch von einem Kadaver zu ergattern, bevor die Löwen zurückkamen. In der Mongolei benutzte ich Knochen- und Steinwerkzeuge für die Hasenjagd. In Georgien half mir die Nachbildung einer 40 000 Jahre alten Speerspitze an einem nachgebauten Atlatl[2] dabei, einen Keiler zu erlegen. Ich hatte Hunger, ich hatte Angst, ich empfand unbändige Freude und Erleichterung, wenn ich wilde Nahrung gejagt oder gefunden hatte, die mich bei Kräften hielt.

Nun aber war ich in Alaska, vorgeblich in einem besonders harten Winter vor etwa 15 000 Jahren, als unsere Vorfahren gerade den Versuch wagten, über die damalige Beringbrücke von Asien nach Nordamerika zu gelangen. Nachdem meine Filmpartnerin Cat und

---

1 Archäologische Kultur mit den weltweit ältesten Steinwerkzeugen.

2 Steinzeitliche Speerschleuder

ich zwei Tage lang ohne Essen so gerade in der arktischen Tundra überlebt hatten, an einem Ort, an dem beißende Winde den Schnee über endlose Meilen von eisig glitzerndem Gestrüpp trieben, waren wir so weit nach Süden gekommen, dass der Schnee in eisigen Regen übergegangen war. Vor uns lag ein Teich mit einem Biberbau. Da wir dringend Protein und Fett benötigten, suchte ich den Rand des Teichs nach einer geeigneten Stelle für eine Biberfalle ab. Anschließend hatte ich drei Optionen, eine krasser als die andere: Entweder ich begab mich splitternackt in den eiskalten Teich und zog danach meine trockenen Kleider wieder an, oder ich ging vollständig angezogen hinein und kam im triefenden Hirschfell wieder heraus, womit ich bestenfalls eine Unterkühlung riskierte und schlimmstenfalls den Tod, oder aber ich blieb gleich draußen und hungerte weitere Tage und Nächte.

Gott, war mir kalt! Meine Hände froren langsam ein, während ich hektisch und so gut es ging die Falle zurechtmachte, bevor ich mich ausziehen und ins Wasser waten musste, um den entscheidenden Anker zu setzen: drei Atlatlpfeile, die ich zu einer Art Dreifuß in den Teichgrund stecken und an denen ich die Ankerleine der Falle befestigen wollte. Hinter mir türmten sich wie graue Riesen aus Nebel und Fels die Berge auf, und der Himmel bot eine bleierne Drohkulisse, die jeden Moment neuen Eisregen ankündigte.

Man sollte meinen, dass meine größte Sorge war, wie ich erfolgreich die Falle setzen konnte, um meinen eingefrorenen Allerwertesten aus dem Wasser und rasch an ein warmes Feuer zu bugsieren. Weit gefehlt. Was mich fast wahnsinnig machte, war nicht etwa die Kälte oder der Hunger, nicht einmal, dass mein dampfender Atem nur noch stoßweise ging und meine Gliedmaßen unkontrollierbar zitterten, sondern die Tatsache, dass ich dabei war, mich vor einem Produktionsteam mit zwei Kameras und einer Drohne splitterfasernackt zu präsentieren. Denn seien wir ehrlich: Es handelte sich um eine Fernsehsendung. Falls es mir nicht gelingen sollte, etwas zu essen aufzutreiben, würde das Team mich da draußen wohl kaum elend zugrunde gehen lassen. Andererseits hatte ich mich mit diesem Projekt dazu verpflichtet, bis an meine Grenzen zu gehen, um wirklich ein Gefühl für die Herausforderungen zu bekommen, denen unsere Vorfahren ausgesetzt gewesen waren und die sie gemeistert hatten – und dazu gehörte eben auch, sich auszuziehen und vor allen Anwesenden in einen eisigen Teich zu steigen (in dem Wissen, dass die Szene vor Millionen von Zuschauern ausgestrahlt werden würde). Zudem habe ich mich schon immer äußerst unwohl gefühlt, wenn ich auch nur mein Hemd in der Öffentlichkeit ausziehen sollte.

Wenn man sich die Folge ansieht, komme ich kräftig, sportlich, muskulös daher. Aber das war nicht immer so gewesen. Im Gegenteil. Und die Furcht, die mich in diesem Augenblick beschlich, reichte weit zurück; sie hing mit dem ungesunden Verhältnis zusammen, das ich über einen sehr langen Zeitraum zum Essen hatte. Es ist eine Geschichte, die vermutlich viele von Ihnen in der einen oder anderen Form nachvollziehen können. Als pummeliges, unbeholfenes Kind wurde ich gehänselt. Ich empfand Essen nicht als Nährstofflieferant. Vielmehr war Essen etwas, das mir Angst machte. Es war etwas, das mich fett machte. Seinetwegen machten sich die anderen Kinder über mich lustig. In der Highschool schließlich wurde ich Ringkämpfer, kämpfte bei einer landesweiten Hochschulmeisterschaft sogar in der Schulmannschaft. Und ich tauschte ein ungesundes Verhältnis zum Essen gegen das nächste ein. Jetzt war Essen etwas, das mich davon abhielt, mein Wettkampfgewicht zu erreichen. Also stopfte ich mich voll und erbrach mich anschließend. Ich focht einen Kampf mit dem Essen aus. Innerhalb einer Woche verlor ich regelmäßig mehr als zwanzig Pfund und hatte sie doch gleich wieder drauf! Nach College und Ringkampf kehrte das Gewicht mit voller Wucht zurück, und aus mir wurde ein übergewichtiger Erwachsener mit gesundheitlichen Problemen wie Reizdarm, Bluthochdruck und Gelenkschmerzen. Unterdessen versuchte ich wie ein Besessener herauszufinden, welche Ernährung die beste für mich ist. In jahrzehntelangen Nachforschungen, die auch prähistorische und experimentelle Archäologie umfassten und mich von dem Lebensumfeld indigener Völker bis in die Edelstahlwelt von Sterneköchen führten, suchte ich nach der Antwort auf die Frage: »*Was* soll ich essen?« Ich kam ihr erst auf die Spur, als mir klar wurde, dass ich mir nicht nur diese Frage hätte stellen dürfen.

Zwar wollen wir alle wissen: »*Was* soll ich essen?«, doch dazu gehört auch die mindestens ebenso wichtige Frage: »*Wie* soll ich essen?«. Die meisten Menschen werden diese eher wörtlich verstehen im Sinne von »Zu welcher Zeit sollte ich essen?«, »Wie viel sollte ich essen?« oder: »Sollte ich vielleicht langsamer essen?« Aber ich möchte Sie dazu anregen, das Wörtchen »wie« eher als Konzept zu verstehen, und zwar mit direktem Bezug zu dem, was uns die Ernährungsgewohnheiten unserer steinzeitlichen Vorfahren über unser heutiges Verhältnis zum Essen zeigen können. In der Einleitung habe ich Sie gebeten, das Wort *Technologie* sehr viel weiter zu fassen als üblich, vom Hochleistungsmixer auf Ihrer Küchentheke bis zum urzeitlichen Steinwerkzeug oder Feuer. »*Wie* soll ich essen?« erfordert ein ähnliches Umdenken. Das Wie in den Fokus zu nehmen bedeutet, wieder an bestimmte Verfahren und Technologien anzuknüpfen, die wir unseren Nahrungsmitteln von dem Moment, in dem wir sie erwerben, bis zu dem Moment, in dem wir sie uns in den Mund stecken, angedeihen lassen. An dieser Stelle haben wir die Gelegenheit, ernährungsphysiologisch das meiste aus unserem Essen zu machen – oder eben nicht. Das Dilemma des modernen Menschen ist, dass wir essen können bis zur Fettleibigkeit und unter Umständen trotzdem mangelernährt sind. Diese Tatsache ist ganz entschieden davon beeinflusst, wie wir als Individuen, ebenso wie unsere Kultur und unsere Nahrungsmittelsysteme, vom grundlegenden Ernährungsgebot unserer Vorfahren abgewichen sind. Es lautet: Lebensmittel essen, die maximal unbedenklich, nährstoffreich und verwertbar sind. Sich an dieses Gebot zu halten macht uns erst zum Menschen und ist das Anliegen dieses Buches.

Um das auch nur ansatzweise verstehen zu können, müssen wir ein wenig die Perspektiven verschieben und die Zeit zurückdrehen. Zuerst also der Perspektivwechsel: Darüber nachzudenken, wie man am besten isst, ist ein rein menschliches Problem. Denken Sie mal darüber nach. Kein anderes Lebewesen stellt sich diese Frage. Kein anderes Lebewesen bezahlt Ernährungsberater oder Ärzte dafür, dass sie ihm Ratschläge erteilen. Kein anderes Lebewesen verschwendet seine Energie darauf, Sachen zu essen, die keinerlei Nährwert besitzen. Und die Anstrengungen unserer Vorfahren, das Wie der Nahrungsaufnahme zu ermitteln, zielten vor allem darauf, grundlegende biologische und körperliche Schwächen zu überwinden, Schwächen also, gegen die der Mensch immer ankämpfen muss. Niemand hört das gern, aber was unser Grundbedürfnis der Nahrungsaufnahme angeht, sind wir Menschen eine der schwächsten Spezies auf diesem Planeten. Diese unbequeme, aber schlichte Tatsache ist dafür verantwortlich, dass wir uns ganz anders ernähren müssen als jedes andere Lebewesen.

Aber Moment mal, werden Sie jetzt vielleicht einhaken, was ist denn mit Sportlern wie Usain Bolt, Arnold Schwarzenegger und Michael Phelps? An solchen Prachtexemplaren ist doch nun wirklich nichts schwach! Wirklich nicht? Na, dann wollen wir die doch mal an einigen ihrer Verwandten aus dem Tierreich messen. Wie die Federation of American Societies for Experimental Biology berichtet, ist das – im Verhältnis zu seiner Körperlänge – schnellste Tier der Erde eine südkalifornische Milbe. Sie legt je Sekunde 322-mal ihre Körperlänge zurück. Die Forscher Robert J. Knell und Leigh W. Simmons entdeckten, dass ein Mistkäfer das 1141-Fache seines eigenen Körpergewichts ziehen kann, was ihn über alle Gewichtsklassen hinweg zum stärksten Tier auf dem Planeten macht. Fischereibiologe Dave Kerstetter hat bei Fächerfischen Geschwindigkeiten von bis zu 110 Stundenkilometern nachgewiesen und somit die schnellsten Schwimmer der Welt ausgemacht. Und wie stehen unsere menschlichen Sportler im Vergleich dazu da? Um mit jener südkalifornischen Milbe mithalten zu können, müsste Usain Bolt fast 2100 Stundenkilometer schnell laufen. Um den Mistkäfer zu toppen, müsste Arnold Schwarzenegger sechs vollbesetzte Doppeldeckerbusse hinter sich herziehen. Und den Fächerfisch könnte Michael Phelps nur übertrumpfen, wenn er in der Zeit, die er normalerweise für 200 Meter braucht, 2,8 Kilometer zurücklegte.

Ich führe diese Beispiele nur an, damit Ihnen das Umdenken ein bisschen leichter fällt. Um zu begreifen, dass wir als Menschen erst lernen müssen, richtig zu essen, sollten Sie zunächst einsehen, was unsere körperliche Benachteiligung im Vergleich mit anderen Spezies bedeutet: Wir sind sehr viel weniger imstande, unserer Umgebung Nahrung abzugewinnen. Für unsere Vorfahren ging es dabei um Leben und Tod. Sie konnten nicht so schnell laufen wie andere Lebewesen, sie konnten nicht fliegen, sie konnten nicht einmal so geschickt im Erdboden graben wie andere Spezies.

Die zweite Gegebenheit, die wir uns klarmachen müssen: Der Mensch ist biologisch defizitär. Andere Lebewesen sind dafür gebaut, dass sie das, was sie verzehren, auch verdauen, und ihre Nahrung entspricht folglich dem, was sie mit ihrer biologischen Ausstattung bewältigen können. Pflanzenfresser wie Kühe beispielsweise sind darauf geeicht, zähes Gras mit ihren mehrkammerigen Verdauungssystemen zu verarbeiten. In einer speziell ausgebildeten Kammer, dem Pansen, wird das Futter durch mikrobielle Fermentierung zerlegt und landet am Ende erneut im Maul der Kuh, wo die mechanische Verarbeitung wiederaufgenommen wird. Daher die Bezeichnung Wiederkäuer. Enten, Gänse und andere körnerfressende Vögel wiederum sind bestens ausgestattet, um gefahrlos Samen zu verdauen, denn in ihrem Kehlsack, einer Erweiterung der Speiseröhre, können die Körner vorübergehend gelagert werden, um dort langsam zu fermentieren, zu zersetzen und dann in den Muskelmagen weiterzuwandern, wo sie zwischen zwei Muskelscheiben zermahlen werden.

Und was ist mit uns? Tatsache ist, dass wir biologisch betrachtet so gut wie gar nichts von dem, was wir zu uns nehmen, essen dürften (mehr dazu in Kürze). Die Muttermilch vertragen wir als Babys bestens, doch abgesehen davon sind die einzigen Nahrungsmittel, für die unser erwachsener Verdauungstrakt biologisch konzipiert ist, die Insekten sowie die wilden Früchte und Gemüsesorten, die auf dem Speiseplan unserer ältesten Vorfahren standen. Wie wir diese körperlichen und biologischen Defizite überwanden und richtig zu essen lernten, gehört zur Geschichte der Menschheit, und zwar sowohl in kultureller als auch in biologischer Hinsicht. Einfach ausgedrückt: Wir entwickelten Technologien, mit denen wir außerhalb unseres Körpers das machen konnten, was sich bei anderen Lebewesen auf natürliche Weise innerhalb des Körpers vollzieht. Mittels glücklicher Zufälle, Nachahmung, Neuschöpfung beziehungsweise einer Kombination von alledem kreierten wir Werkzeuge und Verhaltensmuster, um uns Zugang zu Nahrungsmitteln aus unserer Umgebung zu verschaffen, die sonst unerreichbar gewesen wären. Außerdem lernten wir, sie für unseren schwachen, ineffizienten Körper so unschädlich, nährstoffreich und verwertbar wie möglich zu machen, und zwar *bevor* wir sie aßen. Dieses Streben nach unschädlichem, nahrhaftem Essen bestimmte unser ganzes Handeln.

Wie haben wir uns nun körperlich entwickelt? Und wie hat sich unser Verhältnis zum Essen und zu den dazu notwendigen Technologien gewandelt?

Vor fünf bis sieben Millionen Jahren waren unsere Vorfahren Sammler und ernährten sich überwiegend von saisonal verfügbaren

Früchten und Gemüsen, vermutlich ergänzt durch einige Insekten als Proteinquelle. Diese eingeschränkte Ernährung reichte aus, um ihre kleinen Körper und Gehirne zu versorgen. Der *Australopithecus afarensis* (besser bekannt unter dem Kosenamen »Lucy«, der den 1974 entdeckten Knochen gegeben wurde) lebte vor drei bis vier Millionen Jahren. Ausgewachsen war diese Spezies knapp einen Meter groß und kaum siebzig Pfund schwer, und ihr Gehirn hatte ungefähr die Größe einer Faust. Als vor 300 000 Jahren der *Homo sapiens* – also wir – auf der Bildfläche erschien, war er im Durchschnitt schon 1,50 Meter groß und um die 120 Pfund schwer. Besonders bemerkenswert aber ist: Das Gehirn war inzwischen um 360 Prozent gewachsen.

Im Lauf von Millionen von Jahren wurden also Gehirn und Körper größer. Bedeutend komplizierter wird es, wenn wir einen Blick auf andere körperliche Veränderungen werfen. Unsere Zähne wurden zum Beispiel kleiner. Wenn man sich den Kiefer des *Homo habilis* anschaut – das ist ein Vorfahr, der vor mehr als 2,5 Millionen Jahren lebte –, sieht man riesige Backenzähne, fast dreimal so groß wie die Backenzähne in unseren Mündern heute. Zähne gehören zu den wenigen anatomischen Eigenschaften, die es uns ermöglichen, mechanisch Nahrung zu zerkleinern – und gerade die sind geschrumpft. Kleiner wurden auch unsere Eingeweide. Das erkennt man, wenn man sich den Brustkorb ansieht. Beim *Australopithecus afarensis* weitet sich der Brustkorb nach unten hin, was immerhin ausreichend Platz für Gedärme von immer noch relativ bescheidener Größe ließ. Beim *Homo sapiens* dagegen läuft der Brustkorb unten spitz zu, was für einen kleineren Darm spricht. Genau genommen ist unser Magen-Darm-Trakt heute kaum mehr als halb so groß, wie man es von ähnlich großen Primaten erwarten würde. Warum das wichtig ist? Weil ein kleinerer Darm ein weniger leistungsfähiges Verdauungssystem bedeutet. Die Größe unseres Verdauungstrakts steht aber in direktem Verhältnis zu der Menge an Essen, das wir verzehren können, und zu der Menge, Art und Beschaffenheit der Nährstoffe, die unser Körper aufnehmen wird.

Was spielte sich damals ab? Während unser Körper und unser Gehirn – das aus ernährungsphysiologischer Sicht wertvollste Organ in unserem Körper – noch im Wachsen begriffen waren, bildeten sich andere, für die Umwandlung unseres Essens in Nährstoffe zuständige körperliche Attribute zurück oder verschwanden sogar ganz, obwohl der Körper mit diesen Nährstoffen das Wachstum hätte anheizen können. Wie konnte das passieren? Um diese Frage beantworten zu können, müssen wir noch einmal etwa 3,3 Millionen Jahre zurückgehen. Ich stelle mir vor, dass es sich ungefähr so zugetragen hat:

Einige unserer Vorfahren, aller Wahrscheinlichkeit nach *Australopithecus afarensis*, hocken irgendwo westlich des heutigen Turkana-Sees in Kenia hinter einer Akazie. Sehnsüchtig starren sie auf die frisch erlegte Beute. Eben erst haben sie mitangesehen, wie ein Säbelzahntiger diese Beute getötet, mit speziell für die Aufgabe ausgerüsteten Eckzähnen auseinandergerissen und sich an dem nährstoffreichen Blut, Fett und den Innereien gütlich getan hat. Nach der ersten Sättigung hat der Tiger getan, was Raubtiere in solchen Situationen häufig tun: Er ist davongeschlendert, um ein Nickerchen zu machen und das Festmahl zu verdauen. Jetzt könnten unsere Vorfahren vorpreschen und versuchen, sich etwas Fleisch zu stehlen, bevor andere Aasfresser das Regiment übernehmen oder der Tiger noch einmal zurückkehrt. Doch ihre Ausbeute in solchen Fällen war bis dahin kaum der Rede wert, weil ihre körperlichen Einschränkungen sie daran hinderten: zu kleine und zu stumpfe Zähne, um das rohe Fleisch vom Kadaver zu reißen, zu schwache Muskeln, um damit Gliedmaßen auseinanderzuziehen, zu kümmerliche Fingernägel, um mehr als einen kleinen Bissen abzukratzen. Doch Not macht Menschen bekanntlich erfinderisch – und so nutzen diese besonders findigen Vorfahren unter der Akazie eine biologische Überlegenheit: ihr Gehirn. Vermutlich hebt einer von ihnen zwei Steine von der Erde auf, schmettert sie gegeneinander und hat in der nächsten Sekunde eine solide, messerscharfe Klinge zur Verfügung. Ein anderer macht es ihm nach. Dann stürmen sie, bewaffnet mit den ersten Messern der Welt, los, hacken Fleischstücke ab, die größer sind als alles, was sie je zuvor ergattern konnten, und teilen sie schließlich mit ihrer Gruppe.

Das war ein bahnbrechender Moment in der Geschichte unserer Spezies. Mit diesem einfachen Akt schufen unsere Vorfahren das erste Werkzeug, überwanden damit ihre körperlichen Einschränkungen und traten nun auf vollkommen neue und effektvolle Weise in Wechselwirkung mit ihrer Umgebung samt Nahrung. Dieses Werkzeug ahmte im Prinzip nach, was die Zähne und Klauen der majestätischen Raubkatzen ganz selbstverständlich zu bewerkstelligen vermochten. Gleichzeitig war es das erste Mal, dass wir Menschen nicht nur darüber nachdachten, *was* wir essen können, sondern auch *wie* wir es essen können. Damit waren wir auf dem Kurs, der uns von der Position der schwächsten Spezies auf dem Planeten an die Spitze der Nahrungskette führen sollte.

Diese Werkzeuge fügten dem Speiseplan unserer Vorfahren reichlich Fleisch hinzu (was bedeutet, dass wir schon seit nahezu 3,5 Millionen Jahren Fleisch essen). Das war zweifellos ein großer Fortschritt, da Fleisch weitaus nährstoffreicher ist als die Früchte und die Gemüse, die den Menschen in jener Zeit zur Verfügung standen. Trotzdem blieben wir Resteverwerter. Wir konnten jetzt zwar bis zu einem gewissen Grad an Knochen und deren gehaltvolles Mark gelangen, doch das Tier, das die Beute erlegt hatte, hatte die nährstoffreichsten Teile bereits verspeist: die Organe, das Blut und das Fett. Hier ist die Wortwahl entscheidend: Nicht das Hinzukommen von Fleisch auf unserem Speiseplan hatte die größte Auswirkung, sondern das Hinzufügen von Tieren. Indem sich unsere Vorfahren dank technischer Neuerungen den Zugriff auf diese Tiere ermöglichten – sie jagten, fischten, stellten Fallen –, vollzogen sie einen Riesenschritt in unserer ernährungstechnischen Evolution, denn nun waren sie bei den nährstoffreichsten Tierteilen als Erste dran. Wir mussten uns also nicht mehr mit den kümmerlichen Überresten eines Kadavers begnügen. Als Jäger und Sammler waren wir jetzt selbst Beutegreifer. Wir waren imstande, unsere eigene Beute zu erlegen und zu verwerten.

Die nach aktuellem Stand frühesten Belege für das Jagen – die versteinerten Überreste von Tierkadavern aus der Nähe des Viktoriasees in Kenia sowie Funde in der Olduvai-Schlucht in Tansania – reichen schätzungsweise 1,8 Millionen Jahre zurück. Durch das Beobachten von Raubtieren wie Löwen und Geparden konnten Archäologen ermitteln, dass andere Fleischfresser diese Tiere getötet haben müssen. Hier waren menschliche Jäger am Werk gewesen. Der erste eindeutige Nachweis menschlichen Jagdverhaltens reicht 400 000 Jahre zurück. Mitte der 1990er-Jahre entdeckten Archäologen in der deutschen Stadt Schöningen acht Holzspeere, die zusammen mit rund 16 000 Tierknochen vergraben waren. Die fachgerecht aus Nadelhölzern gefertigten Speere (überwiegend aus Fichte, nur einer aus Kiefer) ähneln heutigen Wurfspeeren und waren offensichtlich auch zum Werfen gedacht gewesen, worauf unter anderem die Platzierung des Schwerpunkts hinweist. Die Nähe zu so vielen Tierknochen, die fast alle zu einer Urform des Pferdes, *Equus mosbachensis*, gehören und vielfach Schlachtspuren aufweisen, legt nahe, dass die Speere für die Jagd verwendet wurden.

Mit dem Aufkommen von Jagen, Fischen und Fallenstellen hat sich in uns ein Wandel vollzogen, sowohl in biologischer wie auch in kultureller Hinsicht. Technische Errungenschaften wie Speere, Atlatl, Schleudern und Bogen ermöglichten es uns, Tiere aus einigermaßen sicherer Entfernung zu erlegen. Netze, Fallen, Wehre und Gift versetzten uns in die Lage, mit relativ geringem Aufwand große Mengen an Fisch zu fangen. Baumfallen, Fallstricke und Fallgruben erledigten für uns die Arbeit, während wir uns auf andere wichtige Aktivitäten konzentrieren konnten.

Viele der entwickelten Jagdtechniken überwanden unsere biologischen Einschränkungen, indem sie etwas nachahmten, was andere Lebewesen natürlicherweise vollziehen. Wir sind langsam und erdgebunden, aber wir erfanden komplexe Waffensysteme, die im Nu Geschosse über weite Distanzen und mit großer Genauigkeit durch die Luft katapultierten. Wir haben keine langen Eckzähne, also schufen wir Steinwerkzeuge, die als Zähne fungierten. Ungefähr zu derselben Zeit, als wir mithilfe dieser neuen Technologien die Jagd- und Essgewohnheiten der Tiere nachahmten, machten wir aber etwas, was kein Tier je gemacht hat: Wir entwickelten eine Möglichkeit, unser Essen zu kochen.

Wenn man einmal genauer darüber nachdenkt, ist die Tatsache, dass wir Menschen überhaupt so einen engen Bezug zum Feuer haben, ziemlich seltsam. Die meisten Lebewesen haben vor Feuer eine Todesangst und tun alles, um es zu meiden. Das Verhältnis unserer Vorfahren zum Feuer ist also nicht damit abgetan, dass sie lernten, sich seine Kraft zunutze zu machen und es zu beherrschen. Als Erstes mussten wir lernen, keine Angst vor ihm zu haben. Die Anthropologin Frances D. Burton von der Universität Toronto und Autorin des Buches *Fire. The Spark That Ignited Human Evolution* geht davon aus, dass es Millionen Jahre gedauert hat, bis unsere Beziehung zum Feuer tragfähig genug war, um lernen zu können, es uns zunutze zu machen und zu beherrschen. Burton zufolge könnte dieser Prozess bereits vor sechs Millionen Jahren begonnen haben, als unsere mutigen und vielleicht auch etwas leichtsinnigen prähumanen Vorfahren sich in der afrikanischen Savanne erstmals einem Feuer näherten. Dieser erste und die folgenden Kontakte werden ihnen die Vorteile des Feuers – Nahrung, Schutz, Wärme und Licht – begreiflich gemacht haben. In Jahrmillionen begriffen unsere Vorfahren also allmählich, wie Feuer funktioniert und was passiert, wenn ihm der Brennstoff ausgeht. Mit der Zeit lernten sie, Feuer zu nähren, indem sie es mit Gras oder Zweigen versorgten. Burtons Theorie zufolge war dieser lange Prozess die Voraussetzung für unsere Fähigkeit, vor schätzungsweise zwei Millionen Jahren Feuer nach Belieben zu entfachen und es zu beherrschen.

Wie man sich denken kann, lassen sich Feuer, ihrer flüchtigen Natur entsprechend, in den archäologischen Aufzeichnungen nur schwer dokumentieren, und so bleibt die Datierung der ersten Feuer in unserer Geschichte eine Streitfrage. Doch anhand von Funden lässt sich der Zeitraum für diese technische Revolution erhärten. Die nach heutigem Kenntnisstand frühesten Nachweise für von Menschen gezielt entfachtes Feuer stammen von einer Fundstätte im kenianischen Koobi Fora. Dort gibt es 1,6 bis 1,8 Millionen Jahre zurückreichende oxidierte Stellen im Boden, die sich hinsichtlich Farbe und Konsistenz nur durch Hitze in Verbindung mit Sauerstoff derartig verändert haben können. Am Fundort Chesowanja, ebenfalls in Kenia, haben Archäologen durch Feuer verformte Lehmfragmente zutage gefördert, die 1,4 Millionen Jahre alt sind. Zwei Höhlen in Südafrika liefern sogar noch handfestere Beweise: In der Höhle von Swartkrans reichen die Überreste von verbrannten Knochen eine bis 1,5 Millionen Jahre zurück, die Reste von Asche und verkohltem Laub, Holz und Knochen in der Wonderwerk-Höhle sind ungefähr eine Million Jahre alt.

Proxybeweise bekräftigen diese Annahme ebenfalls. Richard Wrangham, Harvard-Primatologe und Verfasser des Werks *Feuer fangen: Wie uns das Kochen zum Menschen machte*, ist der Auffassung, dass der *Homo erectus* trotz seiner großen Zähne zumindest teilweise gekochte Nahrung zu sich genommen haben muss, um seinen wuchtigen Körper zu versorgen. Wranghams Forschungen haben unter anderem aufgezeigt, dass wir, um ausschließlich von roher und unverarbeiteter Nahrung leben zu können, 42 Prozent unseres Tages nur mit Kauen verbringen müssten. Gekocht beziehungsweise gebraten lassen sich die Nährstoffe des Fleischs mit weitaus weniger Mühe und Zeitaufwand aufnehmen. Interessant ist auch, dass die erste Migration aus Afrika vor etwa 1,7 Millionen Jahren stattgefunden hat. Dass der *Homo erectus* sich in nördliche Breitengrade aufmachte, war nur möglich, weil die Hitze eines Feuers ihn ausreichend wärmte. Mit anderen Worten: Dass diese Migration zu Anfang des Pleistozäns beziehungsweise der letzten Eiszeit erfolgte, bestätigt einmal mehr die Notwendigkeit einer externen und beweglichen Wärme- und Lichtquelle.

Wrangham nimmt an, dass die Nutzung von Feuer und Kochtechnologien für die menschliche Nahrungsaufnahme so bedeutsam war, dass diese als Haupttriebfeder für unsere Entwicklung zum heutigen Menschen betrachtet werden kann. Das Kochen verwandelte die Ernährungsweise unserer Vorfahren grundlegend und erweiterte ihr Nahrungsspektrum erheblich. Durch Kochen können Nahrungsmittel, die schädliche Bakterien oder hitzeempfindliche Giftstoffe bergen, essbar gemacht werden. Mit dem Kochen beginnt der Abbau von Proteinen und Stärke, wodurch die in Fleisch, aber auch wurzelbasierten Nahrungsmitteln wie Knollengewächsen und Rhizomen enthaltenen Nährstoffe leichter vom menschlichen Körper verwertet werden können. In manchen Fällen ist es auch die einzige Möglichkeit für unseren Körper, an bestimmte Nährstoffe zu gelangen. Kochen bündelt Nährstoffe, macht sie kompakter, und durch die Veränderungen in Farbe, Aroma und Geruch wird das Essen verlockender. Jagen und Kochen hatten bis zur Agrarrevolution den stärksten Einfluss auf die Ernährung unserer Vorfahren. Es ist also sicher kein Zufall, dass die gewaltige Nährstoffdichte und Bioverfügbarkeit, die dieses dynamische Duo der menschlichen Ernährung angedeihen ließ, mit den spektakulärsten Zuwächsen bei Gehirn, Körpergröße und Bevölkerungszahl einhergingen, die dem *Homo* jemals widerfahren sind.

Die technische Revolution, die in Gang kam, als unsere Vorfahren zwei Steine zusammenschlugen und auf diese Weise ein scharfkantiges Werkzeug schufen, setzte sich in den folgenden zwei Millionen Jahren in erstaunlichem Umfang fort. Unsere Vorfahren wurden Experten darin, sich Nahrungsmittel, die bis dahin aus unterschiedlichen Gründen unerreichbar gewesen waren, nutzbar zu machen. Sie wurden nicht nur Jäger und erhielten damit direkten Zugriff auf die nährstoffreichsten Teile der Tiere, sie lernten auch, Pflanzen außerhalb ihres Körpers zu entgiften und weiterzuverarbeiten. Immer ausgefeilter wurden die Formen des Kochens, des Fermentierens, des Pökelns und der Nixtamalisation[3], um in den Genuss von besser verdaulicher Nahrung zu kommen. Man dachte sich Strategien zur Vorverdauung von so gut wie jedem Nahrungsmittel aus, zum Beispiel durch gezieltes Fermentieren von Gemüse (Sauerkraut), Milchprodukten (Käse, Joghurt und Butter) und Getreide (Sauerteigbrot und Bier). Gefäße und Techniken zur Bevorratung wurden entwickelt (etwa für das Pökeln von Fleisch), sodass auch der Überschuss nach einer erfolgreichen Jagd oder Ernte nutzbar gemacht werden konnte. Einige unserer Bevorratungstechniken wie die Lacto-Fermentierung (wie sie zur Herstellung von Joghurt oder Kimchi eingesetzt wird) steigerten den Nährstoffreichtum und die Bioverfügbarkeit der Nahrungsmittel sogar. All diese technischen Fortschritte kamen unseren Unternehmungen zugute. Die Bevölkerung wuchs stetig, während wir uns über den Erdball ausbreiteten und mithilfe unserer Entwicklungstechnologien das volle Potenzial neuer, vielfältiger Nahrungsmittelressourcen ausschöpften, egal, an welchem Ort oder in welcher Umgebung wir uns befanden.

Es lohnt sich, hier einmal innezuhalten, um sich diesen schlichten Sachverhalt vor Augen zu führen, den die archäologischen Befunde uns offenbaren: Alles, was unsere Vorfahren in Sachen Nah-

---

3 Uralte Methode der Maisverarbeitung.

rung unternahmen, war darauf ausgerichtet, möglichst effizient an die Nährstoffe zu gelangen, und zwar so, dass der Körper gefahrlos den größten Nährwert daraus ziehen konnte. Indem die Menschen dieses klare Gebot umsetzten, entwickelten sie eine immer engere Beziehung zu ihrer Nahrung, zu ihrer Beschaffung und, das Allerwichtigste, zu den Möglichkeiten, sie für den Körper aufzubereiten.

Erst als sie anfingen, davon abzuweichen, wurde das Verhältnis zu ihrer Nahrung zunehmend distanzierter.

Der Wandel setzte ein, als wir vor etwa 15 000 Jahren im Zuge der landwirtschaftlichen Revolution zu Nahrungsmittelproduzenten wurden; und er beschleunigte sich, als wir zu Nahrungsmittelkonsumenten mutierten, sprich, als wir unseren Schwerpunkt vom Anbau auf den Kauf von Nahrungsmitteln verlegten, angefangen mit der industriellen Revolution Mitte des 18. Jahrhunderts. Von nun an kam uns das hart erarbeitete Wissen über bekömmliche Nahrungsmittel abhanden, und, so behaupte ich, wir schlugen den entgegengesetzten Kurs unserer Vorfahren ein: Gesundheit und unser Wohlbefinden nehmen nicht mehr zu, sondern ab, und wir plagen uns mit einer Vielzahl von Krankheiten und Unpässlichkeiten herum, die in direktem Zusammenhang mit abträglichen Essgewohnheiten, falscher Ernährung und Fehlinformationen stehen. Die wenigsten von uns bauen ihre Nahrungsmittel noch selbst an, oft wissen wir nicht einmal, woher sie kommen. Unsere Kultur und unsere wirtschaftliche Struktur haben sich mit der Zeit so dramatisch verändert, dass es in der Regel so aussieht: Wir verdienen den ganzen Tag über Geld, damit wir abends in einen Laden gehen und Lebensmittel kaufen können, die Konzerne von Menschen, die wir nicht kennen, anbauen, verarbeiten und ausliefern lassen. Wir haben den jeweiligen Hof nicht in Augenschein genommen, sind nicht über die Felder gegangen, haben nicht die Tiere gestreichelt, den Bauern, den Metzger, den Unternehmensmanager, den Lastwagenfahrer nie kennengelernt. Und was noch entscheidender ist:

Sie kennen uns nicht. Begünstigt durch diese Anonymität fühlen sie sich kaum bis gar nicht verantwortlich für uns, für unsere Gesundheit und unser Wohlergehen. Und in unserer Gleichgültigkeit den Ursprüngen unserer Nahrung gegenüber verzichten wir bereitwillig darauf, das, was wir zu uns nehmen, unter dem Aspekt der Unbedenklichkeit und Nachhaltigkeit zu kontrollieren.

Inzwischen haben billige Schnellverfahren in der Nahrungsmittelproduktion alle Bereiche unserer Ernährung erfasst. Viele von diesen kleinen Einzelschritten, die die Nährstoffdichte, Bioverfügbarkeit und in einigen Fällen auch die Unbedenklichkeit unserer Nahrung beeinträchtigt haben, gefährden unsere Gesundheit. In einer perversen Fortentwicklung unseres 3,5 Millionen Jahre langen Strebens nach möglichst nährstoffreicher Nahrung haben wir uns jetzt auf nährstoff*freie* Nahrung spezialisiert. Denken Sie mal darüber nach: Die meisten abgepackten Lebensmittel in den Regalen unserer Supermärkte brüsten sich mit dem, was nicht mehr in ihnen enthalten ist. Fettfrei, glutenfrei, milchfrei, laktosefrei, kalorienfrei, kohlenhydratfrei. Die Botschaft, die uns vermittelt wird, lautet: »Na los, esst jede Menge Zeugs, und habt kein schlechtes Gewissen dabei, denn es wird euch weder dick noch krank machen.« Und so sind wir heute ebenso besessen wie verwirrt von der simplen Frage: »Was soll ich essen?«

Wenn wir die zweite und entscheidende Frage – »Wie soll ich essen?« – hinzunehmen, wird deutlich, dass das *Was* immer damit zusammenhängt, wie wir mit dem Essen umgehen, und zwar von dem Moment an, in dem wir es erwerben, bis zu dem Moment, in dem wir es verzehren.

Das heißt: Wenn wir wieder an Verfahren und Technologien anknüpfen, mit denen wir den Nährwert unseres Essens maximieren können, verändern wir unser Verständnis von Nahrung. Wenn wir begriffen haben, dass die Art der Verarbeitung eines Nahrungsmittels mindestens genauso wichtig ist wie das Nahrungsmittel selbst, können wir Brot, Käse, Fleisch etc. nicht mehr nach denselben Kriterien beurteilen wie bisher. Kaufen Sie beispielsweise eine beliebte Marke von industriell verarbeitetem Vollkornbrot für Ihre Familie, treffen Sie den Standards der Ernährungspyramide entsprechend eine gute Wahl (und es ist immerhin sehr viel besser als industriell verarbeitetes Weißbrot). Aber ernährungsphysiologisch ist es eine schlechte Wahl. Gut wäre nämlich Sauerteigbrot, das auf Milchsäurebakterien- und Hefefermentierung basiert, das daher nicht nur säuert, sondern auch entgiftet und die Nährstoffe für unseren Körper verfügbarer macht. Ebenso muss fleischbasiertes Protein nicht länger nur die weißlichen Brocken von vorgewürztem Schweinefilet oder Hähnchenbrust bedeuten, die man in den Fleischfächern der Supermärkte findet. Es umfasst vielmehr alle Teile eines Tieres – Fleisch, Mark, Organe und sogar den Schlachtabfall –, wodurch wir den Nährwert erhöhen und die ethischen, ökologischen und ökonomischen Vorteile einer Ganztiernutzung würdigen. Eine Portion Käse oder ein Becher Joghurt mögen zwar die Standards der Ernährungspyramide in der Kategorie Milchprodukte erfüllen, aber ernährungsphysiologisch sowie hinsichtlich Aroma und Nachhaltigkeit weisen sie nicht die geringste Ähnlichkeit mit einem Käse oder Joghurt auf, der aus Milch auf Grünfutterbasis hergestellt und mit traditionellen Methoden fermentiert ist, um den Laktoseanteil zu verringern und gleichzeitig den Gehalt an Probiotika und Vitaminen sowie die Verdaulichkeit zu erhöhen.

Essen wir nach diesem ganzheitlicheren Ansatz, nehmen wir also nur noch Nahrungsmittel zu uns, die uns gefahrlos und nachhaltig ernähren. Dann stehen wir mit Wohlbehagen, gesättigt und zufrieden vom Tisch auf. Wir sollten keinen Hunger mehr verspüren, den Gürtel nicht lockern oder nach Säurehemmern greifen müssen. So haben unsere Vorfahren gegessen, und auch wir sollten bei unserer Ernährung darauf abzielen. Ich will damit natürlich nicht sagen, dass wir alle lernen müssen, mit einem Atlatl zu jagen und unsere Beute mit einer handgemachten Klinge aus vulkanischem Glas zu zerlegen (obwohl es, das können Sie mir glauben, großen Spaß macht und sich lohnt, diese Technologien auszuprobieren!). Wir mögen zwar biologisch noch die Gleichen sein wie vor 300 000 Jahren – und auch noch dieselben ernährungsphysiologischen Bedürfnisse haben –, aber wir leben nun mal im 21. Jahrhundert. Unsere Erwartungen an Geschmack, Geruch und Aussehen von Essen ebenso wie die Art, es anzurichten und uns zu seinem Verzehr zu versammeln, sind heute vollkommen anders. Wenn wir uralte, überlieferte Nahrungsmitteltechnologien innerhalb unserer modernen Lebensentwürfe umsetzen wollen, brauchen wir eine gute Planung und Zeit. Manche von uns haben mehr Zeit zur Verfügung, andere weniger. Ich erwarte auch nicht von Ihnen, dass Sie alles aus Speisekammer und Kühlschrank wegwerfen und für einen radikalen Schnitt Ihr Leben total auf den Kopf stellen (im Gegenteil, ich rate eher davon ab). Für einige von Ihnen mag schon ein kleiner Vorstoß in puncto »Wie« der Ernährung ausreichen. Aber wenn Sie schon dieses Buch lesen, nehme ich mal an, dass Nahrung und Ernährung Themen sind, mit denen Sie sich bereits länger und ausführlicher beschäftigen. Aller Wahrscheinlichkeit nach ist es Ihnen auch nicht gleichgültig, wie sich unsere Essgewohnheiten auf die Welt auswirken, und Sie haben sich für Ihre Ernährungsweise womöglich Ziele im Hinblick auf Nachhaltigkeit, Ethik und Wirtschaftlichkeit gesetzt. Aus diesen Gründen bin ich der Überzeugung, dass die Ernährungsweise der Zukunft die Lektionen unserer Vergangenheit integrieren und sie mit moderner Kochkunst und heutigen Essgewohnheiten zu einer zukunftsweisenden Nahrungskultur verbinden sollte, eine Nahrungskultur also, die unseren kulturellen Erwartungen gerecht wird und gleichzeitig so gesunde wie nachhaltige Nahrung hervorbringt.

Als ich in der Tundra Alaskas den verzweifelten Versuch unternahm, ein kalorien- und nährstoffreiches Mahl zu finden, und dabei nackt in einem Biberteich vor mich hin fror, drangen all diese Gedanken mit voller Wucht auf mich ein: meine Kindheit als pummeliger Junge mit einer selbstzerstörerischen Beziehung zum Essen; mein Lebenswerk der Erforschung primitiver Technologien und urtümlicher Essgewohnheiten, um meine Familie und mich bestmöglich ernähren zu können; mein Bestreben, mehr darüber zu erfahren, wie unsere Vorfahren die Technologien zur Überwindung so vieler körperlicher Defizite entwickeln und trotz aller Widrigkeiten überleben konnten. Die Biberfalle, die ich an dem Tag in Alaska auslegte – mit einer Kordel, die ich aus Pflanzenfasern geflochten und mit Talg wasserfest gemacht hatte –, war eine Zehntausende Jahre alte Technologie. Ich stieß eine Reihe von Stöckchen in den Schlamm am Ufer, um den Biber zu der Falle zu schleusen, deren Schlinge im Wasser hing. Meine Hände und Füße waren bereits völlig verfroren, aber nach dem Ablegen meines Hirschfells brauchte ich noch ganze fünf Minuten in klirrender Kälte und bis zur Hüfte im Wasser, um den Anker der Falle zu setzen und sie korrekt auszurichten. Nachdem das erledigt war, stieg ich, natürlich immer noch nackt, vor aller Augen wild fuchtelnd aus dem Wasser. Hektisch griff ich nach den Kleidern, die ich an einen Busch gehängt hatte. Ich zitterte am ganzen Körper, und als ich zurück zum Lager stolperte, wo Cat das Feuer in Gang gehalten hatte, das wir Stunden zuvor mithilfe eines Bogenbohrers entfacht hatten, versagten mir die Muskeln den Dienst. Wie Wackelpudding fühlten sich meine Beine an. Aber ich wusste, genauso wie unsere Vorfahren es gewusst hatten, dass die Falle ihre Arbeit tun würde, während wir es neben dem Feuer warm hatten.

Am nächsten Morgen – ich hatte noch mit den Nachwirkungen der Kälte zu kämpfen – ging Cat zum Teich, auf dem inzwischen eine dünne Eisschicht glitzerte. Darunter hing ein ertrunkener Biber in der Falle. Cat durchbrach das Eis und holte den Biber ans Ufer. Dann zog sie der Beute mit einer einfachen Steinklinge das Fell ab und zerlegte sie. Wenig später kochten schon der fettreiche

Schwanz und die nährstoffreichen Organe über dem Feuer. Es war ein ausgesprochen kräftigendes Mahl, in körperlicher, spiritueller und mentaler Hinsicht. Ich stellte fest, dass ich nicht nur stolz darauf war, in einer verzweifelten Lage diese einzigartige Nahrungsquelle aufgetan zu haben, sondern auch darauf, dass ich mich dem tiefen Unbehagen gegenüber meinem Körper, das von einem destruktiven und fehlinformierten Verhältnis zum Essen herrührte, gestellt und es überwunden hatte. Ich lernte offenbar, die richtigen Fragen zu stellen, die Fragen, die jede und jeder von uns – aufgrund tagtäglicher Notwendigkeit und des ererbten primitiven Drangs – zu stellen gezwungen ist: *Was* sollen wir essen? Und vor allem: *Wie* können wir unsere Nahrung so unbedenklich und nahrhaft wie möglich machen?

KAPITEL 2

Pflanzen: Imbiss am Straßenrand

Pflanzen sollten Ihnen eine Todesangst einjagen. Dabei ist mir durchaus bewusst, dass diese Bemerkung vielem widerspricht, was man uns über richtige Ernährung erzählt. Wer sich in der Obst- und Gemüseabteilung des Supermarkts aufhält, denkt in der Regel: Hier tue ich was für meine Gesundheit. Wir meinen, auf dem rechten Weg zu sein, wenn mehrmals wöchentlich Spinatsalat auf den Teller kommt, wenn wir nach dem Sport zum Grünkohl-Smoothie greifen, wenn wir noch eine ordentliche Extraportion von dem Spargel dünsten, der gerade rechtzeitig zum Weihnachtsessen im Laden auftaucht. Aber so einfach ist es leider nicht. Denn ob sie nun in unseren Supermärkten liegen oder in unseren Gärten, am Amazonas oder in der arktischen Tundra wachsen: Alle Pflanzen auf diesem Planeten enthalten Giftstoffe, zum Beispiel Phytate, Tannine, cyanogene Glycoside, Oxalate, Saponine, Lektine und Enzymhemmer. Einige davon bringen uns um, andere machen uns nur krank. Manche tun einem überhaupt nichts zuleide, während wieder andere sich mit der Zeit in unserem Körper anreichern, sprich bioakkumulieren, bis sie uns eines Tages Probleme bereiten. Es gibt auch pflanzliche Giftstoffe, die als Medizin verwendet werden können und uns tatsächlich guttun. Klar ist aber: Alle Pflanzen enthalten natürliche Gifte. Spinat zum Beispiel enthält Oxalate, die unter dem Mikroskop aussehen wie winzige Glassplitter. Wir begreifen erst allmählich, dass viele Erkrankungen, die im Allgemeinen als Entzündung, Fibromyalgie oder gar als Pseudogicht (bei der sich Kalziumoxalat-Kristalle in den Gelenken ablagern und fälschlich für Gicht gehalten werden) diagnostiziert werden, auf solche Pflanzengifte zurückzuführen sind. Wer beispielsweise mit Nierensteinen zu tun hat, der sollte Oxalate unbedingt meiden, weil diese noch mehr Steine verursachen können.

Die enthaltenen Giftstoffe dienen dem Schutz der jeweiligen Pflanze, sie sind also gewissermaßen die Pestizide, Herbizide und Fungizide der Natur. Wir wissen zwar, dass Pflanzenschutzmittel für den Menschen gefährlich sein können, doch wer hätte gedacht, dass von den Pflanzen selbst produzierte Pestizide 99,9 Prozent der von uns verzehrten Pestizide ausmachen. Man schätzt, dass jeder US-Amerikaner täglich 1,5 Gramm natürlich vorkommende Pestizide zu sich nimmt. Das ist etwa 10 000-mal mehr als die Menge an synthetischen Pestiziden in unserem Essen. Mit anderen Worten: Die Pflanzen pumpen mehr Pestizide in unseren Organismus, als wir auf sie draufsprühen. Mithilfe selektiver Züchtung und Gentechnik wurden zwar die natürlich vorkommenden Giftstoffe in unserem Obst und Gemüse reduziert, aber ganz verschwunden sind sie deshalb nicht. Wenn wir also das ganze Jahr über die gleichen Gemüsesorten essen, wenn wir also beispielsweise selbst zu Weihnachten ein Frühjahrsgemüse wie Spargel auf dem Teller haben, statt uns der Jahreszeit entsprechend zu ernähren, können sich auch diese geringen Giftstoffmengen in unserem Körper anreichern und uns schaden.

Maniok, auch bekannt als Cassava oder Yuca und ein Grundnahrungsmittel von 700 Millionen Menschen weltweit, enthält extrem giftige cyanogene Glycoside – eine Form der Blausäure. Die Wurzel, die allerdings von hohem ernährungsphysiologischem und medizinischem Nutzen ist, muss daher ausgiebig behandelt werden, bevor sie gefahrlos gegessen werden kann. Gentechnisch verändert wurde sie zum sogenannten süßen Maniok, der einen weitaus geringeren Giftstoffgehalt besitzt, allerdings auch weniger nährstoffreich ist. Süßer Maniok ist zwar in Supermärkten zu finden, doch die indigenen Völker im Amazonasbecken bauen immer noch die wilde und somit giftige Variante an, kennen aber unterschiedliche Methoden, um sie essbar zu machen. So entsteht daraus ein besonders nährstoffreiches Nahrungsmittel, das aufgrund seiner natürlichen Abwehrmechanismen auch noch einen Ernteertrag von nahezu 100 Prozent verspricht.

Ich will damit keineswegs sagen, dass wir keine Pflanzen mehr essen dürfen. Aber wie Sie wissen, fordere ich Sie gern immer wieder dazu auf, das, was Sie über Nahrungsmittel und die Art ihres Verzehrs verinnerlicht haben, auf den Prüfstand zu stellen. Ihre Ansicht von Pflanzen als Nahrungsmittel könnte dabei unter Umständen auf den Kopf gestellt werden. Denn was wurde uns als Kinder eingetrichtert? »Iss dein Gemüse!« Gemüse gilt gemeinhin als Grundpfeiler einer fettarmen, gesunden Ernährung – und es ist auch fraglos von gesundheitlichem Nutzen. Aber es ist nicht annähernd so gut für uns, wie unser heutiges Ernährungssystem uns glauben machen möchte. Pflanzen wurden nämlich nicht erschaffen, um uns zu ernähren; und für den Verzehr der allermeisten Pflanzen sind wir biologisch gar nicht ausgestattet. Sie stecken voller Gift und geben ihre Nährstoffe auch nicht so einfach an unseren Körper ab. Wenn wir also Pflanzen essen wollen, müssen wir uns einmal mehr die Frage stellen: *Wie* mache ich diese Pflanze so unbedenklich, nahrhaft und verfügbar wie möglich?

Es gibt da mehrere Möglichkeiten. Eine ist die gute alte Praxis der Nahrungssuche, heute spricht man oft von Foraging. Dazu ist es allerdings unabdingbar, eine Wildpflanze bestimmen zu können und um deren Saisonabhängigkeit zu wissen, sie richtig zu ernten und sorgfältig für einen unbedenklichen Verzehr zuzubereiten. Auf diese Weise würde sich unser Verhältnis zu Pflanzen unweigerlich anpassen. Sich mit saisonalem Gemüse vor Ort zu versorgen, wenn nicht durch eigenen Anbau, dann durch Einkaufen auf einem lokalen Bauernmarkt, wäre schon mal ein guter Schritt, denn so gewinnt man den unmittelbaren Bezug zum Erzeuger und isst nur, was der Jahreszeit entspricht.

Darüber hinaus gibt es eine Reihe von Technologien, mit deren Hilfe sich Pflanzen entgiften und so verarbeiten lassen, dass die pflanzlichen Nährstoffe unbedenklich und für unseren Körper verfügbar werden. Eine dieser Technologien ist die Nixtamalisation (womit wir uns in Kapitel 5 näher beschäftigen werden), eine andere die Geophagie (die behandeln wir im Zusammenhang mit Kartoffeln, also in Kapitel 8) sowie Entwässerung, Mahlen, Raspeln und Kochen. Hier wollen wir aber den Fokus auf die wegweisende Technologie der Fermentierung richten, denn sie ist ein ausgezeichnetes Beispiel für uralte Konservierungskunst, die sich auch in unseren modernen Küchen leicht umsetzen lässt. Mit beiden Strategien, Foraging und Fermentierung, lässt sich das alles entscheidende Ziel erreichen, uns wieder unserem natürlichen Verhältnis zur Nahrung anzunähern, ihren Quellen, ihrer Zubereitung und ihrem Wert für uns, und zwar in ernährungsphysiologischer wie in kultureller Hinsicht.

Um unser Verhältnis zu Pflanzen als Nahrungsmittel wirklich auf den Prüfstand zu stellen, ist es hilfreich, sich in eine Pflanze hineinzuversetzen. Wie jeder andere Organismus befinden sich Pflanzen in einem permanenten Überlebenskampf. Wildpflanzen gelten deswegen als wild, weil sie nicht domestiziert wurden, das heißt, sie wurden nicht durch genetische Veränderung an eine kulturell geschaffene Umgebung angepasst. Stattdessen haben sich die Wildpflanzen über einen sehr langen Zeitraum hinweg so entwickelt, dass sie eigenständig überleben und das evolutionsbiologische Gebot erfüllen können: sich fortpflanzen, das heißt, lebensfähige Nachkommenschaft produzieren, die sich ebenfalls fortpflanzt … Um das zu gewährleisten, haben Pflanzen komplexe physikalische und chemische Mechanismen für die Wechselwirkung mit ihrer Außenwelt entwickelt. Dazu gehören zum Beispiel chemische Botenstoffe, die von der Pflanze produziert und freigesetzt werden und die vielfältig wirken. Diese sogenannten Allelochemikalien können alle möglichen schädlichen Elemente abwehren, seien es Pilze, Krankheiten, Raubinsekten oder andere Tiere wie den Menschen. Sie sind allerdings auch in der Lage, bestimmte Spezies anzulocken. Bienen werden beispielsweise von süß riechenden Blumen oder süß schmeckenden Pflanzenteilen angezogen, damit sie deren Pollen verteilen. Früchte locken Tiere an, um von ihnen samt Samen gegessen zu werden und sich beim Koten zu verbreiten, womit für die Nachkommenschaft der Mutterpflanze gesorgt ist. Die meisten Blumen wie Rosen, Veilchen oder Kapuzinerkresse weisen deshalb nur einen geringen Giftstoffgehalt auf – ebenso wie die meisten Früchte. In manchen Fällen allerdings nur, wenn die Samen reif sind. Ein Beispiel: Die in Nordamerika heimische Amerikanische Persimone (*Diospyros virginiana*) bringt eine meiner Lieblingsfrüchte hervor. Ist sie reif, ist sie so saftig und sinnlich wie eine ausgereifte Aprikose mit einem winzigen Hauch von Honig. Ist sie aber noch unreif, steht einem von ihrer extremen Herbheit der Mund offen. (Captain John Smith, der 1607 in Jamestown, Virginia, die erste dauerhafte englische Ansiedlung in der Neuen Welt gründete, musste diese Erfahrung machen, als er in die exotische Frucht biss. Daraufhin bemerkte er: »Wenn sie nicht reif ist, zieht sie einem Mann unter großen Qualen den Mund auseinander.«) Die Persimone setzt ihre Allelochemikalien also ein, um Tiere vom Verzehr ihrer Früchte abzuhalten, bis die Samen so weit sind, dass sie verteilt werden können. Allelochemikalien sind auch in den unterirdischen Pflanzenteilen wie Wurzeln, Sprossknollen, Wurzelknollen und Rhizomen am Werk. Die chemischen Stoffe, die beispielsweise Nadelbäume in ihren Wurzeln produzieren, um damit andere Pflanzen abzuwehren, variieren je nach Größe und Art der Gefahr, die der Baum von einem eindringenden Nachbarn wahrnimmt. Und von wegen, es sei gesund, die Schale auf der Kartoffel zu lassen – die Schale ist sogar der giftigste Teil dieses Grundnahrungsmittels. Sie wirkt als Barriere zwischen äußeren Gefahren und der Kartoffel; hier erledigen die Giftstoffe der Pflanze ihre Arbeit und wehren Pilze, Schädlinge und andere Feinde ab.

Und was passiert, wenn die natürlichen Abwehrmechanismen einer Pflanze entfernt oder reduziert werden? Die domestizierten Pflanzen, die in unseren Supermärkten so frisch und gesund aussehen, wurden mit einer Reihe von Verfahren genetisch verändert – von künstlicher Selektion bis Bestrahlung –, damit sie größer, süßer, leichter zu ernten und zu verschiffen, ertragreicher und das ganze Jahr über verfügbar sind. Viele dieser Prozesse reduzieren zwangsläufig auch die Giftstoffe der Pflanzen und berauben sie damit ihrer natürlichen Abwehrmechanismen. Wir stehen dann da mit schutzlosen Pflanzen, die wir nun im Gegenzug mit chemischem Gift wie Herbiziden, Fungiziden und Pestiziden bombardieren müssen, um sie zu schützen. Diese Schadstoffe wiederum belasten unsere Luft, unser Wasser und unseren Körper. Als Konsumenten, so behaupte ich, stehen wir nicht minder schutzlos da. Auch wenn die Giftstoffe in diesen Pflanzen verringert wurden, sind immer noch welche vorhanden. Und doch will man uns weismachen, es sei gesund, diese Pflanzen das ganze Jahr über, wenn nicht gar täglich, zu essen. Unser mangelndes Bewusstsein für die den Pflanzen innewohnende Toxizität und unsere Weigerung, Gemüse nur saisonal zu essen, haben zur Folge, dass wir uns im Grunde nach und nach selbst vergiften. Besonders problematisch ist das bei Pflanzen mit Oxalaten, die sich im Laufe der Zeit in unserem Körper anreichern können.

Noch schlimmer ist aber, dass wir durch Domestizierung und gentechnische Veränderungen auch die Nährstoffdichte dieser Pflanzen, ihren medizinischen Nutzen und ihr Aroma verringert haben. Das Obst und Gemüse in unseren Supermärkten sind weit weniger nahrhaft, als es ihre Vorgänger noch vor ein paar Jahrzehnten waren. Laut einem Bericht des Organic Center[4] von 2007 ist der stetige Rückgang des Nährstoffgehalts in den Feldfrüchten darauf zurückzuführen, dass die Landwirtschaft unbeirrbar an einer Steigerung der Ernteerträge festhält. Der Bericht stellt fest: Züchter hätten ihre Pflanzen darauf programmiert, größere Tomaten, kleinwüchsigeren Weizen mit größeren Köpfen sowie einen Mais hervorzubringen, der engere Abstände auf dem Feld verträgt, weshalb diese Pflanzen weniger Energie darauf verwandt hätten, gesundheitsfördernde Verbindungen (Phytochemikalien) zu erzeugen, bei denen es sich vielfach um Antioxidantien und Vitamine handele. Bei Mais- und Weizenpflanzen seien höhere Erträge mit einem sinkenden Proteingehalt (um – 0,3 Prozent in jedem Jahrzehnt des 20. Jahrhunderts) sowie einem steigenden Stärkegehalt (um + 0,3 Prozent im gleichen Zeitraum) einhergegangen. Außerdem habe ein Forscherteam des US-Landwirtschaftsministeriums für die Jahre zwischen 1873 und 2000, als sich die Durchschnittsernte je Acre (etwa 40 Ar) mehr als verdreifacht hat, einen dramatischen Rückgang des Mikronährstoffgehalts in 14 Weizensorten ermittelt: um 28 Prozent beim Eisen, um 34 Prozent beim Zink und um 36 Prozent beim Selen. Höhere Tomatenerträge wiederum gehen auf Kosten von Vitamin C und Lycopin[5], während Kühe mehr Milch produzieren, die weniger Fett und Proteine enthält.

In ihrem Buch *Eating on the Wild Side. The Missing Link to Optimum Health* schreibt Jo Robinson, dass die Samenkerne von Teosinte, der Urform unseres Mais, zu 30 Prozent aus Protein und zu

---

4 www.organic-center.org

5 Sekundärer Pflanzenstoff, der u. a. das Wachstum menschlicher Immunzellen unterstützt und zellschädigende freie Radikale zerstört.

zwei Prozent aus Zucker bestanden. Bei den heute gängigen Sorten sind es 40 Prozent Zucker. Robinson stellt fest, dass »der Verzehr von derart süßem Mais die gleichen Auswirkungen auf den Blutzucker haben kann wie ein Snickers-Riegel oder ein Donut«. Ein von Robinson durchgeführter Vergleich von sechs wilden Apfelsorten mit sechs modernen Sorten ergab das 475-Fache an Phytonährstoffen in den wilden Sorten. In Ginger Gold, einem relativ neuen Apfel, stecken sogar so wenige Phytonährstoffe, dass sie sich nicht einmal mehr messen lassen. Die in Peru heimische blaue Kartoffel besitzt die 28-fache Menge der sogar vor Krebs schützenden Anthocyane gegenüber der in den USA üblichen Russet-Kartoffel. Diese Erkenntnisse sind schon mal ein guter Grund, nach den sogenannten Heirloom-Sorten Ausschau zu halten. Dabei handelt es sich um frühere Varianten von Obst- und Gemüsepflanzen, aus denen noch nicht so viele Nährstoffe herausdomestiziert wurden. Lokale Erzeuger entscheiden sich häufig für diese Sorten, da sie nahrhafter sind und besser schmecken. Deshalb sind sie am ehesten auf Bauernmärkten zu finden. Man kann Heirloom-Pflanzen natürlich auch selbst anbauen. Den entsprechenden Samen kann man unter anderem im Internet kaufen.

Unbehelligt gelassene Wildpflanzen besitzen also häufig größeren Nährwert als ihre domestizierten Gegenstücke aus Monokulturen. Die Ernährungsforschung hat beispielsweise ermittelt, dass in wild wachsendem Löwenzahn die doppelte Menge an Kalzium und Ballaststoffen steckt und zweieinhalbmal so viel Eisen wie in Löwenzahn aus dem Laden. Wilder Löwenzahn hat außerdem siebenmal mehr Phytonährstoffe als Spinat, der noch immer als Superfood gilt. Die Malve, gemeinhin als Unkraut abgetan, besitzt mehr Kalzium als Milch und achtmal so viel Eisen wie Spinat. Dem Pflanzensammler John Kallas, Autor von *Edible Wild Plants*, zufolge stellt wildes Blattgemüse vier der Top-Five-Gemüsequellen für Omega-3-Fettsäuren und Mangan, zwei der Top-Five-Gemüsequellen für Vitamin A und drei der Top-Five-Gemüsequellen für Kupfer. Die Top-Seven-Gemüsequellen für Eisen und Zink sowie die Top-Five-Gemüsequellen für Kalzium sind ebenfalls allesamt wildwachsend. Die Vorteile erstrecken sich über das komplette Pflanzenspektrum.

Wenn man erst einmal Wildpflanzen als Naturkost-Kraftpakete begreift und nicht mehr als lästiges Unkraut, macht es Sinn, sie in seinen Speiseplan aufzunehmen. Sie kosten nichts, sie sind nährstoffreich – und sobald man offen ist für ihr Potenzial, begegnen sie einem überall. Für mich tat sich diese neue Welt während meiner Kindheit im grünen New Jersey auf. Ohne mein Bestimmungsbuch, Petersons *Field Guide to Edible Wild Plants*, ging ich nirgendwohin, und mehr als einmal stürmte ich in die Küche, die Hände voll von *Chenopodium berlandieri*, im Volksmund auch Fette Henne oder wilder Spinat genannt, der entlang des Maschendrahtzauns vor der Grundschule wuchs. Ich hatte natürlich keine Ahnung, dass Archäologen sie zu den ersten Pflanzen zählen, die amerikanische Ureinwohner an der Ostküste vor beinahe 7000 Jahren domestiziert haben könnten. Mir war auch nicht bewusst, dass sie weitaus nährstoffreicher sind als jedes Gemüse, das wir im Supermarkt hätten kaufen können. Ich freute mich einfach nur riesig darüber, dass ich in der freien Natur ein frisches Gemüse aufgestöbert hatte, das ich für meine Eltern und Geschwister zubereiten konnte, und war mir sicher, dass sie meine Begeisterung teilen würden. Das taten sie allerdings nur bedingt. Wie für so viele Familien in den 1970er- und 80er-Jahren waren meine Schätze für sie potenziell tödliches Unkraut und meilenweit entfernt von dem gewachsten, polierten, gereinigten, verpackten und mit Haltbarkeitsdatum versehenen »frischen« Gemüse, das das Gütesiegel des US-Landwirtschaftsministeriums trug.

Trotz der verhaltenen Reaktion meiner Familie ließ ich nicht mehr vom Foraging ab. Ich war wie ein Vogelbeobachter mit einer

Lebensliste. Um den Überblick zu behalten, behielt ich von jeder Pflanze, die ich eindeutig identifiziert oder zum ersten Mal geerntet hatte, ein Blatt zurück und presste es zwischen die entsprechenden Seiten meines Peterson-Buchs, das ziemlich schnell aus allen Nähten platzte. Trotzdem schien es, egal, wie viele Pflanzen ich korrekt bestimmte, immer noch mehr zu geben, die angeblich ebenfalls in unserer Gegend wuchsen. Aber wo steckten die? Ich nahm an, dass es sie nur in unberührten Gebieten gab – bis ich eines Tages in den New Yorker Central Park ging.

Ich hatte Christina, mit der ich seit zwei Jahren verheiratet war, überredet, mit mir auf eine Foraging-Tour unter Leitung des legendären »Wildman« Steve Brill zu kommen. (Christina hatte inzwischen verstanden, dass es mit mir keine einfachen Waldspaziergänge oder Parkausflüge gab.) Brill hatte inoffizielle (man könnte auch sagen illegale) Foraging-Touren im Central Park durchgeführt, bis die Behörden ihn 1986 bei einem Undercovereinsatz dingfest machten. Seine Verhaftung wurde von Medienkanälen im ganzen Land aufgegriffen, und die Reaktionen fielen so eindeutig zu seinen Gunsten aus, dass der Park ihn am Ende als Tourguide anstellte. Doch war die Zusammenarbeit nicht von langer Dauer, und er kehrte wieder zu seinen inoffiziellen Touren zurück. Damals schon fand ich, dass das Foraging eine wirksame Möglichkeit bot, gegen ein von multinationalen, auf Monokulturen setzenden Nahrungsmittelkonzernen beherrschtes System zu protestieren, weil dieses System die Menschen zunehmend ihrer Nahrung und Umwelt entfremdete. Brill stand exemplarisch für diesen Protest, und ich hatte schon lange an einem seiner Kurse teilnehmen wollen.

Wir trafen uns mit dem »Wildman« und den übrigen Teilnehmern am Eingang zum Central Park, gegenüber vom Naturkundemuseum. Angezogen wie für eine Safari – von der khakifarbenen Kleidung bis zum Hut à la Livingston – passte Brill perfekt in die Rolle eines Mannes, der uns auf der Suche nach seltenen, schwer aufzufindenden Pflanzen führen sollte, an einem Ort, der 38 Millionen Besucher jährlich verzeichnet. Brill kassierte von jedem zehn Dollar und nahm seinen Rucksack ab, um uns Exemplare seines Buches *Identifying and Harvesting Edible and Medicinal Plants in Wild (and Not So Wild) Places* sowie Juwelierlupen zum Kauf anzubieten. Letztgenannte waren ganz nützlich, sollte eine Pflanzenbestimmung eine Vergrößerung erfordern. Als alle Transaktionen getätigt waren, sagte er: »Mir nach«, und wandte sich zum Gehen. Ich schaute in die Ferne und versuchte auszumachen, welches Waldstück oder Dickicht unser Ziel sein würde. Aber nach nur wenigen Schritten blieb Brill stehen und drehte sich zu mir um. »Schau auf deine Füße!«

Ich gehorchte, sah aber nur Gras.

»Was siehst du?«, fragte er.

Ich sah immer noch nur Gras.

»Schau genauer hin. Ganz genau. Was siehst du sonst noch außer Gras?«

Als ich die Erde zu meinen Füßen einer genaueren Betrachtung unterzog, tauchten plötzlich Pflanzen mit Blättern in unterschiedlichen Formen, Größen und Grünschattierungen vor meinen Augen auf. Während mein Gehirn sich allmählich entspannte, erkannte ich nach und nach, dass darunter auch jene Pflanzen waren, nach denen ich schon lange gesucht hatte: Kleiner Sauerampfer, Krauser Ampfer, Breitwegerich, Sauerklee! Als ich dann mit meinem »neuen« Blick nach Hause zurückkehrte, sah ich diese Pflanzen auch in meinem eigenen Garten und zwischen Ritzen auf dem Gehweg wachsen. Ich musste gar nicht durch die Wildnis streifen, um sie ausfindig zu machen, sie waren einfach nur mit ihrer Umgebung verschmolzen. An diesem Tag im Central Park erfuhr ich, dass essbare Wildpflanzen überall verfügbar sind, solange man weiß, wie man sie suchen muss.

Nach ihnen zu suchen lohnt sich in jedem Fall. Foraging führt uns zu den hochwertigsten, nährstoffreichsten Pflanzen, die es gibt, und sorgt gleichzeitig dafür, dass wir topsaisonal essen, eine enge Bindung zu unserer Umwelt aufbauen und die Folgen unseres Handelns im Blick behalten. Es ist das genaue Gegenteil davon, in einen Supermarkt zu spazieren und sich einen gewachsten Red-Delicious-Apfel oder einen Salat mit Plastikhaube aus dem Regal zu schnappen. Hier sind unsere Aufmerksamkeit, unser Forschergeist und unsere Sinne gefragt. Beim Aufspüren von Wildem Lauch beispielsweise spielt weniger die Aderstruktur der Blätter eine Rolle als die dezente, aber unverkennbare Grünschattierung, die schon von Weitem erkennbar ist. Eine Amerikanische Linde in voller Blüte oder die Blätter des Gewürzbuschs lassen sich bestimmen, ohne dass man die Pflanzen selbst gesehen hat. Man kann sie riechen! Und der Grad der Bitterkeit einer Eichel gibt Aufschluss über die Baumsorte und erleichtert die Entscheidung, ob es lohnt, sie mitzunehmen.

Klare, frische Luft, die Feuchtigkeit des Bodens oder die Stellung der Sonne können ebenfalls wertvolle Hinweise auf die Pflanzen geben, nach denen man suchen sollte, und wie man sie am besten aufstöbert. Das Plätschern eines nahen Baches, der Verkehrslärm auf einer Autobahn, Kinderlachen in einem Park oder die Stille inmitten eines Waldes teilen uns mit, wie dieser Flecken Erde genutzt wird und ob das Foraging dort sicher ist. Wer will schon Pflanzen in einem Park sammeln wollen, in dem Pestizide versprüht wurden, oder am Rand einer stark befahrenen Straße …

Unsere Gärten, unsere Wege zur Arbeit oder durch die Stadt, selbst unsere Joggingrouten bieten Gelegenheit zur regelmäßigen Pflanzenbeobachtung und -ernte. Traditionsbewusste Jäger und Sammler müssen nicht mehr aktiv auf Nahrungssuche oder auf die Jagd gehen. Vielmehr ist das Suchen und Jagen Bestandteil ihres täglichen Lebens. Sie halten immerzu Ausschau nach Nahrungsmitteln, nutzen jede Gelegenheit, neue Nahrungsquellen aufzutun, begleiten bekannte Quellen während ihres jährlichen Reifeprozesses und beschaffen sich auf diese Weise Nahrung, wo immer es möglich ist. Am meisten habe mich als Forager weiterentwickelt, als wir ein Haus in Frenchtown, New Jersey, gemietet hatten, ein paar Straßen vom Delaware River entfernt. Ich lief das ganze Jahr über immer wieder eine Drei-Meilen-Strecke am Flussufer entlang und beobachtete, welche Fortschritte die Pflanzen machten und wie sie sich mit den Jahreszeiten veränderten. Während dieses Jahres baute ich eine Beziehung zu den Pflanzen auf – Goldmelisse, Maiapfel, Kermesbeere und Wilde Bergamotte – und lernte eine Menge über sie, was mir heute noch zugutekommt. Sich die Zeit zu nehmen und sich ganz auf das Bestimmen und Sammeln von Wildpflanzen zu konzentrieren, ist zweifellos eine lohnende Sache, aber die besten Resultate werden erzielt, wenn wir das Foraging in unseren Alltag integrieren und völlig selbstverständlich umsetzen.

Ist man erst einmal sachkundiger im Aufspüren von Pflanzen, besteht der nächste Schritt darin zu lernen, wie man sie so aufbereitet, dass sie sich zum Verzehr eignen und ihre Nährstoffe freisetzen. Auch dabei können wir uns an der Vergangenheit orientieren. Vor der landwirtschaftlichen Revolution, also vor rund 15 000 Jahren, mussten sich unsere Vorfahren jedes Gemüse und jede Frucht mühsam erobern. Nicht nur sahen sie sich mit den biologischen Hindernissen konfrontiert, die ich in Kapitel 1 beschrieben habe (Menschen sind nicht dafür ausgerüstet, Pflanzen zu verdauen), sie mussten auch noch einen Weg finden, Pflanzen essbar zu machen. Nach der Versuch-und-Irrtum-Methode lernten sie, Pflanzen durch Kochen oder Konservieren so weit zu entgiften, dass sie gefahrlos an ihre Nährstoffe gelangten. Mithilfe von Steinwerkzeugen konnten einige wilde Wurzeln und Rhizome – die prähistorischen Vorläufer unseres heutigen Wurzelgemüses – durch In-Scheiben-Schneiden und Dehydrierung entgiftet werden. Früchte wie Eicheln wurden essbar gemacht, indem man sie in Wasser eintauchte, was ihre wasserlöslichen giftigen Tannine herauslöst. Hitzeempfindliche Toxine in nährstoffreichen Wurzelgemüsen ließen sich durch Backen in unterirdischen Erdöfen minimieren. Diese Technologie wurde noch von amerikanischen Ureinwohnern an der Ostküste eingesetzt, da sie den Grünen Pfeilaron (*Peltandra virginica*) als Grundnahrungsmittel ernteten. Dieses dicke, stärkehaltige und üppige Rhizom enthält Bündel von Kalziumoxalat-Kristallen, sogenannte Raphide. Sobald sie in den Körper gelangen, durchstechen sie die Haut und setzen eine Protease-Verbindung frei, die Lippen, Mund und Kehle anschwellen lässt, was bei Verschließen der Luftröhre sogar zum Tod führen kann. Um das zu vermeiden, hoben die amerikanischen Ureinwohner Erdlöcher aus, legten die Pfeilaron-Rhizome hinein, bedeckten diese mit Erde und machten darauf Feuer, sodass die Wurzeln 24 Stunden lang backen konnten. Die Erhitzung der Wurzeln vernichtete zwar nicht das Protease-Toxin, aber es machte die Raphide unwirksam. Auf diese Weise kamen die Menschen in den gefahrlosen Genuss der in der Pflanze enthaltenen Stärke.

Eine weitere Methode zur Entschärfung von Giftstoffen ist die Geophagie, auf die wir in Kapitel 8 ausführlicher eingehen werden, wenn ich Sie nach Bolivien mitnehme. Dort essen die Aymara-Indianer im Altiplano-Hochland der Anden immer noch eine äußerst giftige heimische Kartoffelsorte, indem sie diese zusammen mit Lehm verzehren. Der Lehm verbindet sich mit dem Toxin und wandelt es so um, dass der Körper es nicht absorbiert, sondern sicher durch den Verdauungstrakt lotst.

Das alles sind ausgezeichnete Technologien, um Pflanzen ungefährlich und bekömmlich zu machen, aber die einfachste und naheliegendste Methode, mit der man viele von ihnen entgiften kann, ist ein natürlicher Prozess, den unsere Vorfahren um sich herum beobachten konnten: *Fermentierung*. Einfach ausgedrückt ist Fermentierung die Umwandlung von Pflanzen (sowie weiterer Nahrungsmittel und Substanzen) durch Bakterien, Hefen und andere Mikroorganismen, die in der Luft, auf unserem Essen, in unserer Erde, kurzum überall vorhanden sind. Anders ausgedrückt: Fermentierung wirkt im Einklang mit Umweltprozessen. Wer nicht so empfindlich ist, kann sich den Prozess als »kontrollierte Fäule« vorstellen, bei der wir Temperatur, Sauerstoffgehalt, Salzgehalt, Feuchtigkeitsversorgung, Zeit und weitere Faktoren regulieren, um Rohstoffe auf physikalischem Weg in ihre unbedenklichste, nährstoffreichste und verwertbarste Form umzuwandeln. Mittels einer Kombination von chemischen und physikalischen Prozessen kann die Fermentierung eine ganze Reihe von toxischen Stoffen reduzieren oder unwirksam machen. Unsere Vorfahren beispielsweise könnten sie eingesetzt haben, um Wurzeln und Rhizome zu entgiften, indem sie diese einfach im anaeroben, also sauerstofffreien Milieu eines Sumpflands vergruben und einige Wochen später wieder herauszogen.

Laufend nehmen wir fermentierte Nahrungsmittel zu uns. Sauerkraut, Bier, Joghurt und saure Gurken sind den meisten von uns wohl hinreichend vertraut; zunehmend rücken aber auch exotischere Beispiele auf den Speiseplan, etwa Kombucha, Miso und Kimchi. Die Fermentierung wird in diesem Buch noch häufig auftauchen, weil es eine Technologie ist, die man bei einer Fülle von Nahrungsmitteln anwenden kann, zum Beispiel bei Milchprodukten (zur Herstellung von Joghurt, Kefir und Käse), bei Getreide (um aus Sauerteig Brot zu machen) und bei Fleisch (Salami). Bei Pflanzen wie dem Kohl für das Rezept »Wow-Sauerkraut« auf Seite 73 wird das Gemüse in eine Salzlake eingelegt und damit in ein sauerstofffreies Milieu getaucht. Die ideale Umgebung für Bakterien, um auf dem Gemüse verschiedene nützliche Aufgaben erledigen zu können. Dazu gehören das Vertilgen von Zucker und Stärke sowie das Erzeugen von Milchsäure – was in diesem Fall besonders hilfreich ist, da der sinkende pH-Wert bei der Bildung von Milchsäure für ein extrem sicheres Milieu sorgt, sodass man das Gemüse problemlos lange Zeit lagern kann – und Probiotika. (Probiotika sind nützliche Mikroorganismen wie Bakterien und Hefen, die in und auf unserem Körper existieren und eine Vielzahl von gesundheitsfördernden Funktionen ausüben. Bestimmte Nahrungsmittel und bestimmte Methoden der Verarbeitung können unserem Organismus mehr Probiotika zuführen.)

Erinnern Sie sich noch an das Prinzip, nach dem bestimmte Technologien es unseren Vorfahren ermöglichten, außerhalb des Körpers das zu tun, was manche Tiere naturgemäß im Körper vollziehen? Stichwort grasfressende Kühe. Für uns erledigt das die Fermentierung. Sie verdaut die Nahrung ein wenig vor, sodass unser Verdauungstrakt sich nicht mehr so anstrengen muss, und macht die Nährstoffe für unseren Körper verfügbar, an die er sonst nicht herankäme.

Saisonales Foraging in Verbindung mit dem Fermentieren bietet eine besonders direkte, leichte und vergnügliche Möglichkeit, zu einer gesunden, traditionsbewussten Beziehung zu unserer Nahrung zurückzukehren. Indem wir moderne Sammler werden und moderne Versionen derselben Technologien nutzen, die unsere Vorfahren entdeckten, können wir einen Prozess unterbinden, der unsere Pflanzen ihres Nährwerts beraubt und sie auch noch fälschlicherweise als gesunde Wahl präsentiert. Möglicherweise haben Sie nicht die Zeit – oder die innere Bereitschaft –, eine komplette Mahlzeit in der Natur zusammenzusuchen. Dann fangen Sie klein an. Spüren Sie etwas wilden Spinat auf (vielleicht wächst er ja sogar am Zaun vor der Grundschule Ihres Kindes), und nehmen Sie eine oder zwei Handvoll davon mit nach Hause. Waschen Sie die Blätter, trocknen Sie sie, und fügen Sie sie dann dem Salat aus dem Supermarkt hinzu. Und statt den genetisch veränderten, nichtsaisonalen Spargel auf den Tisch zu bringen, der Ende November wie durch Zauberhand in der Gemüseabteilung auftaucht, könnten Sie zur Abwechslung ein lokales Herbstgemüse wie Kohl oder Karotten in

Erwägung ziehen, das Sie zuvor in Salzlake fermentiert haben, um seinen Nährwert und seine Haltbarkeit zu optimieren. Dabei entsteht übrigens ein Aroma, welches ein intensives Empfinden für seinen Ursprung mit sich bringt. Schon diese kleinen Schritte können der Anfang eines Umbruchs sein, der Ihnen die Kontrolle über Ihre Nahrung zurückgibt und der Sie lehrt, wie ein Mensch zu essen.

FORAGING-TIPPS UND -REZEPTE

Wie geht man am besten ans Foraging heran? In jüngerer Zeit ist das Foraging populärer geworden, und es gibt bereits einige Informationsquellen, vor allem im Internet. Zur besseren Orientierung hier einige Grundlagen:

1. Finden Sie heraus, ob in Ihrer Nähe Foraging-Touren angeboten werden. Das geht unkompliziert übers Internet.
2. Besorgen Sie sich Literatur zum Thema. Neben den erwähnten Büchern von Peterson und Brill empfehle ich etwa *Edible Wild Plants* von John Kallas, *The New Wildcrafted Cuisine* von Pascal Baudar und *The Forager's Harvest* von Samuel Thayer.
3. Stellen Sie sich eine Ausrüstung zusammen. Folgende Dinge habe ich immer in einem kleinen Rucksack dabei:

   » Handbücher. Je nach Umständen und Jahreszeiten, aber in der Regel habe ich mindestens drei dabei, und es ist ratsam, eine Pflanze erst einmal mithilfe aller drei Bestimmungsbücher zu identifizieren, bevor Sie sie essen.

   » Sammelbehälter. Vermeiden Sie Plastiktüten, denn die bringen die Pflanzen zum Schwitzen, vor allem wenn es heiß ist. Ich benutze braune Papiertüten. Die sind wiederverwertbar, luftdurchlässig und lassen sich flach zusammenfalten, sodass sie in meine Hosentasche passen.

» Ein Taschenmesser.

» Einen Grabestock. Der ist in traditionellen Kulturen nicht wegzudenken. Dabei handelt es sich normalerweise um einen Stock (ca. 35 Zentimeter lang und ca. 4 Zentimeter dick) mit einem angespitzten Ende, um damit die Erde aufbrechen und Wurzeln oder Rhizome herausholen zu können. Binden Sie an das flache Ende eine Schnur, sodass Sie sich den Grabestock ans Handgelenk hängen können.

DIE WILDEN TOP FIVE

Folgende Wildgemüse dürften in Ihrem Garten oder in einem nahe gelegenen Park zu finden sein. Ich schätze sie, weil sie nicht nur allgegenwärtig, unbedenklich und leicht zu bestimmen sind, sondern sich auch gut verkochen lassen. Suchen Sie aber bitte nicht in einem Gebiet, in dem Chemikalien gesprüht wurden, und achten Sie darauf, dass Sie jede neue Pflanze anhand von drei verschiedenen Quellen korrekt identifizieren. Sie können diese Gemüse übrigens auch in den nachfolgenden Rezepten verwenden.

1. Löwenzahn (Frühjahr, Spätsommer)
2. Knoblauchrauke (Frühjahr, Sommer, Frühherbst)
3. Wilder Spinat, auch bekannt als Weißer Gänsefuß (Frühjahr, Sommer)
4. Portulak (Frühjahr, Sommer, Herbst)
5. Vogelmiere (Frühjahr, Sommer, Herbst)

Wildgemüse, geröstetes Knochenmark und Sauerteig

Für 4 Personen

Viele Wildpflanzen sind leicht bitter. Am besten bekommt man die Bitterkeit mit Fett heraus. Deshalb wird Löwenzahngemüse auch häufig mit Schinkenfett gekocht. Auch Butter von guter Qualität, Schweineschmalz und Knochenmark sind ausgezeichnete Optionen. Dieses Rezept gehört zu meinen Lieblingsmethoden, um mit Fett die Bitterkeit von Wildgemüse zu bekämpfen. Es ist eine Abwandlung von Fergus Hendersons geröstetem Knochenmark, einem beliebten Gericht in seinem Londoner Restaurant St. John.

Zutaten:

6 (etwa 8 cm lange) Markknochen (bitten Sie den Metzger um ein Mittelstück)
Schmalz oder anderes Fett zum Einfetten
3 Tassen[6] leicht bitteres Wildgemüse (z. B. Löwenzahnblätter oder Senfrauke)
1 TL fein gehackter Weinberglauch, Schalotte oder Knoblauch
2 TL Kapern, abgespült und gehackt
2 EL natives Olivenöl extra
2 TL frisch gepresster Zitronensaft
koscheres Salz[7] und frisch gemahlener schwarzer Pfeffer
6 Scheiben Airfield-Sauerteigbrot (Seite 186), getoastet

6 1 Tasse = 250 ml

7 Grobkörniges Meersalz ohne Zusatzstoffe wie Jod, auch »Kosher Salz« genannt.

Zubereitung:
Den Backofen auf 230 °C vorheizen.

Die Markknochen in einen ausgefetteten Bräter legen und 15 bis 25 Minuten lang rösten, bis das Mark leicht aufgebläht und in der Mitte warm ist.

Währenddessen das Gemüse mit dem Knoblauch und den Kapern in einer mittelgroßen Schüssel vermischen. Das Öl und den Zitronensaft in einer kleinen Schüssel oder Glasschale verquirlen, dann mit sehr wenig Salz und reichlich Pfeffer würzen. Den Salat mit dem Dressing vermischen.

Die Knochen auf einer Servierplatte anrichten, mit Salz bestreuen und den angemachten Salat um die Knochen herum arrangieren. Beim Essen löst man das warme Mark mit einem speziell dafür angefertigten Marklöffel oder einfach mit dem Stil eines normalen Löffels aus den Knochen und streicht es auf das getoastete Brot. Noch ein bisschen Salz und etwas von dem Salat obendrauf und: Guten Appetit!

Wilde Frühlings-Frittata

Für 4 bis 6 Personen

Mildere Wildgemüse wie Weißer Gänsefuß, Veilchen und Malve eigenen sich gut zum Sautieren bei anschließender Verwertung in Frittatas, Quiches oder anderen Eiergerichten. Dieses Frittata-Rezept ist bei meiner Familie an Abenden, an denen wir eine schnelle, leckere und nahrhafte Mahlzeit brauchen, immer die erste Wahl.

Zutaten:

4 EL Butter, Schweineschmalz, Talg oder in Stücke geschnittenes Schinkenfett
3 Tassen gemischtes Wildgemüse, gehackt
12 große Eier
½ Tasse fettreiche Schlagsahne (Konditorsahne)
Meersalz und frisch gemahlener Pfeffer
1 Tasse geriebener Käse (z. B. Gruyère, Fontina oder Cheddar)

Zubereitung:
Den Ofen auf 175 °C vorheizen mit einem Rost auf mittlerer Schiene.

In einer großen gusseisernen Bratpfanne 2 Esslöffel der Butter bei mittlerer Hitze zerlassen. Das Gemüse hinzufügen und sautieren, bis es weich ist (etwa 5 Minuten). Zum Abkühlen beiseitestellen.

Die Eier in einer großen Schüssel schaumig schlagen. Die Schlagsahne hinzufügen, mit Salz und Pfeffer würzen und verquirlen. Das Gemüse und den geriebenen Käse unterrühren.

Dieselbe Gusseisenpfanne bei mittlerer Hitze auf den Herd stellen und die restlichen 2 Esslöffel Butter hineingeben. Wenn die

Butter geschmolzen ist, langsam die Eiermischung hineingießen. Ein paar Minuten stocken lassen, dann in den Ofen stellen. 35 bis 40 Minuten backen, bis die Eier fest sind, aber nicht angebacken.

Die Frittata einige Minuten ruhen lassen, dann die Pfanne über einem Schneidebrett oder einer Servierplatte umdrehen und die Frittata in Stücke schneiden.

Wildkräuter-Pesto

Ergibt etwa 2 Tassen

Ein Pesto eignet sich ausgezeichnet, um zwei unterschiedliche Geschmacksrichtungen zu nutzen, die sich aus bestimmten Wildkräutern ergeben.

Für ein Pesto nach traditioneller Art nimmt man am besten die Blätter der Knoblauchrauke, deren Geschmack sich schon in ihrem Namen widerspiegelt.

Ein erfrischendes und etwas leichteres Pesto lässt sich aus dem zitronigen Kleinen Sauerampfer oder aus Sauerklee zubereiten.

Pesto ist unglaublich vielseitig. Es passt gut zu Tomaten mit frischem Mozzarella (Seite 262) und kann als Dip oder Brotaufstrich verwendet werden, als Grundschicht auf einem Sauerteig-Pizzaboden (Seite 198) oder als Beilage zu Grillfleisch, zum Beispiel Gegrillte Hähnchenherzen mit Wildkräuter-Pesto (Seite 117).

Zutaten:

- 1½ Tassen Kleiner Sauerampfer, Sauerklee und/oder Knoblauchrauke
- ½ Tasse gemahlener Parmesan
- ½ Tasse natives Olivenöl extra
- 3 Knoblauchzehen, geschält, oder 1 EL gehackter Weinberglauch
- ½ Tasse geröstete Schwarznüsse oder Sonnenblumenkerne

Zubereitung:

Alle Zutaten in eine Küchenmaschine geben und mehrmals pulsieren, bis alles grob zerkleinert ist. Dann die Ränder abkratzen und so kontinuierlich fortfahren, bis die Sauce glatt ist. Sofort verwerten oder in einem fest verschlossenen Behälter bis zu einer Woche im Kühlschrank bzw. mehrere Monate im Gefrierschrank aufbewahren.

Wie ich meine Bedenken überwand und die Kermesbeere schätzen lernte

Die Kermesbeere ist ein ausgezeichnetes Beispiel für eine giftige Pflanze, die man problemlos in der heimischen Küche entgiften kann. Leider sind die meisten Rezepte dazu übertrieben vorsichtig und verlangen eine sehr viel längere Kochzeit als notwendig. Das Ergebnis ist dann eine leblose, breiige, grünlich graue Masse, die nicht nur ihre Giftstoffe verloren hat, sondern auch viel von ihrem Nährwert, ihrem Aroma und ihrer Konsistenz. Mein guter Freund und Foraging-Experte Steve Adams hat die folgende Entgiftungsstrategie entwickelt, die dafür sorgt, dass das Endprodukt nicht nur unschädlich ist, sondern auch farbenfroh, energiegeladen und köstlich.

Man nehme 12 Kermesbeeren-Schösslinge und -Blätter (zu Frühjahrsbeginn geerntet, wenn sie nicht größer als 20 bis 25 Zentimeter sind).

Die Kermesbeeren-Schösslinge und -Blätter in einer Schüssel mit reichlich Wasser bedecken und sie durch Herumwirbeln von Erde, Splitt und anderem Schmutz befreien. Ein paar Minuten stehen lassen, bis sich der Schmutz gesetzt hat. Die Kermesbeeren herausnehmen, das Wasser wegschütten und das Ganze wiederholen, bis die Schösslinge und Blätter sauber sind. Die Pflanzen in knapp 4 Zentimeter lange Stücke schneiden. Das vergrößert den Oberflächenbereich und legt das Gefäßgewebe frei.

Man braucht einen Topf, der groß genug ist, um die rohen Kermesbeeren und genügend Wasser unterzubringen, das sie vollständig bedeckt, ohne dass es eng wird, und einen zweiten Topf, der doppelt so groß ist wie der erste.

Den größeren Topf mit Wasser füllen (siehe Anmerkung S. 64) und rasch aufkochen. Weiterkochen lassen. Inzwischen eine große Schüssel mit einer Mischung aus Wasser und Eis füllen. Ein Sieb ins Spülbecken stellen.

Die klein geschnittenen Kermesbeeren in den kleineren Topf geben und mit kaltem Wasser bedecken. Den Deckel auf den Topf setzen und den Inhalt anschließend auf höchster Stufe aufkochen lassen. Sobald das Wasser anfängt zu kochen, den Timer auf 1 Minute stellen.

Nach Ablauf der Minute die Kermesbeeren im Sieb abtropfen lassen (das Wasser wird rosa aussehen und sollte weggeschüttet werden). Die Kermesbeeren wieder in den Topf geben und sofort mit dem kochenden Wasser bedecken. Nochmals aufkochen und die Kermesbeeren 1 Minute ohne Deckel kochen. Im Sieb abtropfen lassen und das Wasser wegschütten, das nun viel weniger rosa sein wird als beim ersten Mal.

Zurück mit den Kermesbeeren in den Topf, noch mehr kochendes Wasser draufschütten und wieder auf höchster Stufe ohne Deckel aufkochen. Herunterschalten und 2 Minuten köcheln lassen.

Die Kermesbeeren mit einem Schaumlöffel in das Eiswasserbad umfüllen, um den Kochprozess zu stoppen. Nachdem sie dem eigenen Empfinden nach genügend abgekühlt sind, kann man sie entweder gleich verzehren, sie in verschiedenen Gerichten verarbeiten (z.B. Kermesbeeren-Sallet, Seite 65) oder für eine längerfristige Aufbewahrung in den Kühlschrank bzw. Gefrierschrank stellen. Die entgiftete Kermesbeere ist in Aussehen, Konsistenz und Geschmack mit Spargel vergleichbar und lässt sich auch ganz ähnlich nutzen.

Anmerkung:
Statt pures Wasser zu nehmen, kann man auch Ingwerstückchen, frische Kräuter und Zwiebelschalen hinzufügen und sie so weit köcheln lassen, dass sie dem Wasser und damit den gekochten Kermesbeeren eine zusätzliche Note verleihen. Am Ende des Entgiftungsprozesses sollte das aromatisierte Wasser samt Ingwer und Co weggegossen werden, da sie die von den Kermesbeeren ausgespülten Giftstoffe aufnehmen.

Kermesbeeren-Sallet

Für 4 Personen

Sallet ist ein mittelalterliches Wort und bedeutet schlicht und einfach gekochtes Gemüse. Kermesbeeren-Sallet ist ein traditionelles Südstaatengericht, das je nach Region unterschiedlich ausfällt. Aber in so gut wie allen Fällen werden die entgifteten Kermesbeeren-Schösslinge und -Blätter in Schinkenfett sautiert und mit Apfelessig abgerundet. Manchmal werden noch Eier hinzugefügt, was ich wegen des großen Nährwerts, den die Eier beisteuern, besonders gern mag.

Zutaten:

6 große Eier
450 g Schinkenspeck, in Würfel geschnitten
1 große Zwiebel, gewürfelt
2 Knoblauchzehen, gehackt
2 Tassen entgiftete Kermesbeeren-Schösslinge und
-Blätter (Seite 62)
Meersalz und frisch gemahlener schwarzer Pfeffer
Apfelessig

Zubereitung:
Die Eier in einer mittelgroßen Schüssel verquirlen.

Den Speck in einer Sautierpfanne bei mittlerer Hitze braten, bis er knusprig ist, und ihn dann zum Abtropfen mit einem Schaumlöffel auf einen mit Küchenpapier bedeckten Teller legen. Die Zwiebel in das heiße Fett geben und glasig werden lassen. Den Knoblauch zum Weichwerden ein paar Minuten mitbraten.

Die Kermesbeeren hinzufügen und etwa 5 Minuten auf mittlerer Hitze garen, bis sie durchgewärmt sind und alle ausgetretene Flüssigkeit verdampft ist. Die Eier hinzufügen und verrühren, bis alles durchgekocht ist. Mit Salz, Pfeffer und Apfelessig nach Geschmack abrunden und servieren.

Eichelmehl

Ergibt etwa 3 Tassen

Eicheln sind leicht zu finden, zu bestimmen und zu entgiften. In prähistorischer Zeit wurden sie überall auf der Welt ausgiebig genutzt, und in einigen Ländern wie Korea ist das bis heute so. Glücklicherweise ist der hauptsächliche Giftstoff in Eicheln, die Gerbsäure, wasserlöslich, sodass man Eicheln unbedenklich machen kann, indem man sie in Wasser einweicht. Viele Foraging-Ratgeber empfehlen eine ausgiebige Bearbeitung der ganzen Eicheln in kochendem, mehrmals gewechseltem Wasser. Aber wenn man die Eichel zuerst zerdrückt, kommt man mit kaltem Wasser schneller und erfolgreicher ans Ziel, denn mit dem Zerdrücken wird die Oberfläche größer, was den Ausspülprozess effektiver macht.

Eichelmehl lässt sich in einer Vielzahl von Gerichten verwerten und kann in so ziemlich allen Backwaren – von Pfannkuchen bis Brot – mit Weizenmehl kombiniert werden. Ersetzen Sie einfach etwas von dem Weizenmehl durch Eichelmehl, und Sie steigern den Nährwert, das Aroma und die Konsistenz des Rezepts, während Sie gleichzeitig den Gluten- und den Kohlenhydratgehalt verringern. Ich habe tolle Ergebnisse erzielt, wenn ich zwischen 20 und 50 Prozent des Weizenmehls durch Eichelmehl ersetzt habe.

Zutaten:

ca. 900 g Eicheln
(entspricht ungefähr einem 4-Liter-Eimer)

Zubereitung:
Mithilfe eines Steins, Hammers oder Nussknackers vorsichtig die Schalen der Eicheln knacken und den Nusskern entfernen. Die Schalen wegwerfen. So viel wie möglich von der braunen Haut auf der Nuss abschälen. Die geschälten Eicheln mit so viel Wasser in einen Standmixer oder eine Küchenmaschine geben, dass sie vollständig bedeckt sind, und dann zu einem dünnflüssigen Brei verarbeiten. Das ermöglicht ein schnelles und wirksames Ausspülen.

Eichelmehl wurde früher in Flüssen ausgespült, wo das fließende Wasser die ausgespülten Gerbstoffe von den Eicheln wegschwemmte. Dieses Verfahren funktioniert auch am Spülbecken, wenn man das Wasser ungefähr 20 Minuten aus dem Hahn laufen lässt (Methode 1) oder, falls Ihnen der Wasserverbrauch zu denken gibt, den Ausspülprozess mithilfe eines großen Glasbehälters über mehrere Tage hinweg wiederholt (Methode 2).[8]

Methode 1: Ein Abtropfsieb mit einem Seihtuch, einem Geschirrtuch oder einem T-Shirt auslegen und ins Spülbecken stellen. Langsam den Inhalt des Standmixers hineingießen. Dann die gegenüberliegenden Enden des Tuchs wie zu einem Beutel zusammenbinden. Den Beutel aus dem Sieb heben und mit den verknoteten Enden so am Wasserhahn aufhängen, dass die Oberfläche des Eichelmehls etwa 5 Zentimeter unterhalb der Hahnöffnung hängt. Vorsichtig das kalte Wasser aufdrehen und den Fluss so anpassen, dass das Wasser, das in das Mehl strömt, dem entspricht, was unten herausfließt. So laufen Wasser und Eichelmehl nicht über, und der Ausspülprozess vollzieht sich möglichst zügig.

Die zerstoßenen Eicheln etwa 20 Minuten ausspülen lassen,

---

8 Die folgenden Hinweise zu den unterschiedlich langen Verarbeitungszeiten je nach Eichenart beziehen sich auf amerikanische Baumsorten, die hierzulande nicht heimisch sind.

dann eine kleine Menge probieren, um zu schmecken, ob noch Gerbsäure enthalten ist. Gerbsäure schmeckt bitter und herb. Die Eicheln sollten aber einen milden, leicht erdigen Geschmack haben. Beim geringsten Anzeichen von Gerbsäure den Prozess fortsetzen und alle 10 Minuten noch einmal kontrollieren.

Methode 2: Den Mixerinhalt in einen Glaskrug schütten. Der Krug sollte so groß sein, dass die gemahlenen Eicheln ihn höchstens bis zur Hälfte füllen. Falls nötig, mehrere Krüge verwenden. Den Krug mit kaltem Leitungswasser auffüllen, umrühren und zudecken. Den Krug über Nacht in den Kühlschrank stellen. Das Wasser wird sich braun färben, was anzeigt, dass die Gerbsäure aus den Eicheln gespült wird. Am nächsten Tag den Deckel abnehmen und den Krug etwas kippen, um vorsichtig so viel Wasser wie möglich abzuschütten, während die gemahlenen Eicheln im Krug bleiben. Sauberes Wasser nachfüllen, umrühren, abdecken und zurück in den Kühlschrank stellen. Die Prozedur alle 24 Stunden wiederholen, bis das Wasser nicht mehr die Farbe wechselt.

Ein Abtropfsieb mit einem Seihtuch, einem Geschirrtuch oder einem T-Shirt auslegen und das Wasser mit den gemahlenen Eicheln langsam abgießen. Eine kleine Menge probieren, um zu schmecken, ob noch Gerbsäure enthalten ist. Gerbsäure schmeckt bitter und herb. Die Eicheln sollten aber einen milden, leicht erdigen Geschmack haben. Beim kleinsten Anzeichen von Gerbsäure die gemahlenen Eicheln in den Krug zurückschütten, Wasser draufgießen und das Ganze noch einmal wiederholen.

Eichelmehl trocknen: Sobald das Eichelmehl ausreichend entgiftet ist, das Tuch mit den gemahlenen Eicheln festdrücken, um so viel Feuchtigkeit wie möglich zu entfernen. Die gemahlenen Eicheln auf einem Backblech mit Rand verteilen und im Ofen auf niedrigster Stufe (in der Regel sind das 50 bis 75 °C) mehrere Stunden austrocknen lassen. Falls nötig, kann man das getrocknete

Eichelmehl noch in einer Küchenmaschine verarbeiten, bis die gewünschte Konsistenz erreicht ist. Sofort verwerten oder in einem luftdichten Behälter bis zu 2 Jahre lang aufbewahren.

FERMENTIERUNGSTIPPS UND -REZEPTE

Fermentiergefäße

Vor Beginn einer Fermentation von Pflanzen ist die richtige Wahl des Gefäßes entscheidend. Während des Fermentierungsprozesses produziert Gemüse Milchsäure, den meisten Metallen – vor allem Aluminium – bekommt Säure nicht besonders gut. Hochwertigen Edelstahl kann man jedoch nehmen, da er mit einem sauren Milieu nicht negativ reagiert. Plastik ist nicht empfehlenswert, da es weich ist und leicht zerkratzt und damit Lebensraum für krank machende Erreger oder Substanzen schafft. Außerdem können die Chemikalien aus dem Plastik in die Nahrung sickern.

Ideal sind Gefäße aus Glas oder Keramik. Das heißt, Einmachgläser und Keramiktöpfe eignen sich hervorragend zur Fermentation. Einmachgläser sind in Haushaltswarengeschäften und Baumärkten erhältlich. Bei älteren Glasgefäßen ist allerdings Vorsicht geboten, denn sie könnten Blei enthalten, das dann womöglich in die Nahrung dringt. Sogenannte Fermentiertöpfe sind schwieriger aufzutreiben und aufgrund ihrer Größe und ihres Gewichts teuer beim Versand. Fragen Sie in Ihrem Haushaltswarenladen vor Ort nach. Viele Hersteller liefern sie direkt an den Laden ohne zusätzliche Kosten. Auf alte Keramiktöpfe sollte man ebenfalls verzichten. Sie haben häufig unsichtbare Risse, in denen schädliche Bakterien nisten können und aus denen Flüssigkeit auf Ihre Arbeitsplatte sickern kann.

Fermentiergewichte

Die Fermentation von Gemüse ist ein anaerober Vorgang, das heißt, er vollzieht sich unter Ausschluss von Sauerstoff. Das sauerstofffreie Milieu entsteht durch das Eintauchen des Gemüses in eine Salzlake (Mischung aus Wasser und Salz). Leider schwimmen viele Gemüse gern, weshalb sie mit Gewichten nach unten gedrückt werden müssen. Es gibt verschiedene Methoden, sie während des Fermentierprozesses unter der Oberfläche der Salzlake zu halten:

» Packen Sie das Glas extrem voll mit Gemüse, sodass es gezwungen ist, eingetaucht zu bleiben. Mit großen Stücken wie Karotten funktioniert das gut, nicht aber mit fein gehacktem oder gehobeltem Gemüse wie Kohl und Sauerkraut.

» Verwenden Sie ein eigens zu diesem Zweck hergestelltes Gewicht. Online findet sich eine große Auswahl an Glas-, Keramik-, Edelstahl- und sogar Holzgewichten in verschiedenen Größen.

» Nehmen Sie Steine aus Ihrem Garten in der entsprechenden Größe. Reinigen Sie die Steine gründlich mit Wasser und Seife, und legen Sie sie dann für mindestens 5 Minuten in kochendes Wasser, bevor Sie sie zum ersten Mal verwenden.

» Benutzen Sie Ihre Hände! Drücken Sie den Inhalt des Glases oder Topfes mehrmals am Tag mit sauberen Händen in die Lake hinunter. Das mag zwar umständlicher sein, aber so bleiben Sie in Kontakt mit Ihrem Ferment. Sie können beobachten, wie es sich entwickelt, und bekommen, wenn Sie anschließend die Finger ablecken, ein Gefühl dafür, wie sich der Geschmack verändert.

Fermentierabdeckungen

Es empfiehlt sich, das Fermentiergefäß abzudecken, um Ungeziefer, Staub und andere Verunreinigungen draußen zu halten. Dazu eignen sich zum Beispiel:

» ein mit einem Gummiband gesichertes Geschirrtuch oder Küchenpapier.

» ein Einmachglasdeckel aus Plastik. Aluminiumdeckel fangen an zu rosten, wenn sie Säure und Salz ausgesetzt sind. Die preiswerten Plastikversionen funktionieren besser, allerdings sollte man sie nicht fest zuschrauben.

» spezielle Deckel für Einmachgläser mit Luftschleusen. Die Luftschleusen lassen den Sauerstoff raus, während er durch das schwerere Kohlendioxid ersetzt wird, sodass auch über der Salzlake ein anaerobes Milieu geschaffen wird.

Digitale Küchenwaage

Sie gehört zu den wichtigsten Geräten in meiner Küche. Für die meisten Rezepte in diesem Buch wird sie benötigt.

Wow-Sauerkraut

Ergibt knapp 4 Liter

Falls Sie mit Sauerkraut nur das sauer-schleimige Zeug auf Ihrem Hot Dog verbinden, dann lassen Sie sich überraschen. Sauerkraut kann zwar auch nur aus Kohl und Salz hergestellt werden, aber mit ein paar sauren grünen Äpfeln, Zwiebeln und Gewürzen wird daraus ein wahres Wow-Erlebnis.

Zutaten:

2 Kohlköpfe (weiß und/oder rot)
1 saurer Apfel, falls gewünscht geschält, entkernt und in dünne Scheiben geschnitten
½ Zwiebel, in dünne Scheiben geschnitten
1 Lorbeerblatt
⅛ bis ¼ TL Kümmel
2 oder 3 Wacholderbeeren
Meersalz

Benötigte Geräte:

Küchenwaage
4 (1-Liter-)Einmachgläser, 2 (2-Liter-)Einmachgläser oder 1 (4-Liter-)Keramiktopf
Plastikdeckel bzw. Tuchabdeckung(en) (siehe Seite 72)
Fermentiergewichte (siehe Seite 71)

Zubereitung:

Die äußeren Kohlblätter entfernen und ein paar von den größeren zurücklegen, um damit den Kohl während der Fermentation zu bedecken und zu beschweren. Den restlichen Kohl waschen, mögliche schadhafte Stellen herausschneiden und den Strunk entfernen. Mit einem Messer oder der Küchenmaschine den Kohl zerkleinern.

Eine große Schüssel auf die Waage und die Tariertaste auf null stellen. Den zerkleinerten Kohl in die Schüssel geben, dann Apfel, Zwiebel, Lorbeerblatt, Kümmel und Wacholderbeeren hinzufügen. Das Gesamtgewicht aller Zutaten mit 0,02 multiplizieren, um die benötigte Salzmenge zu ermitteln. Beispiel: Wiegt die Gemüsemischung 1 Kilogramm, braucht man 20 Gramm Salz.

Das Salz in die Schüssel geben und es gründlich in den Kohl kneten. Das hilft dem Salz dabei, dem Kohl den Saft zu entziehen, mit dem das Ferment bedeckt werden muss.

Die Mischung samt Flüssigkeit nach und nach in die Fermentiergefäße füllen und dabei immer wieder fest zusammendrücken. Etwa 5 Zentimeter unter dem Rand des Gefäßes damit aufhören, denn es soll ja nicht zu voll werden, weil sich der Inhalt während der Fermentierung ausdehnt und auch noch Platz für die Gewichte bleiben muss. (Hinweis: Der aus dem Kohl ausgetretene Saft muss das Gewicht bedecken, und dann sollten noch etwa 2,5 Zentimeter bis zum Rand frei sein.)

Nun die beiseitegelegten Blätter auf die zerkleinerte Kohlmischung legen, damit diese eingetaucht bleibt, danach kommen die Fermentationsgewichte obenauf. Falls der Saft nicht ausreicht, um das Gemüse vollständig zu bedecken, muss noch etwas Salzlake her (eine Mischung aus Wasser und Salz im selben Verhältnis wie oben beschrieben). Diese ins Gefäß gießen, bis es ausreichend Flüssigkeit enthält.

Das Gefäß mit einem Deckel oder Tuch abdecken und in den Keller, einen Vorratsschrank oder in die Speisekammer stellen. Die ideale Fermentationstemperatur beträgt 17 bis 20 °C. Bis zum Ende der ersten Woche ist der Fermentationsprozess im Gange, was man an der Entstehung von Gasbläschen beobachten kann. Ab diesem

Zeitpunkt sollte man täglich von dem Kohl probieren und dabei sicherstellen, dass er vollständig in der Flüssigkeit liegt. Falls oben auf der Salzlake Schimmel auftritt, diesen vorsichtig mit einem Löffel entfernen und entsorgen. Wenn das Sauerkraut den gewünschten Geschmack und die gewünschte Konsistenz erreicht hat, das Gefäß fest verschließen und in den Kühlschrank stellen, wo es bis zu 6 Monate haltbar bleibt. Bei einer Fermentierung in einem großen Topf kann das Sauerkraut in Einmachgläser umgefüllt und kühl gelagert werden.

Ich persönlich finde eine Fermentierung von 10 Tagen perfekt für Geschmack und Konsistenz, aber Sie können den Kohl auch bis zu mehreren Wochen fermentieren lassen.

Fermentierte Karottensticks

Ergibt knapp 1 Liter

Eine tolle Ergänzung zum Pausenbrot. Ich setze den Fermentierprozess gern freitags in Gang, um die Gemüsesticks schon am folgenden Montag verwenden zu können. Die Aromen entwickeln sich während der folgenden Tage noch weiter, und am Mittwoch stelle ich das Glas dann in den Kühlschrank. Es so zu machen dauert nur wenige Minuten länger, als einfach nur Karottensticks für die Pausenbox zu schneiden, setzt aber viel mehr Geschmack und Nährwert frei – und jede Menge Probiotika.

Zutaten:

3 bis 6 große Karotten
Meersalz

Benötigte Geräte:

Küchenwaage
1-Liter-Einmachglas
Plastikdeckel oder Tuchabdeckung (siehe Seite 72)

Zubereitung:
Karotten schälen und an beiden Enden abschneiden. (Schalen und Enden für eine Knochenbrühe, die *Trash Bone Broth,* aufheben, siehe Seite 112) Die Karotten in etwa 10 Zentimeter lange Stücke schneiden, dann der Länge nach vierteln.

Das leere Einmachglas auf die Waage und die Tariertaste auf null stellen. Die Karottensticks nun fein säuberlich im Glas aufreihen. Es sollten so viele Stücke sein, dass sie möglichst eng stehen können.

Dann bleiben sie später unter der Salzlake, ohne dass ein Gewicht benötigt wird. Ausreichend Wasser hinzugießen, um die Karottenstifte zu bedecken, aber etwa 2,5 Zentimeter zwischen dem Wasser und dem Glasrand freilassen. Das Gewicht bestimmen und dieses dann mit 0,02 multiplizieren, um die benötigte Salzmenge zu ermitteln (siehe oben).

Das Wasser aus dem Glas in eine mittelgroße Schüssel gießen, das abgemessene Salz dazugeben und verrühren, bis sich das Salz ganz aufgelöst hat. Die Lake nun über die Karotten gießen.

Einen Plastikdeckel darauflegen, ohne ihn fest zuzuschrauben, oder mit Küchenpapier und Gummiband abdecken und das Glas anschließend zum Fermentieren in den Keller, einen Vorratsschrank oder die Speisekammer stellen – die ideale Temperatur hierfür beträgt 17 bis 20 °C.

Die Karotten stecken voller Zucker und fangen in der Regel innerhalb von 2 bis 3 Tagen an zu fermentieren, was an ersten Gasbläschen abzulesen ist. Jetzt sollte man eine Karotte probieren und dann mit der Fermentierung fortfahren, bis Geschmack und Konsistenz so sind wie gewünscht. Ich selbst fermentiere Karotten gern 3 bis 5 Tage lang.

Anschließend die Karottensticks in den Kühlschrank stellen, wo sie bis zu drei Monate haltbar bleiben.

Fermentierte geröstete Paprika

Ergibt knapp 1 Liter

Meine Familie liebt geröstete rote Paprika. Wir essen sie auf Pizza, in Sandwiches und als Saucengrundlage, weshalb wir immer gleich einen ganzen Schwung auf einmal zubereiten. Das Fermentieren intensiviert ihr Aroma, verlängert ihre Haltbarkeit und erhöht ihren Nährwert. Abgesehen davon sind sie dann randvoll mit Probiotika.

Zutaten:

6 rote Paprikaschoten
4–6 Knoblauchzehen, geschält
3 frische Rosmarinzweige
3 frische Thymianzweige
Meersalz

Benötigte Geräte:

Küchenwaage
1 Einmachglas (1 Liter)
Fermentiergewichte (siehe Seite 71)
Plastikdeckel oder Tuchabdeckung (siehe Seite 72)

Zubereitung:
Den Backofen mit einem Rost im oberen Drittel auf 200 °C vorheizen.

Die Paprikaschoten auf ein Backblech mit Rand legen und etwa 20 Minuten rösten, bis die obere Schicht der Paprika angesengt ist. Nun die Paprika mit einer Zange wenden und noch einmal 20 Minuten weiterrösten und -drehen, bis die gesamte Haut rundum fast schwarz ist, Blasen wirft und sich zusammenzieht.

Die gerösteten Paprikaschoten in eine Schüssel legen, mit einem Teller abdecken und für etwa 30 Minuten dämpfen und abkühlen lassen. Den gegebenenfalls ausgetretenen Saft vom Blech aufbewahren.

Sobald sie kühl genug sind, um sie anfassen zu können, die Paprikaschoten von den Stielen befreien und die verkohlte Haut abziehen, anschließend halbieren und Kerne und Rippen herauskratzen. Die enthäuteten und entkernten gerösteten Paprika zusammen mit dem ausgetretenen Saft in eine Schüssel geben.

Das leere Einmachglas auf die Waage und die Tariertaste auf null stellen. Das Glas mit den gerösteten Paprika und ihrem Saft sowie Knoblauch, Rosmarin und Thymian füllen. Wasser in das Glas gießen, bis die Paprika vollständig bedeckt sind. Nun das Gewicht bestimmen und mit 0,02 multiplizieren, um die benötigte Salzmenge zu ermitteln. Beispiel: Für 1 Kilogramm Gesamtgewicht aus Paprika, Kräutern und Wasser braucht man 20 Gramm Salz.

Die Flüssigkeit aus dem Glas in eine mittelgroße Schüssel gießen, das abgemessene Salz hinzufügen und verrühren, bis sich das Salz komplett aufgelöst hat. Die Salzlake zurück ins Glas schütten.

Ein Fermentiergewicht auf die Paprika legen, um sie unter der Oberfläche zu halten. Einen Plastikdeckel darauflegen, ohne ihn fest zuzuschrauben, oder mit Küchenpapier und Gummiband abdecken. Danach wird das Glas zum Fermentieren in den Keller, einen Vorratsschrank oder die Speisekammer gestellt – die ideale Fermentiertemperatur beträgt 17 bis 20 °C.

Nach 5 bis 7 Tagen hat der Fermentierprozess eingesetzt, was man an ersten Gasbläschen erkennen kann. Jetzt das Glas fest verschließen und in den Kühlschrank stellen, wo der Inhalt bis zu 6 Monate lang haltbar ist.

Lakto-Chips und Laktopommes

Für 4 bis 6 Personen

Lust auf gesunde Kartoffelchips oder Pommes frites? Ja, das gibt's tatsächlich! Als ich in Peru Recherchen darüber anstellte, wie die Quechua Kartoffeln entgiften, lernte ich Tocosh kennen, ein fermentiertes Kartoffelgericht, das in der traditionellen Küche dort zu den Grundnahrungsmitteln gehört. Die Quechua fermentieren Kartoffeln monatelang in Gruben, um sie von ihren Giftstoffen zu befreien. Das folgende Rezept variiert diesen Prozess etwas; es verkürzt die Fermentierdauer, weil die Kartoffeln zu Pommes frites geschnippelt oder zu Chips gehobelt werden, wodurch sich der Oberflächenbereich vergrößert und die Masse verringert. Somit kann die Fermentierung schneller greifen. Dieser Prozess macht aus Kartoffeln ein sichereres, gesünderes und nährstoffreicheres Nahrungsmittel:

1. Das Schälen der Kartoffeln reduziert ihre natürlichen Giftstoffe drastisch.
2. Die Fermentierung verringert die Giftstoffe noch weiter und steigert die Bekömmlichkeit.
3. Die Fermentierung erzeugt einen angenehm säuerlichen Geschmack ähnlich wie bei Salz-Essig-Chips.
4. Die Fermentierung reduziert die Kohlenhydrate und macht die Kartoffel zu einem Nahrungsmittel mit niedrigerem glykämischen Index.
5. Durch die Verringerung der Kohlenhydrate bei der Fermentierung wird auch die Maillard-Reaktion vermindert. Diese vollzieht sich nämlich, wenn Zuckermoleküle mit starker

Hitze in Kontakt kommen, wodurch Chips und Pommes frites bräunen. Da die Maillard-Reaktion krebserregende Acrylamide hervorrufen kann, ist es sinnvoll, sie möglichst gering zu halten.

Wir ergänzen also einfach einen Schritt – die Fermentierung – und frittieren anschließend in hochwertigem tierischem Fett. So wird ungesundes Junkfood in unbedenkliches und nahrhaftes Essen verwandelt, das ich meiner Familie voller Freude serviere. Es ist zwar ein etwas arbeitsintensiverer Prozess, aber es lohnt sich. Und wenn Sie die Pommes vorbereiten, dann am besten gleich das Doppelte, sodass Sie die Hälfte vor dem Frittieren einfrieren können. Damit haben Sie jederzeit welche als Beilage parat.

Chips-Zutaten:

½ Tasse Meersalz plus einige Prisen zum Würzen
3 Pfund (Süß-)Kartoffeln
knapp 2 l tierisches Fett (z. B. Schweineschmalz oder Rindertalg)

Benötigte Geräte:

großes Fermentiergefäß aus Glas oder Keramik
Plastikdeckel oder Tuchabdeckung (siehe Seite 72)
Fritteuse oder großer, schwerer Kochtopf und Kochthermometer

Zubereitung:

Für die Salzlake ca. 4 Liter Wasser in ein ausreichend großes Fermentiergefäß gießen und das Salz dazugeben. Umrühren, bis es sich aufgelöst hat. Die Salzlake beiseitestellen.

Eine große Schüssel mit Wasser füllen. Die Kartoffeln schälen. Sobald eine Kartoffel geschält ist, diese ins Wasser geben, damit sie nicht oxidiert, während der Rest geschält wird. Danach die geschälten Kartoffeln mit einer Küchenmaschine, einem Gemüsehobel oder mit einem scharfen Messer in 1,5 bis 3 Millimeter dünne Scheiben schneiden.

Die Kartoffelscheiben in die Salzlake legen. Das Wasser sollte mindestens 2,5 Zentimeter vom Rand entfernt enden, damit es während der Fermentierung nicht überläuft. Das Gefäß mit einem Tuch oder einem nicht fest zugeschraubten Deckel abdecken und zum Fermentieren bei Zimmertemperatur beiseitestellen. Die Fermentierung, erkennbar an aufsteigenden Bläschen, sollte nach einem oder 2 Tagen einsetzen. Ich fermentiere immer insgesamt 3 bis 5 Tage, je nach Temperatur (wenn es wärmer ist, dauert es weniger lange) und gewünschtem Geschmack.

Das tierische Fett in eine Fritteuse oder einen großen, schweren Topf geben und auf 150 °C erhitzen.

Währenddessen die Kartoffelscheiben durch ein Sieb abschütten und mehrmals gründlich abspülen. Die Scheiben in einer einzelnen Schicht auf einem Abkühlgitter oder einem Geschirrtuch ausbreiten, damit die Feuchtigkeit entweichen kann. Falls nötig, mit einem Tuch nachtupfen. Die Kartoffelscheiben sollten so trocken wie möglich sein, damit es beim Frittieren nicht spritzt.

Sobald das Fett auf 150 °C erhitzt ist und die Kartoffelscheiben einigermaßen trocken sind, diese portionsweise 5 bis 7 Minuten frittieren, bis die gewünschte Knusprigkeit erreicht ist. Wichtig: Da sie weniger Kohlenhydrate enthalten, werden sie nicht so braun wie gewöhnliche Kartoffelchips.

Die Chips auf einem Kuchengitter, Back- oder Küchenpapier ausbreiten, sofort mit Salz bestreuen und etwas schwenken, damit sich das Salz verteilt. Sobald sie kalt sind, können die Chips gegessen werden; sie lassen sich aber auch in einem luftdichten Behälter bei Zimmertemperatur bis zu einer Woche aufbewahren.

Pommes-Zutaten:

½ Tasse Meersalz plus einige Prisen zum Würzen
knapp 1,5 kg (Süß-)Kartoffeln
knapp 2 l tierisches Fett (z. B. Schweineschmalz oder Rindertalg)
Omeganaise (Seite 124) oder fermentierter Ketchup (Seite 142) zum Anrichten

Benötigte Geräte:

großes Fermentiergefäß aus Glas oder Keramik
Plastikdeckel oder Tuchabdeckung (Seite 72)
Fritteuse oder großer, schwerer Kochtopf und Kochthermometer

Zubereitung:
Für die Salzlake knapp 4 Liter Wasser in ein ausreichend großes Fermentiergefäß gießen und das Salz dazugeben. So lange umrühren, bis sich das Salz aufgelöst hat, und dann die Salzlake beiseitestellen.

Eine große Schüssel mit Wasser füllen. Die Kartoffeln schälen. Sobald eine Kartoffel geschält ist, diese ins Wasser geben, damit sie nicht oxidiert, während der Rest geschält wird. Die geschälten Kartoffeln für die Pommes frites mit einem scharfen Messer erst in knapp 10 Millimeter dicke Scheiben schneiden und diese dann in 10 Millimeter dicke Streifen.

Die Kartoffelstreifen in die Salzlake geben. Das Wasser sollte mindestens 2,5 Zentimeter vom Rand entfernt enden, damit es während der Fermentierung nicht überläuft. Das Gefäß mit einem Tuch oder einem nicht fest zugeschraubten Deckel abdecken und zum Fermentieren bei Zimmertemperatur beiseitestellen. Die Fermentierung, erkennbar an aufsteigenden Bläschen, sollte nach einem oder 2 Tagen einsetzen. Ich fermentiere in der Regel 3 bis

5 Tage, je nach Temperatur (wenn es wärmer ist, dauert es weniger lange) und gewünschtem Geschmack.

Das tierische Fett in eine Fritteuse oder einen schweren Topf geben und auf 160 °C erhitzen.

Währenddessen die Kartoffelstreifen durch ein Sieb abschütten und mehrmals gründlich abspülen. Anschließend werden die Streifen nebeneinander auf einem Abkühlgitter, Küchenpapier oder einem Geschirrtuch ausgebreitet, damit die Feuchtigkeit entweichen kann. Falls nötig, mit einem Tuch nachtupfen. Die Kartoffelstreifen sollten so trocken wie möglich sein, damit es beim Frittieren nicht spritzt.

Die besten Pommes werden zweimal frittiert. Beim ersten Mal garen die Kartoffeln, beim zweiten Mal werden sie außen knusprig. Sobald das Fett auf 160 °C erhitzt ist und die Kartoffelstreifen einigermaßen trocken sind, diese portionsweise 5 Minuten frittieren. Die Pommes danach zum Abkühlen auf Back- oder Küchenpapier ausbreiten. Vor dem nächsten Schritt sollten die Pommes unbedingt vollständig ausgekühlt sein, denn der Abkühlprozess leitet mehrere chemische Reaktionen und physikalische Vorgänge ein, durch die ein knusprigeres und geschmackvolleres Ergebnis erzielt wird.

Wenn die Pommes vollständig abgekühlt sind, kann man sie entweder bei 190 °C zu Ende frittieren (siehe unten) und servieren oder zur Aufbewahrung einfrieren. Zum Einfrieren verteilt man die Pommes auf einem Backblech mit Rand, sodass sie einzeln gefrieren können. Die gefrorenen Pommes kommen in einen wiederverwertbaren Beutel oder einen anderen Behälter. So lassen sich die Pommes dann je nach Bedarf herausnehmen und zum Fertigbacken direkt in die Fritteuse geben.

Für das abschließende Frittieren das Fett auf 190 °C erhitzen. Die Kartoffelstreifen portionsweise 3 bis 5 Minuten frittieren, bis die gewünschte Knusprigkeit erreicht ist. Wichtig: Da sie weniger

Kohlenhydrate enthalten, werden sie nicht so braun wie gewöhnliche Pommes frites.

Die Pommes auf Back- oder Küchenpapier legen, sofort mit Salz bestreuen und etwas schwenken, damit es sich verteilt. Noch warm verzehren, je nach Belieben auch mit Mayo oder Ketchup.

KAPITEL 3

Tiere: Mehr Tier, weniger Fleisch

Vierzig Grad unter null. Über die Kämme der nahen Berge heulte der Polarwind wie eine Todesfee, peitschte über die weite Ebene der nordmongolischen Steppe und zwickte mein Gesicht mit seinen Eisfingern. Die Kälte war ein lebendiges Wesen, das sich durch meine Haut allmählich in meine Knochen vorarbeitete. In nur 15 Metern Entfernung erhoben sich anheimelnde Rauchschwaden aus der Spitze eines Gers – den meisten von Ihnen vielleicht besser bekannt als Jurte, also ein transportables Rundzelt. Es sah ungeheuer warm und verlockend aus und war das Heim des mongolischen Hirten, der vor mir kauerte. Unter seinen fleißigen Händen stieg Dampf aus dem Kadaver eines Yaks auf, das er soeben mit einem einzigen Schlag seines Vorschlaghammers erlegt hatte. Wie ein Stein war das riesige Tier zu Boden gefallen. Sobald das Yak auf der frostigen Erde aufgeschlagen war, ließ der Hirte seinen Hammer sinken, nahm sein Messer und durchtrennte die Halsschlagader. In der mongolischen Steppe wird nichts vergeudet – schon gar nicht das Blut eines Yaks. Der Hirte fing es bis zum letzten Tropfen in einem Metalltopf auf, bevor das Herz des Tiers aufhörte zu schlagen.

Als Nächstes musste der Koloss geschlachtet werden, eine Mammutaufgabe, bei der jede Hilfe willkommen war. Dazu hatten sich zwei Nachbarn des Yak-Hirten eingefunden. Wo ich herkomme, versteht man unter Nachbar jemanden, der nicht weiter als 50 Meter entfernt wohnt, aber in der Steppe kann der nächste Nachbar ohne Weiteres 50 Kilometer weit weg sein. Auch diese beiden Männer hatten eine ziemliche Strecke zurückgelegt, um ihren Freund bei der Verarbeitung seines Yaks zu unterstützen.

Für die meisten Menschen in unserer Gesellschaft ist es zumindest irritierend, wenn nicht gar ekelerregend und verstörend, dem Schlachten eines Tieres beizuwohnen. Ich finde es faszinierend. Warum? Weil es ein authentischer Einblick in die Ernährungsweise und Kultur einer Gesellschaft ist. Sichtweisen und Werte bestimmen, welche Teile eines Tieres verzehrt werden und wer sie verzehrt. Und davon hängt wiederum ab, wie das Tier geschlachtet wird. In der eisigen Steppe erlebte ich nun mir völlig unbekannte Schlachtmethoden. Zunächst war ich verwirrt, doch dann begriff ich, dass für diese Menschen ganz andere Teile des Tieres wertvoll waren als in unserer westlichen Esskultur.

Bis auf Milz und Gallenblase, die an die Hunde verfüttert wurden, kam nichts in den Abfall. Wie Chirurgen entfernten die Hirten mit geschickten Händen Leber, Herz, Nieren und Lunge. Die Gedärme würden als Hülle für eine Wurst aus getrocknetem Rohfleisch dienen, die später, vom aufsteigenden Rauch umweht, am Dach des Gers hängen sollte. Und der gereinigte Magen würde mit Yak-Butter gefüllt, um darin monatelang zu fermentieren.

Nachdem Blut und Organe entfernt worden waren, nahmen sich die Hirten das Fleisch vor. Dabei gab es weder Edelteile noch Feinzerlegung oder sonstige Fleischzuschnitte. Das Fleisch wurde gar nicht vom Knochen entfernt. Alles – und ich meine wirklich alles – wurde zu faustgroßen Brocken zerhackt, sodass jeder davon Fleisch, Knorpel, Mark und Fett enthielt. Aus dem Yak war ein Haufen nicht mehr unterscheidbarer Stücke geworden. Die Mongolen räumten den nährstoffreichsten Teilen des Tieres – den Organen, dem Blut, dem Fett und anderem Schlachtabfall – eindeutig Priorität ein. Das

Fleisch interessierte sie kaum. Sie trafen also eine ganz andere Wahl als ein typischer Metzger bei uns sie für seine Kundschaft treffen würde – und hatten damit in puncto Abfallvermeidung und Ganztiernutzung den Stein der Weisen gefunden.

Warum ich Ihnen dieses Erlebnis erzähle? Weil es Kernpunkte der komplizierten und nicht selten ethisch aufgeheizten Debatte darüber aufgreift, wie wir in unserer westlichen Kultur Fleisch konsumieren. Denn wie unser Verhältnis zu Pflanzen, so müssen wir auch unser Verhältnis zu Tieren überdenken. Die meisten von uns glauben, sie tun sich was Gutes, wenn sie in den Supermarkt gehen und dort ein Schweinefilet, Hähnchenbrust oder ein Clubsteak kaufen. Schließlich handelt es sich ja um magere Fleischstücke mit reichlich Protein. Das ist auch keine Fehlinformation. Dieses Fleisch ist tatsächlich fettarm und proteinreich. Aber zur ganzen Geschichte gehört, dass wir uns ein Beispiel an unseren Vorfahren nehmen sollten, und das heißt: weniger Fleisch und mehr Tier essen.

Indem wir uns nur auf das Fleisch konzentrieren – insbesondere auf mageres Fleisch –, haben wir nahrhafte, hochwertige tierische Fette, Organe und anderen Schlachtabfall aus unserer Ernährung verbannt. Dabei sind das die nährstoffreichsten Nahrungsmittel auf diesem Planeten, und unser Körper kann sie bestens verwerten. Es lohnt sich, hier innezuhalten und einmal genauer auf das Wort zu schauen, das viele Menschen schaudern lässt: *Schlachtabfall.* Allein das Wort Abfall flößt nicht gerade Vertrauen ein, dabei handelt es sich genau genommen nur um die Teile, die beim Schlachtprozess wortwörtlich abfallen, also Blut, innere Organe, Bindegewebe, Gedärme, Haut und so weiter. Ob Kalbsbries (Pankreas oder Thymus), Schweinsfüße, Kutteln (Magenschleimhaut) oder Gekröse (Darmaufhängung), alles fällt in die Kategorie Schlachtabfall. Der Begriff hat also etwas Chamäleonhaftes, denn in verschiedenen Kulturen mit jeweils anderen Essgewohnheiten kann Schlachtabfall ganz unterschiedlich verstanden werden. In der westlichen Kultur sind damit in der Regel die Teile des Tieres gemeint, die sich angeblich nicht zum Verzehr eignen, und somit ziemlich alles, was kein Fleisch ist und deshalb immer seltener auf unseren Tellern landet. Ich verwende den Begriff Schlachtabfall gemäß seiner linguistischen Wurzeln für Organe, Blut, Knochen, Haut und andere Nebenprodukte des Schlachtprozesses, obwohl es sich im Grunde um wertvolle Nahrungsmittel handelt.

Nach unserer heutigen Definition ist Rinderleber – auf westlichen Tellern nicht gänzlich unbekannt – Schlachtabfall; und ein Vergleich mit dem sehr viel beliebteren Rinderhack liefert aufschlussreiche Ergebnisse: Eine 100-Gramm-Portion rohe Rinderleber enthält 4,9 Milligramm (mg) Eisen, 313 mg Kalium, 9,8 mg Kupfer, 59 Mikrogramm (µg) Vitamin B_{12} sowie gigantische 16 899 Internationale Einheiten (IE) von Vitamin A (weshalb der Verzehr von zu viel Leber eine Vitamin-A-Vergiftung auslösen kann). Die gleiche Menge Rinderhack enthält 2 mg Eisen, 175 mg Kalium, 0,1 mg Kupfer, 2 µg Vitamin B_{12} und überhaupt kein Vitamin A. Beide liefern in etwa die gleiche Menge an Protein – 20,4 g die Leber, 19,4 g das Rinderhack –, wobei die Leber kalorienärmer (135 kcal gegenüber 192 kcal) und fettärmer (3,6 g gegenüber 12,7 g) ist. Wenn wir Leber essen, kann unser Körper zudem problemlos fast den gesamten in ihr enthaltenen Nährwert absorbieren und nutzen. Fleisch hingegen enthält weniger Nährstoffe und erfordert eine Verarbeitung (Kochen), damit diese Nährstoffe vollständig bioverfügbar werden.

Trotz ihrer unbestreitbar positiven Eigenschaften fristet die Leber inzwischen ein Nischendasein in unserem kulinarischen Alltag. Mit Zwiebeln erstickt (und nicht selten verkocht) wird sie meist nur als Tellergericht serviert. Und sie leidet unter dem verbreiteten Irrglauben, sie speichere Giftstoffe, weshalb ihr Verzehr gefährlich sei. Dabei baut sie in Wirklichkeit Giftstoffe ab und filtert sie. Ebenso wie andere Innereien hat Leber also ein Marketing- und Wahrnehmungsproblem. Das ist hauptsächlich auf unser derzeitiges Nahrungsmittelsystem zurückzuführen, das dem Fleisch Vorrang gibt und die nährstoffreicheren Teile eines Tieres verkommen lässt. In den Vereinigten Staaten essen wir schätzungsweise 55 Prozent vom Schwein und 50 Prozent von der Kuh, jeweils bezogen auf das Gewicht. Was am Ende in den Packungen im Supermarkt landet, entspricht somit nur der Hälfte des Tieres. Die andere Hälfte landet entweder im Müll oder wird in anderen Produkten verwertet. Doch wenn wir von dem Tier nichts außer dem Fleisch essen, bringen wir uns um seine nährstoffreichsten Teile.

Diese Überbewertung von Fleisch hat unsere Vorstellung davon verfälscht, was eine gesunde Ernährung hinsichtlich tierischer Proteine ausmacht. Wir haben eine Todesangst vor Fett. Dabei hat gerade hochwertiges tierisches Fett dazu beigetragen, unsere einschneidenden evolutionären Fortschritte als Menschen buchstäblich zu befeuern. Der Mensch begann mit dem Verzehr von Fleisch, indem er sich an toten Tieren bediente, deren Eingeweide (Viszera) – Organe, Blut und Fett – bereits von Beutegreifern gefressen worden waren. Wir brauchten weitere 1,5 Millionen Jahre, um die Technologie zum Jagen zu entwickeln, und erst dann, als wir als Erste an einer Beute waren und regelmäßig die nährstoffreichsten Teile zu essen bekamen, begannen unser Gehirn und unser Körper exponentiell zu wachsen. Nicht das übrig gebliebene Fleisch hat das bewerkstelligt, sondern die reichhaltigen, nahrhaften Organe, Fette und anderen Innereien, also jene Teile, die heutzutage ausgemustert, größtenteils als eklig angesehen und in manchen Fällen sogar verboten werden. Mit dieser modernen Herangehensweise an Fleisch haben wir ironischerweise einen Riesenschritt rückwärts getan. Nachdem unsere Vorfahren so hart daran gearbeitet haben, den ersten Zugriff auf ein noch intaktes Tier zu bekommen, gehen wir heute den entgegengesetzten Weg und essen die weniger nahrhaften Teile und lassen den Rest links liegen.

Was ist passiert? Eine Reihe von Faktoren hat dazu geführt, aber blicken wir zuerst ein wenig zurück, und zwar ins Jahr 1869. In diesem Jahr wurde in den USA die First Transcontinental Railroad fertiggestellt. Diese bedeutsame Errungenschaft ermöglichte es uns, lebende Tiere zum Schlachten quer durchs Land zu befördern. Aber diese Tiere nahmen viel Platz ein, sie mussten unterwegs gefüttert werden und verloren während der anstrengenden Reise oft an Gewicht oder starben sogar. Also dachten wir uns neue Kühlungstechniken aus, sodass wir sehr viel effizienter, ökonomischer und gefahrloser schlachten und das Fleisch (!) dann von einigen zentralen Orten wie Chicago, Omaha und Kansas City aus verschicken konnten. Da Innereien und andere Schlachtabfälle eine gleichmäßigere und intensivere Kühlung benötigen als Fleisch, verschwanden diese von den Speiseplänen. Das war auch das Aus für eine Vielzahl von lokalen Schlachthöfen und Metzgern im Land. Die Berge von »Abfall« aus den Schlachthöfen – ehemals als nährstoffreiche Nahrung geschätzt – mutierten zu Produkten wie Gelatine, Schmieröl und Dünger. Und so verlagerte sich die US-amerikanische Ernährungsweise hin zu Fleisch und weg von Innereien, und wir begannen damit, nur noch die Hälfte des Tieres zu essen. Diese aus rein ökonomischen Erwägungen heraus getroffenen Entscheidungen haben also zu der verbreiteten Gewohnheit geführt, ausschließlich das Fleisch von ausgesuchten Teilen eines Tieres zu verzehren, das wiederum von jemand anderem geschlachtet, zerlegt, verpackt und befördert wurde. Der Durchschnittsamerikaner kommt in diesem Ablauf nur noch als Endverbraucher vor; meist kennt der nicht einmal mehr den Metzger persönlich.

Offensichtlich hat die Mittelschicht den geringsten physischen und psychischen Zugang zu Innereien. Wenn rohe Innereien überhaupt verfügbar sind, dann sind sie extrem preiswert – in einem normalen US-amerikanischen Supermarkt kostet ein Pfund Leber umgerechnet rund 2,20 Euro gegenüber knapp 9 Euro für ein Clubsteak – und ist deshalb eher in einkommensschwachen Haushalten anzutreffen. Heute werden Innereien zwar in einigen der edelsten (und teuersten) Restaurants der Welt als Gourmetkost serviert, aber der durchschnittliche Mittelklassekonsument macht einen Bogen um sie. Und obwohl Innereien rund um den Globus in Gerichten vorkommen (zum Beispiel Steak and Kidney Pie in England und Hirn-Curry in Indonesien), werden Organe, Fett und andere Schlachtabfälle heute nur in traditionsverhafteten Kulturen geschätzt, unter anderem bei den in Skandinavien lebenden Samen, den Inuit in Kanada und Grönland sowie den mongolischen Yak-Hirten. Der Durchschnittsamerikaner hätte, wenn man ihn mit einem ganzen Tier konfrontierte, nicht die leiseste Ahnung, was er damit anstellen sollte. Wie in so vielen anderen Aspekten unserer Esskultur haben wir den Bezug zu den entsprechenden Fertigkeiten und Abläufen verloren, die unsere Urgroßeltern, in manchen Fällen auch Großeltern noch beherrschten und regelmäßig anwandten.

Wie aber wollen wir unser verzerrtes Verhältnis zu Tieren als Proteinlieferanten geraderücken? Wie so häufig, wenn es um unsere Ernährung geht, müssen wir unsere Wahrnehmung und unsere innere Haltung verändern. Ähnlich wie bei der Neuausrichtung unseres Verhältnisses zu Pflanzen, als wir wieder einen unmittelbaren Kontakt zu ihnen als Nahrungslieferant hergestellt und dann die Technologie und Verarbeitungsmethoden erlernt haben, um sie unbedenklich, nährstoffreich und bioverfügbar zu machen, können wir damit anfangen, dass wir zu dem nachhaltigeren, ethischeren und gesünderen Ansatz zurückkehren, mehr Tier und weniger Fleisch zu essen. Als moderne Jäger und Sammler können wir Wildpflanzen ausfindig machen, einen Garten anlegen und uns Gemüse von lokalen Märkten oder Erzeugern besorgen. Beim Fleisch können wir es genauso machen: jagen, Fallen stellen oder angeln, um unmittelbar an die Tiere zu gelangen, oder wir kaufen das Fleisch samt Schlachtabfall beim Metzger oder Bauern in unserer Nähe. Und so, wie wir Technologien wie die Fermentierung nutzen, um Pflanzen essbar und verwertbar zu machen, können wir die Fertigkeit der Ganztierverwertung erlernen und alles am Tier so nutzen, dass unser Gaumen am Ende nicht nur befriedigt, sondern auch begeistert und unser Körper – wie unsere Seele – gesättigt ist. Bevor Sie jetzt rufen: »Auf keinen Fall, ich kann doch kein Tier schlachten!«, und dieses Buch zuklappen, seien Sie versichert: Doch, das können Sie, und zwar ohne viel Federlesens direkt auf Ihrer Küchentheke. Dazu mehr in Kürze.

Zunächst aber noch ein paar Worte zum Thema Jagen. Mir ist schon klar, dass manche Menschen sich einfach nicht überwinden können, ein Tier zu töten. Und selbst wenn sie es könnten: Wozu sich die Mühe machen? Unser Nahrungsmittelsystem macht ihnen die Entscheidung leicht. Wenn wir im Supermarkt ein in Plastik verpacktes Schweinefilet kaufen und es dann auf dem Holzkohlegrill braten, ist das eine anonyme, unblutige Transaktion. Die meisten Leute sehen darin den großen Vorteil. Ich sehe das anders. Ich möchte behaupten, sich von dem Prozess zu distanzieren – also nicht zu wissen, wie ein Tier aufgezogen, behandelt, gefüttert und getötet wurde – ist zutiefst unethisch und hält ein System aufrecht, das unsere Nahrung produzierenden Tiere abscheulich behandelt und hochgradig gefährdet. Nur weil wir uns praktisch von den Dingen abschirmen, mit denen wir nichts zu tun haben wollen, heißt das noch lange nicht, dass sie nicht stattfinden und dass wir nicht dafür verantwortlich sind. Sie laufen nur ohne unsere direkte Beteiligung weiter – und mangels unserer wachsamen Kontrolle sind schlimme Zustände und Praktiken möglich.

Obwohl wir dieses System akzeptieren und unterstützen, fühlen wir uns nicht verantwortlich für Leben und Tod eines Tieres, das uns mit Nahrung versorgt. Ich sage das nicht, um irgendjemanden zu beschuldigen oder als gewissenlos hinzustellen. Ich möchte uns alle lediglich dazu ermuntern, über das ethische Gebot nachzudenken, dem, was wir essen, wieder ein Gesicht zu geben und die Distanz zwischen uns und unserer Nahrung aufzuheben. Jagen ist der direkteste Weg, das zu tun. Seit mein Vater mir das Jagen beibrachte, hatte ich nie Freude am Töten eines Tieres, ob es nun ein Eichhörnchen war, eine Gans oder ein Hirsch. Was mir allerdings sehr, sehr wichtig ist, sind das Wissen um eine persönliche Verbindung zu dem Tier, die Tatsache, dass ich es so schnell, schmerzlos und respektvoll wie möglich getötet habe, mein Bestreben, nichts davon zu vergeuden, und das Bewusstsein, dass es umsichtig geschlachtet und verarbeitet wird. Mein Wissen habe ich inzwischen an meinen Sohn Billy weitergegeben, und es macht große Freude zu sehen, dass er nicht nur ein talentierter Jäger ist, sondern auch die nachfolgenden Aufgaben umsichtig erledigt: das Ausnehmen, das Zerlegen und die Zubereitung. Wenn ich seine Behutsamkeit im Umgang mit einem von ihm getöteten Tier erlebe, spüre ich, dass er begriffen hat, warum man das Beste aus allen Teilen dieses Tieres machen sollte, und dass er das Jagen aus diesem Blickwinkel heraus angeht. Mir ist bewusst, dass die meisten Menschen nicht mit einem sachkundigen, liebevollen Mentor aufwachsen, der sie alles lehrt, um zu einem verantwortungsvollen Jäger heranzureifen. Doch das Konzept der direkten Nahrungsmittelbeschaffung spricht sich allmählich herum, und damit nehmen auch die Möglichkeiten zu, das Jagen und Zerlegen von Wild zu erlernen.

Sollte das Jagen partout nicht Ihr Ding sein, wäre der zweitbeste Schritt, sich vor Ort einen Landwirt oder Züchter zu suchen. Bringen Sie in Erfahrung, wie er seine Tiere versorgt und wie sie untergebracht sind. Viele Erzeuger bieten ihre Produkte im Rahmen der solidarischen Landwirtschaft an.[9] Werden Sie Mitglied, dann kön-

9 solidarische-landwirtschaft.org

nen Sie sicher sein, dass das Fleisch nach ethischen Grundsätzen lokal gezüchtet und verarbeitet wurde. Damit geben Sie Ihren Nahrungsmitteln tatsächlich ein Gesicht und sind enger mit ihren Ursprüngen verbunden. Falls Sie keinen Bauernhof in der Nähe haben, suchen Sie sich einen Handwerksmetzger. Da bekommt man eher Innereien wie Leber, Herz und Nieren zu kaufen.

Nach den Jagdausflügen mit meinem Dad dachte ich, ich wüsste alles, was es zum Thema Schlachten und Verarbeiten eines Tieres zu wissen gibt, um meine Familie und mich vernünftig zu ernähren. Dabei habe ich erst vor relativ kurzer Zeit von der Ganztiernutzung erfahren. Jahrzehntelang hatte ich das Fleisch behalten und fast alles andere weggeworfen. Erst während einer Reise nach Kalabrien in Italien hatte ich Gelegenheit zu lernen, wie ich in die Praxis umsetzen konnte, was ich in der mongolischen Steppe miterlebt hatte: alles am Tier zu nutzen. Am Italian Culinary Institute besuchte ich einen einwöchigen Kurs über traditionelle italienische Wurstwaren. Unter der Anleitung des Meisterkochs John kreierte ich mithilfe traditioneller Technologien wie Fermentieren und Räuchern sowie verschiedener innovativer Methoden eine Reihe köstlicher Speisen.

Bemerkenswert war, dass der Kurs nicht etwa in einem Unterrichtsraum begann, sondern auf einem Bauernhof in Casellone, wo die kalabrischen schwarzen Schweine in Freilandhaltung gezüchtet werden und hochwertiges Futter bekommen, wozu auch lokal angebaute Oliven gehören. Nachdem wir uns mit dem Bauern unterhalten und seinen Hof besichtigt hatten, bat er uns zwei Schweine auszuwählen, die dann für unseren Kurs geschlachtet wurden. Diese Erfahrung gab dem, was wir dort taten, einen besonderen Grad an Verantwortung und Bedeutung. Am Spätnachmittag trafen die Schweine enthaart, ausgenommen und halbiert ein. Alle Organe und weiterer Schlachtabfall wurden in getrennten Beuteln geliefert; nur die Gedärme waren in einem 20-Liter-Plastikeimer. Von da an leitete uns John bei der Verwertung der Tiere an. Zwischen Anekdoten, Vorträgen, Vorführungen und den »kleinen Snacks«, die John beisteuerte, bereiteten wir Teile des Schweins zur Fermentierung, zum Räuchern und zur Langzeitlagerung vor. Andere Teile wie Organe, Haut, Ohren und bestimmte Fleischzuschnitte kochten und verspeisten wir an Ort und Stelle. Wir schabten und bearbeiteten die Gedärme, die wir zur Befüllung für frische und für fermentierte Würste verwenden wollten. Bis zum Ende des Kurses hatten wir verschiedene Ganzmuskelprodukte wie Pancetta oder Prosciutto haltbar gemacht. Wir stellten auch Lardo, gepökelten Schweinespeck, her. Die Knochen verwendeten wir für Bollito oder Knochenbrühe. Wir machten fermentierte und gepökelte Fleischprodukte, darunter Salami und meinen persönlichen Favoriten, 'Nduja, einen fermentierten und gepökelten würzigen Brotaufstrich aus Resten, die nicht den Standards für andere Pökelfleischprodukte entsprachen. Ein echtes Null-Abfall-Essen, das wunderbar schmeckt. Wir haben noch eine Reihe von gekochten Gerichten gemacht und dafür wirklich alles verwendet: »ausgesuchte« Stücke Fleisch in Pasta, Schweineschwarte in Braciola und allerlei Kleinkram in Presskopf. Wir hielten uns an die Tradition, aber wo es passte, waren wir auch kreativ. Am Ende der Woche füllte das, was von den beiden Schweinen noch übrig war, keine mittelgroße Schüssel mehr. Mithilfe traditioneller Lebensmittelverfahrenstechniken hatten wir die beiden Schweine in ebenso nährstoffreiche wie schmackhafte Nahrung verwandelt, eine Nahrung, die jeden unserer Sinne ansprach und mit der wir uns eng verbunden fühlten.

Diese Erfahrung war der Ganztieransatz par excellence. Natürlich können wir nicht alle mal eben für eine Woche nach Italien düsen, um von einem Meister seines Fachs zu lernen. Wie also lässt sich der Ganztierethos in der eigenen Küche und für den eigenen

Speiseplan umsetzen? Wie bei den meisten Vorhaben im Leben sind kleine Schritte der beste Anfang. Sie können an Zerlege-Workshops teilnehmen, auch online. Ich selbst habe welche entwickelt; Sie müssen nur Ihren Computer einschalten. Oder Sie fangen mit einem ganzen Huhn an, das Sie im Laden kaufen und dann zu Hause selber zerlegen. Wenn Sie das Huhn gemeistert haben, kaufen Sie sich beim Metzger eine Schweineschulter, zerlegen sie und verwerten dann alle Teile. Ja, das können Sie alles auf Ihrer Küchentheke machen! An diesem Punkt im Schlachtablauf fließt nur sehr wenig Blut, da fast alles beim Schlachten entfernt wurde. Versuchen Sie sich an meinem Wildgemüse, geröstetem Knochenmark und Sauerteig (Seite 57). Lernen Sie, Nieren zuzubereiten. Machen Sie aus den Knochen Knochenbrühe, aus den Organen Pasteten, aus der Schwarte Chicharrones und aus den Fleischresten Rillettes. Das übrig gebliebene Fett können Sie zum täglichen Kochen verwenden. Mit zunehmendem Geschick beginnen Sie, Fleisch zu pökeln beziehungsweise zu räuchern. Machen Sie Ihren eigenen Speck – das ist sehr viel einfacher und wirtschaftlicher, als Sie denken –, machen Sie Hot Dogs und Salami. Laden Sie Nachbarn ein, um gemeinsam ein halbes Schwein zu zerlegen und jedes einzelne Teil zu verarbeiten. Finden Sie wieder einen Bezug zu Ihrer Nahrung, lernen Sie, trauen Sie sich was, haben Sie Freude daran, schaffen Sie Veränderung – und führen Sie Ihrem Körper dabei das nahrhafteste Essen auf diesem Planeten zu.

TIPPS UND REZEPTE

Schneidebretter mit Farbkodierung

Um Kreuzkontaminierungen von Aromen und Pathogenen zu vermeiden, werden in professionellen Küchen häufig farbkodierte

Schneidebretter benutzt: rot für rohes Fleisch, grün für Gemüse, braun für gegartes Fleisch, gelb für Geflügel, weiß für Brot und blau für Fisch und Meeresfrüchte. Das ist auch eine gute Idee für Ihre Küche zu Hause. In unserer Küche haben wir farbkodierte Schneidebretter für rohes Fleisch, für Knoblauch und Zwiebeln, für alle übrigen Gemüse und für Sauerteigbrot.

Fleischzerlegung zu Hause

Ganze Tiere oder große Tierteile selbst anzugehen ist nicht so schwierig, wie Sie vielleicht denken. Wenn Sie einen guten Metzger in der Nähe haben, wunderbar, aber selbst wenn das nicht der Fall sein sollte, finden Sie ganze Hühner auf Bauernmärkten, in den meisten Supermärkten und auch bei Großhandelsketten. Folgen Sie der unten stehenden Anleitung oder gehen Sie für entsprechende Lernprogramme auf eatlikeahuman.com.

Fettverwertung

Immer, wenn Sie Fleisch braten – Hähnchen, Steak, Speck –, bleibt Fett übrig. Die meisten von uns kratzen es einfach in den Abfalleimer, dabei sollten Sie es lieber aufheben. Das nährstoffreiche, sättigende und leckere tierische Fett kann nämlich anstelle von Öl oder Butter zum Kochen verwendet werden. Es ist sogar viel ungefährlicher für das Braten bei starker Hitze als Nuss- oder Kernöle, die sich bei hohen Temperaturen aufspalten und schädliche freie Radikale abgeben. Das tierische Fett wurde während des Kochvorgangs ausgeschmolzen und kann daher gefahrlos bei Zimmertemperatur aufbewahrt werden. Ich habe neben dem Herd mehrere Krüge stehen, einen mit Schweineschmalz, einen mit Schinkenfett und einen mit Gänseschmalz.

Einfrieren

Es ist sinnvoll, in großen Mengen zu kochen. Die meisten Teile vom Tier – Fett, Knochen und Organe – lassen sich sehr gut einfrieren. Ich habe ständig mehrere wiederverwertbare Beutel im Gefrierschrank.

» Hühnerleber: Jedes Mal, wenn ich ein Huhn zerlege, gebe ich die Leber in den Beutel. Wenn ich genug für eine Pastete zusammen habe, taue ich sie auf.

» Knochen und Karkassen (Knochengerüst): Wenn ich Fleisch verarbeite (Zerlegen, Braten, Kochen, Grillen), kommen die Knochen in die Knochentüte. Sobald ich genug zusammen habe, bereite ich eine große Menge Knochenbrühe. Man kann für die Knochen von unterschiedlichen Tieren gesonderte Tüten bereithalten oder sie alle in eine stecken. Je nachdem, welche Art von Knochenbrühe Sie machen wollen.

» Rohes Fett: Fett, das noch nicht erhitzt wurde, kann man wunderbar im Gefrierschrank aufbewahren. Wenn ich genug zusammenhabe, taue ich es auf und verarbeite es. Wie bei den Knochen können Sie Fett von unterschiedlichen Tieren entweder in verschiedenen Beuteln aufbewahren oder in demselben, je nach Bedarf.

Gemüsereste für die Knochenbrühe

Wenn ich Gemüse zubereite, sprich die Enden von Karotten, Sellerie und Zwiebeln abschneide, Karotten schäle, die Zwiebeln häute, stecke ich die Abfälle in einen wiederverwertbaren Beutel, den ich im Gefrierschrank verwahre. Bei jeder Gemüseverarbeitung wird dieser Beutel voller, und wenn ich eine Knochenbrühe machen möchte, verwende ich die Abfälle, statt neues Gemüse dafür zu verschwenden. Auf die Reste von einigen Gemüsearten wie Steckrüben, Paprika und Mitgliedern der Brassica-Familie (Brokkoli, Blumenkohl, Weiß- und Rotkohl etc.) sollten Sie aber verzichten, da sie strenge, faulige Aromen erzeugen können. Verwenden Sie auch niemals Kartoffelschalen, weil deren Giftstoffe austreten können.

Gesundes Frittieren

Frittierte Nahrung erzeugt unglaubliche Aromen und Konsistenzen. Wenn Sie bestimmte Aspekte beachten, ist sie auch gesund. So erzielen Sie die besten Ergebnisse beim Frittieren:

1. Verwenden Sie zum Frittieren nur gesättigte Fette wie Schmalz und Talg. Vermeiden Sie Gemüse-, Nuss- und Kernöle.
2. Manche Fritteusen sind speziell auf das Frittieren mit tierischem Fett ausgerichtet, aber es geht auch mit anderen Fritteusen, sofern Sie das Fett vor dem Einfüllen auslassen.
3. Falls Sie keine Fritteuse besitzen, nehmen Sie einen großen, schweren Topf, füllen Sie ihn maximal bis zur Hälfte mit Fett und klemmen Sie ein Kochthermometer an die Seite, sodass Sie die Temperatur im Auge behalten.
4. Die meisten Produkte wie Backhähnchen gelingen sehr gut bei 175 °C. Einige aber brauchen andere Temperaturen und Verfahrensweisen. Mit den folgenden Leitlinien erzielen Sie optimale Resultate:

Kartoffel- und Tortilla-Chips: Bei 150 °C frittieren. So können die Chips dehydrieren, bevor sie braun werden, was sie knuspriger macht. (Siehe Laktochips auf Seite 80 und Tortilla-Chips auf Seite 222.)

Pommes frites: Die besten Pommes sind die doppelt frittierten. Beim ersten Durchgang werden sie gar, beim zweiten braun und knusprig. Erst 5 Minuten bei 160 °C frittieren. Vollständig abtropfen und abkühlen lassen! Dann noch einmal 2 bis 3 Minuten bei 190 °C frittieren, bis sie braun sind. (Siehe Laktopommes auf Seite 80.)

Schweineschwarten: Bei 190 °C frittieren, bis sie aufgequollen sind. Da sie bereits dehydriert sind, können sie bei einer höheren Temperatur frittiert werden. (Siehe Schweineschwarten-Chips auf Seite 130.)

Ein unkomplizierter Ganztieransatz mit Hühnchen

Der Ganztieransatz verlangt nicht von Ihnen, dass Sie zu jagen anfangen; Sie brauchen auch nicht ein halbes Schwein nach Hause zu schleppen und auf Ihrer Küchentheke zu zerlegen (obwohl das eine bereichernde Erfahrung ist). Nein, schon mit ein bisschen Umdenken und ein paar Grundfertigkeiten können Sie etwas so Überschaubares wie ein ganzes Huhn auf ethisch vertretbarere, nachhaltigere, nahrhaftere und kostensparendere Weise in Angriff nehmen. Achten Sie darauf, dass Sie das hochwertigste Huhn kaufen, das Sie kriegen können. Damit stellen Sie sicher, dass Sie nicht nur Ihrer Familie nahrhaftes Essen vorsetzen, sondern auch noch die Bauern, Schlachthofmitarbeiter und Metzger unterstützen, die ausgezeichnete Arbeit leisten. Da Sie alle Teile des Huhns verwerten werden, verteilen sich die Kosten über mehr als eine Mahlzeit, was den Kauf insgesamt erschwinglich macht.

Schritt für Schritt ein Huhn zerlegen

1. Richten Sie Ihren Arbeitsplatz ein. Dazu gehören: ein Schneidebrett auf feuchtem Küchenpapier, damit es nicht verrutscht, ein scharfes Messer (am besten ein Ausbeinmesser), eine kleine Schüssel für die Organe, eine große Schüssel für die Knochenbrühe-Zutaten und einen großen Teller für das Fleisch (siehe Abbildung 1).

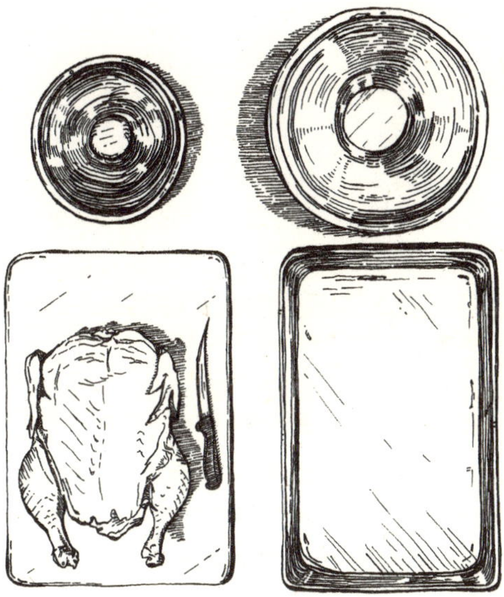

Abb. 1

2. Entfernen Sie die Innereien, falls vorhanden: Stecken Sie Ihre Hand in den Hohlraum und holen Sie Leber, Herz, Muskelmagen und Hals heraus (siehe Abbildung 2). Legen Sie die Organe, die Sie für eine gesonderte Zubereitung aufheben wollen, wie Leber und Herz, in die kleine Schüssel. Alles andere kommt in die Schüssel für die Knochenbrühe.

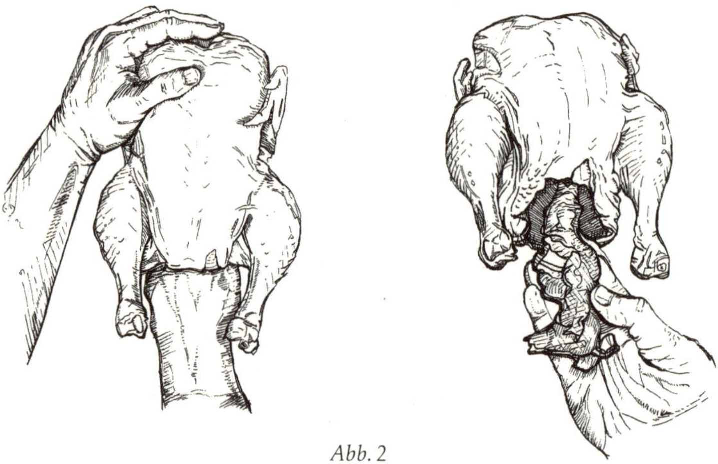

Abb. 2

3. Entfernen Sie die Beine: Legen Sie das Messer so innen an ein Bein an, dass die Klinge parallel zum Körper verläuft. Schneiden Sie durch die Haut und lösen Sie mit dem Messer immer nah am Körper vorsichtig das Bein ab, bis Sie ans Kugelgelenk gelangen (siehe Abbildung 3a). Ziehen Sie nun mit Ihrer freien Hand das Bein vom Körper, bis die Kugel aus dem Gelenk springt. Fahren Sie weiter mit dem Messer am Körper entlang, um den Rest des Beins zu entfernen (siehe Abbildung 3b). Machen Sie es mit dem anderen Bein genauso. Legen Sie die Beine auf den Teller.

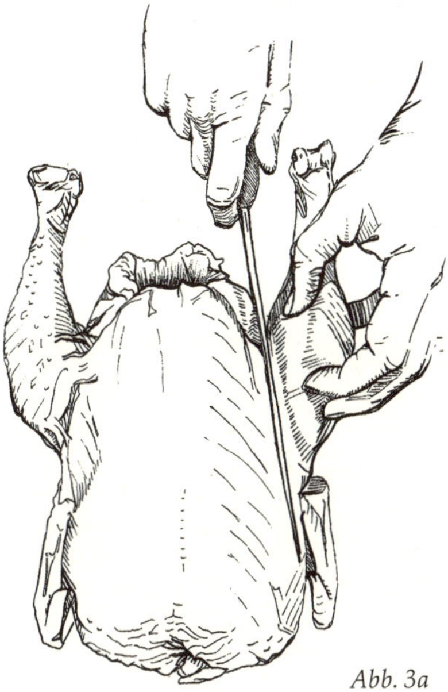

Abb. 3a

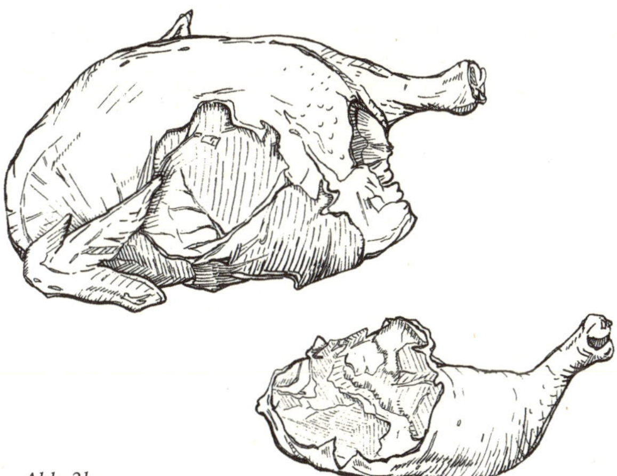

Abb. 3b

4. Entfernen Sie die Flügel: Drehen Sie das Huhn so um, dass der Rücken nach oben zeigt. Schneiden Sie, beginnend an der Unterseite des Gelenks, wo der Flügel am Körper sitzt, durch

die Haut und unter das Gelenk, bis der Flügel ab ist (siehe Abbildung 4). Achten Sie darauf, dass Sie nicht in das Brustfleisch schneiden. Machen Sie es mit dem anderen Flügel genauso. Legen Sie die Flügel auf den Teller.

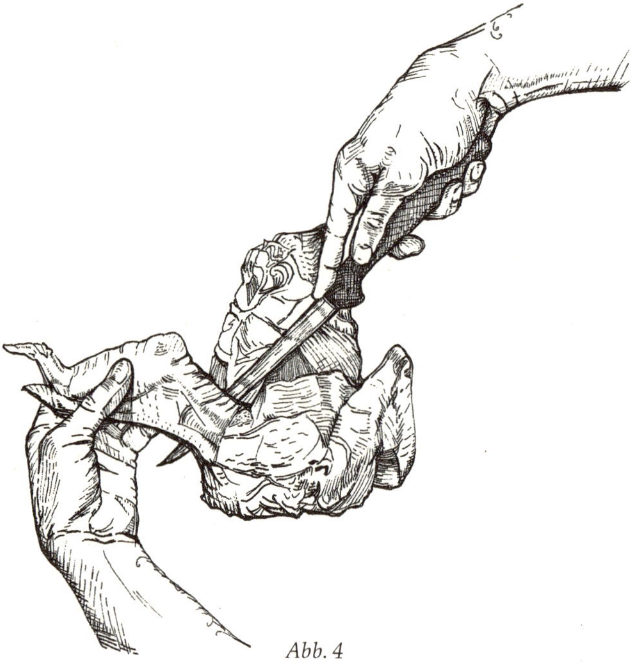

Abb. 4

5. Zerlegen Sie die Beine: Nehmen Sie das Ende eines Unterschenkels in die Hand, und schneiden Sie mit dem Messer innen am Gelenk zwischen Unter- und Oberschenkel. Biegen Sie das Gelenk etwas, um die Knochen auseinanderzubekommen. Vergewissern Sie sich, dass das Messer richtig sitzt, und schneiden Sie weiter, um Unter- und Oberschenkel zu trennen (siehe Abbildung 5a). Machen Sie es mit dem anderen Bein genauso. Legen Sie die Ober- und Unterschenkel auf den

Teller. Packen Sie als Nächstes einen der Flügel an seinem Ende und setzen Sie innen am Gelenk einen Schnitt zwischen Oberflügel und Unterflügel. Biegen Sie das Gelenk, um die Knochen zu trennen. Vergewissern Sie sich, dass das Messer richtig sitzt, und schneiden Sie weiter (siehe Abbildung 5b). Verfahren Sie genauso zur Trennung von Unterflügel und Flügelspitze. Machen Sie das Gleiche nun mit dem anderen Flügel. Legen Sie die Flügelspitzen für die Knochenbrühe in die große Schüssel und die übrigen Flügelstücke auf den Teller.

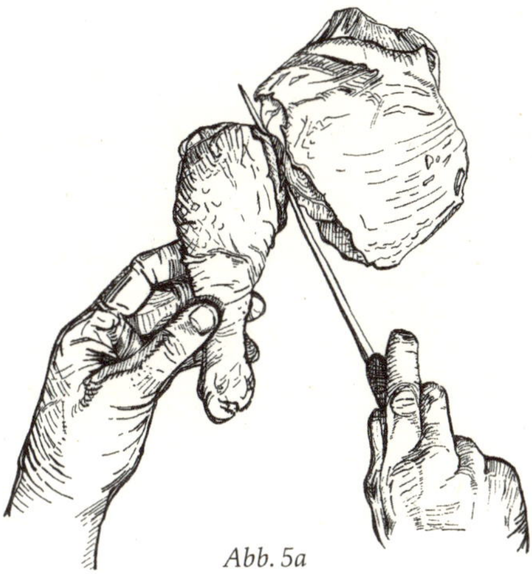

Abb. 5a

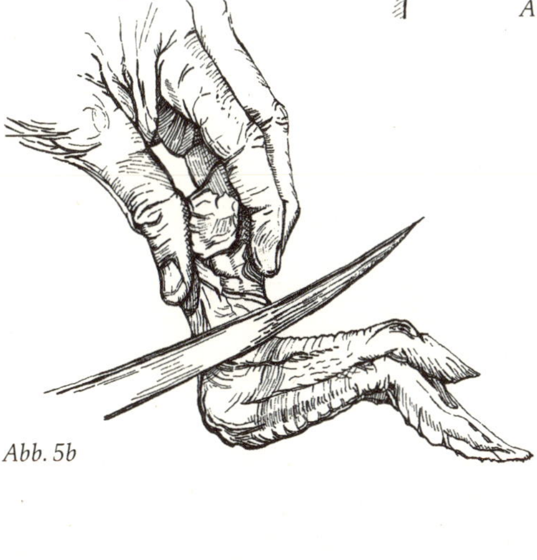

Abb. 5b

6. Entfernen Sie das Gabelbein: Legen Sie das Huhn mit der Brust nach oben; der Halsbereich sollte Ihnen zugewandt sein. Ertasten Sie mit den Fingern das Gabelbein. Es befindet sich vorn in der Brust unter einer nur dünnen Fleischschicht. Halten Sie das Messer senkrecht und schneiden Sie an der Rückseite des Gabelbeins entlang, um es aus der Brust zu lösen (siehe Abbildung 6a). Es sollte ein flacher Schnitt sein, der nur bis zum unteren Ende des Gabelbeins reicht. Ertasten Sie die Mitte des Gabelbeins und ziehen Sie es zu sich heran (siehe Abbildung 6b). Lösen Sie den Knochen mit dem Messer an beiden Enden ab. Legen Sie das Gabelbein in die große Schüssel.

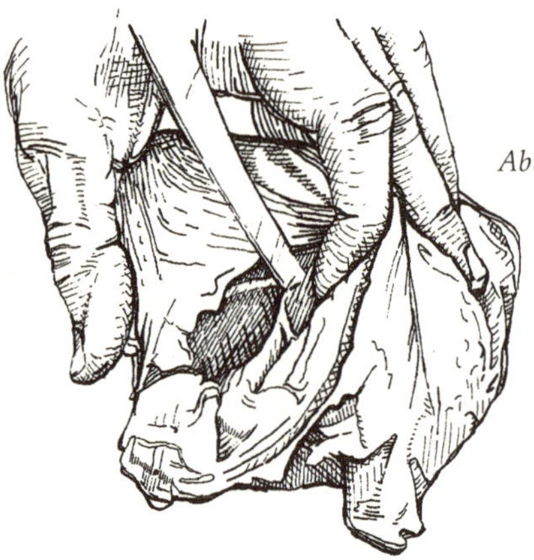

Abb. 6a

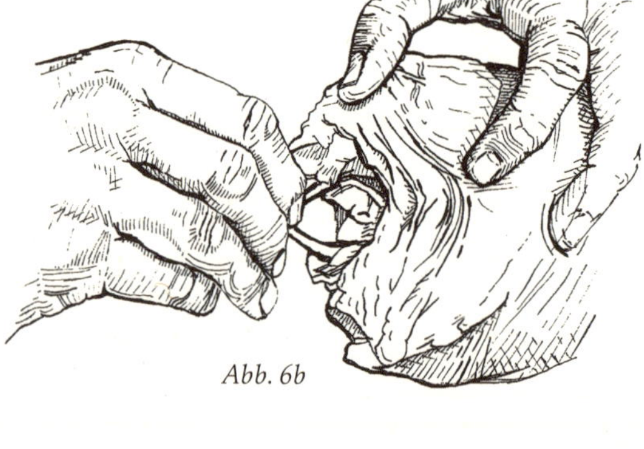

Abb. 6b

7. Entfernen Sie die Brusthälften und trennen Sie die Innenfilets vom Brustfleisch: Ohne die Beine, Flügel und das Gabelbein haben Sie jetzt freien Zugriff auf die Brust. Drehen Sie das Huhn herum, sodass der Halsbereich von Ihnen weg zeigt. Ertasten Sie das Brustbein. Es ist ein knochiger Steg, der längs zwischen den Brusthälften verläuft. Setzen Sie mit dem Messer auf beiden Seiten des Knochens einen geraden Schnitt. Schneiden Sie so weit hinunter, bis das Messer auf die Rippen stößt (siehe Abbildung 7a). Drehen Sie Ihr Messer um 90 Grad und schneiden Sie weiter an den Rippen entlang, um die Brusthälften nacheinander herauszulösen. An der Unterseite jeder Hälfte hängt ein Fleischlappen (siehe Abbildung 7b). Das sind die Innenfilets, und wenn Sie wollen,

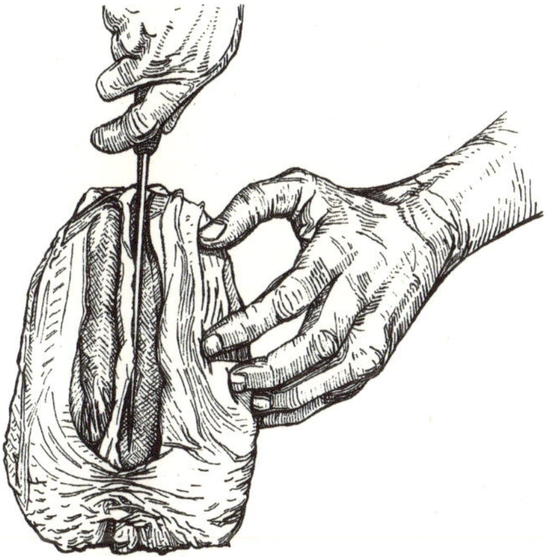

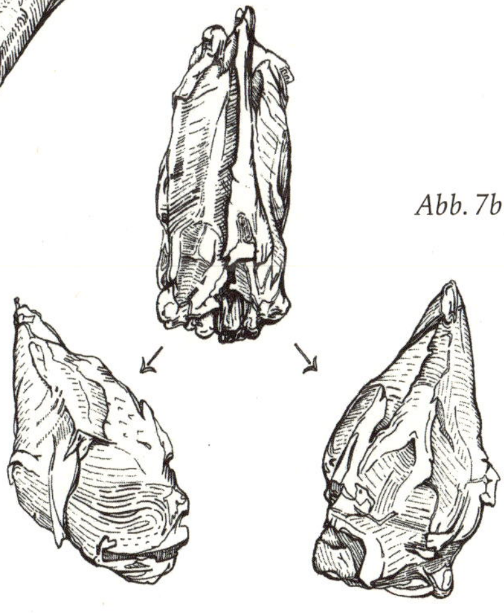

Abb. 7b

Abb. 7a

können Sie die von der Brust abziehen (siehe Abbildung 7c). Legen Sie Brust und Innenfilets (siehe Abbildung 7d) auf den Teller und die Karkasse in die große Schüssel (siehe Abbildung 7e).

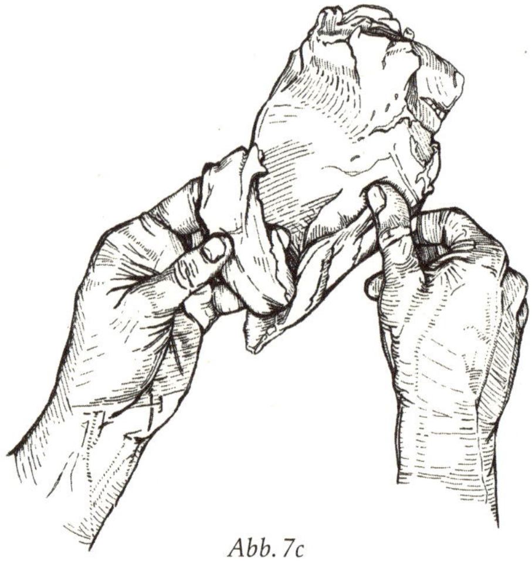

Abb. 7c

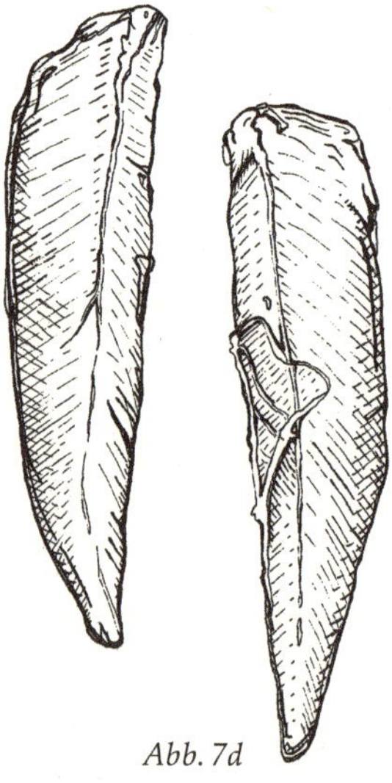

Abb. 7d

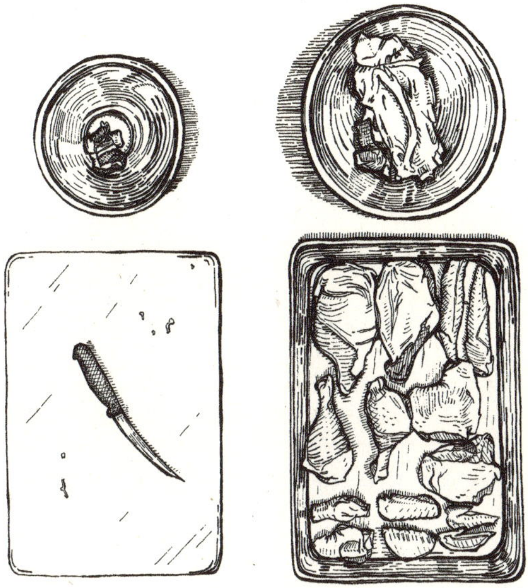

Abb. 7e

Im Folgenden gebe ich Ihnen einige Rezepte, mit denen Sie alle Teile des Huhns, nicht nur das pure Fleisch, optimal verwerten können. Karkasse, Hals und Flügelspitzen gehören auf jeden Fall in die Knochenbrühe. Verwenden Sie die Leber für die Hähnchenleberpastete und die Herzen für die gegrillten Hähnchenherzen mit Wildkräuter-Pesto. Die Haut wiederum passt gut zum Chicken Caesar Salad.

Trash Bone Broth

Ergibt knapp 4 Liter

Eine heiße Tasse Knochenbrühe gehört wohl zum Nahrhaftesten und Wohltuendsten, was die Küche zu bieten hat. Mit diesem Rezept lässt sich Knochenbrühe aus all Ihren Resten von der Hühnerzerlegung einfach und vielseitig verwendbar herstellen. Im Zweifel also einfach reinwerfen. Zwar sind für die Zutaten Hühnerknochen angegeben, doch gelingt es ebenso gut mit Truthahn, Gans, Ente, Schwein, Rind und sogar Wild. Die Knochen müssen nicht roh sein, auch mit gekochten Knochenresten funktioniert's. Allerdings ergeben Knochen von Säugetieren eine besonders gute Brühe, wenn sie vorher geröstet wurden, daher röste ich normalerweise die rohen Knochen bei 200 °C im Ofen, drehe sie mehrmals um, bis sie braun sind, und werfe sie erst dann in den Topf.

Zutaten:

1 Hühnerkarkasse, roh oder geröstet, einschließlich Knochen, Knorpel, Bindegewebe, Hals, Wirbelsäule, Herz und Füße (falls vorhanden)
2 EL Apfelessig
2 bis 5 schwarze Pfefferkörner
1 Lorbeerblatt
Gemüsereste (wahlweise)

Zubereitung:

Hühnerfüße gut waschen, dann mit einem Fleischerbeil oder einer Küchenschere in Stücke schneiden, da sie so am wirksamsten ihr Kollagen freisetzen. Alle Hühnerteile in einen großen Topf geben.

Ganz mit Wasser bedecken und den Apfelessig hinzugießen. 30 bis 60 Minuten stehen lassen. Der Essig hilft dabei, wertvolle Mineralstoffe aus den Knochen in die Brühe zu leiten. Wenn Sie diesen Schritt auslassen, ist das zwar nicht dramatisch, aber das Mehr an Zeit lohnt sich allemal.

Pfefferkörner und Lorbeerblatt beigeben. Bei mittlerer Hitze zum Kochen bringen, möglicherweise aufsteigenden Schaum abschöpfen, dann zudecken und bei niedriger Hitze köcheln lassen. Ob Sie dafür 1 Stunde oder bis zu 12 Stunden aufwenden, hängt davon ab, wie aromatisch und nahrhaft Sie die Brühe haben möchten. Wenn Sie Gemüsereste hinzufügen wollen, dann bitte innerhalb der letzten Stunde. Wird das Gemüse zu lange gekocht, bekommt die Knochenbrühe eine bittere Note.

Nach dem Köcheln die Brühe durch ein feinmaschiges Sieb passieren und die festen Bestandteile wegwerfen. Die Brühe abkühlen lassen, dann in einen Krug gießen und zudecken. So bleibt sie bis zu einer Woche im Kühlschrank und bis zu 6 Monaten im Gefrierschrank haltbar.

Hähnchenleberpastete

Für 3 Auflaufförmchen à 118 ml

Pastete ist eine Art Einstieg in das Kochen mit Innereien und die vielleicht ansprechendste Art, die anfangs wenig einladenden Anblicke, Konsistenzen und strengen Gerüche von Schlachtabfällen in etwas zu verwandeln, das so köstlich aussieht, wie es schmeckt. Ich halte überhaupt nichts davon, Dinge in ein Gericht einzuschmuggeln, um zu verschleiern, was man da tatsächlich isst, denn das würde dem Ziel entgegenwirken, die Menschen ihrer Nahrung näherzubringen. Es ist alles eine Sache des richtigen Rahmens: Eine hübsch angerichtete Pastete von zarter Konsistenz, serviert mit selbst gebackenem Sauerteigbrot, sollte aber eine völlig andere Reaktion hervorrufen als ein offensiv auf einem Teller präsentiertes Organ, wie fachkundig auch immer es zubereitet sein mag.

Diese leicht zuzubereitende Pastete eignet sich ausgezeichnet dafür, die Hühnerleber, die in Ihrem Gefrierschrank lagert, zu verwerten.

Zutaten:

1 Tasse (225 g) Butter
2 Knoblauchzehen, gehackt
1 EL frischer Thymian sowie wahlweise 1 Zweig zum Garnieren
225 g Hühnerleber, gewaschen und zurechtgeschnitten
2 EL Weinbrand
Meersalz und frisch gemahlener Pfeffer
Lorbeerblatt (wahlweise)

Zubereitung:
Die Hälfte der Butter in etwa 1,5 Zentimeter große Würfel schneiden. Die Würfel im Kühlschrank kaltstellen.

Die restliche Butter in einem kleinen Topf bei schwacher Hitze zerlassen. Knoblauch und Thymian hinzufügen und 5 Minuten mitköcheln, damit die Butter das Aroma annimmt; dann den Topf vom Herd nehmen. Ein feinmaschiges Sieb auf eine kleine Schüssel setzen. Schaum, der sich möglicherweise auf der Butter gebildet hat, abschöpfen und in einen Mixer geben. Die zerlassene (geklärte) Butter samt Knoblauch und Thymian langsam durch das Sieb gießen, sodass der milchig weiße Bodensatz im Topf zurückbleibt. Diesen Bodensatz zusammen mit dem Knoblauch und dem Thymian aus dem Sieb in den Mixer geben. Einen Esslöffel von der geklärten Butter in eine Bratpfanne abschöpfen und bei mittlerer Hitze erwärmen. Wenn die Pfanne heiß ist, die Leber dazugeben und ein paar Minuten auf jeder Seite braten, bis sie innen blassrosa ist (mithilfe eines kleinen Messerstichs lässt sich das feststellen). Die Leber in den Mixer geben. Die Pfanne mit dem Weinbrand ablöschen und am Pfannenboden haftende Stücke mit einem Holzlöffel lösen. Das Ganze in den Mixer gießen.

Den Stabmixer einschalten und laufen lassen, bis alles glatt ist. Ein wenig abkühlen lassen. Die Butterwürfel aus dem Kühlschrank hinzufügen und weiterverarbeiten, bis eine glatte Masse entstanden ist. Nach Geschmack mit Salz und Pfeffer würzen. Die Pastete mit einem Spatel durch ein feinmaschiges Sieb streichen, um eine geschmeidige Konsistenz zu erreichen. Auf die Auflaufförmchen verteilen. Die Pastete sollte keine Luftblasen enthalten und die Oberfläche so glatt wie möglich sein. Mit einem feuchten Küchentuch die Seiten der Förmchen sauber wischen.

Für eine ansprechendere Präsentation kann man die Pastete mit einem Thymianzweig oder einem Lorbeerblatt garnieren. Eine dünne Schicht geklärte Butter darübergießen und im Kühlschrank abkühlen lassen, bis die Butter fest ist. Bei Zimmertemperatur servieren oder mit Plastikfolie abgedeckt bis zu einer Woche im Kühlschrank beziehungsweise für mehrere Monate im Gefrierschrank aufbewahren. Übrig gebliebene geklärte Butter lässt sich in einem Behälter mit Deckel bis zu einem Monat im Kühlschrank aufbewahren.

Gegrillte Hähnchenherzen mit Wildkräuter-Pesto

Für 4 Personen

Tierherzen sind ernährungsphysiologische Kraftpakete. Da es sich bei ihnen im Grunde um Muskeln handelt, sind sie uns in puncto Geschmack und Konsistenz vertrauter als andere Innereien und insofern ein guter Einstieg für alle, die Innereien als Nahrungsmittel erkunden wollen. Darüber hinaus sind sie sehr schmackhaft. In Ihrem Gefrierschrank können Sie, wann immer Sie ein Huhn zerlegen, das Herz in einem wiederverwertbaren Beutel aufbewahren. Wenn genügend Herzen zusammen sind, servieren Sie diese nach folgendem Rezept.

Zutaten:

225 g Hühnerherzen
Meersalz
¼ Tasse Wildkräuter-Pesto (Seite 61) oder ein anderes Pesto

Zubereitung:
Den Grill auf mittlere Hitze vorheizen.

Die Hühnerherzen auf Spieße fädeln und großzügig salzen. Von beiden Seiten grillen, bis sie durchgegart sind, insgesamt etwa 10 Minuten. Wenn sie noch warm sind, mit dem Pesto einpinseln und servieren.

Grannys Hühnchen

Für 4 Personen

Ich bin in Shrewsbury, New Jersey, aufgewachsen, nur wenige Meilen vom Strand entfernt. An Sonntagen packte meine Großmutter mütterlicherseits immer einen Picknickkorb, und am späten Nachmittag machte sich die ganze Familie dann auf zum Sandy Hook Beach, wo die Massen schon längst das Feld geräumt hatten. Da wir den Strand praktisch für uns allein hatten, konnten wir nach Herzenslust surfen, angeln, Drachen steigen lassen und uns Grannys Hühnchen schmecken lassen. Das Highlight des Picknicks. Vielleicht liegt es ja an den Erinnerungen, dass ich dieses Hühnchen bis heute am liebsten kalt esse. Hier ist eine Variante von Grannys Rezept, die es noch nahrhafter macht.

Zutaten:

- 2 Tassen Semmelbrösel aus Sauerteigbrot
- ½ Tasse geriebener Parmesan
- 1 TL Meersalz
- ½ TL Knoblauchpulver
- 1 Tasse fermentierte Butter (Seite 259), zerlassen
- 4 Hähnchenunterschenkel
- 4 Hähnchenoberschenkel

Zubereitung:

Den Ofen auf 175 °C vorheizen. Ein Backblech mit Rand etwas einfetten.

Semmelbrösel, Parmesan, Salz und Knoblauchpulver in einer flachen, breiten Schüssel gründlich vermischen. Die geschmolzene

Butter in eine andere Schüssel gießen. Die Hähnchenstücke zuerst in die geschmolzene Butter eintunken und dann in der Semmelbröselmischung wenden. Mit der Hautseite nach oben auf das Backblech legen und dann 1 Stunde braten, bis die Kerntemperatur 75 °C beträgt. Warm servieren. Sie können die Hähnchenteile aber auch abkühlen lassen, danach fest eingepackt im Kühlschrank aufbewahren und erst am nächsten Tag kalt servieren.

Frittierte Hähnchenflügel

Für 4 Personen

Ob Sie es glauben oder nicht, Hähnchenflügel können tatsächlich nahrhaft, ethisch vertretbar und sehr schmackhaft sein. Immerhin sind Oberflügel und Unterflügel Nebenprodukte bei der Zerlegung eines Huhns. Wer sie verwertet, unterstützt also die Ganztiernutzung und den Null-Abfall-Ansatz. Außerdem führt ihr Verzehr unserem Körper Nährstoffe aus Fleisch, Haut und Bindegewebe zu. Trotz dieses Potenzials sind so gut wie alle Hähnchenflügel, die man im Restaurant serviert bekommt, gesundheitsschädlich, weil sie nicht nur von Hühnern aus Massentierhaltung stammen, sondern auch in ungesunden, industriell hergestellten Nuss- oder Kernölen gebraten wurden. Erschwerend kommt noch hinzu, dass die Flügel in Dressings aus den gleichen Ölen gedippt werden.

Wenn Sie also wie bei dem folgenden Rezept alles selbst machen, ist gewährleistet, dass Sie genau wissen, was drin ist. Sie können ein hochwertiges Huhn nehmen, es in Schweineschmalz oder Rindertalg frittieren und Ihr Dressing mit Avocadoöl machen. Runden Sie diese nahrhafte Variante eines üblicherweise ungesunden Junkfoods mit selbst fermentierten Karottensticks ab.

Zutaten:

6 ganze Hähnchenflügel
2 l tierisches Fett (z. B. Schweineschmalz oder Rindertalg)
⅓ Tasse scharfe Sauce
⅓ Tasse zerlassene Butter
Beilagen: fermentierte Karottensticks (Seite 76) und Bolas Blauschimmelkäse-Dressing (Seite 122)

Zubereitung:
Den Backofen auf 175 °C vorheizen.

Ober- und Unterflügel von den Spitzen trennen. Die Spitzen für die Knochenbrühe aufheben (Seite 112). Die Ober- und Unterflügel auf ein Backblech mit Rand legen und insgesamt 45 Minuten backen; nach der Hälfte der Zeit einmal umdrehen. Die Flügel auf einem Abkühlgitter vollständig auskühlen lassen. Diese Schritte sind unerlässlich, wenn man die Flügel so knusprig und lecker wie möglich haben möchte. Die kalten Flügel können entweder gleich gegessen, vorher noch frittiert oder zur längeren Aufbewahrung eingefroren werden. Fürs Einfrieren die Flügel mit etwas Abstand auf einem Tablett ausbreiten und gründlich durchfrieren lassen, bevor sie zusammengepackt werden. So lassen sie sich später portionieren. Sie können übrigens gefroren frittiert werden.

Für den abschließenden Frittiervorgang das tierische Fett in einer Fritteuse oder einem großen, schweren Topf auf 190 °C erhitzen. Die Flügel in das heiße Fett geben und etwa 3 bis 5 Minuten frittieren, bis die Haut die gewünschte Knusprigkeit und Farbe aufweist. Da die Flügel ja bereits gar sind, müssen sie nur noch von außen knusprig und von innen warm werden. Auf einem Abkühlgitter, Back- oder Küchenpapier abtropfen lassen.

In einem großen Behälter mit Deckel die scharfe Soße mit der ausgelassenen Butter vermischen. Die noch warmen Flügel zu der Soße in den Behälter legen, den Deckel schließen und schütteln, damit die Flügel die Soße annehmen. Mit Karottensticks und Dressing servieren.

Bolas Blauschimmelkäse-Dressing

Ergibt etwa 2 Tassen

Christina und ich haben uns kennengelernt, als wir beide in einem Restaurant in Princeton, New Jersey, arbeiteten. Wir traten am selben Abend unsere erste Schicht an – ich als der neue Barkeeper, sie als die neue Kellnerin. Bola, einer der Köche, machte ein fantastisches Blauschimmelkäse-Dressing. Bis zum heutigen Tag ist es das allerbeste Blauschimmelkäse-Dressing, das ich je gegessen habe. Das Geheimnis: Die Hälfte des Blauschimmelkäses unters Dressing mischen, sodass sich das Aroma voll entfalten kann. In der folgenden Variante wird selbst gemachte Omega-3-reiche Mayonnaise (Omeganaise, Seite 124) und fermentierter Rahm zur Optimierung von Aroma und Nährwert verwendet.

Zutaten:

1 Tasse Omeganaise (das Rezept kommt noch) oder hochwertige Mayonnaise aus dem Laden
½ Tasse zerbröselten Blauschimmelkäse, nach und nach
½ Tasse fermentierter Rahm (Seite 257) oder Sourcream
1 EL frisch gepresster Zitronensaft
1 TL Worcestersoße
½ TL Meersalz
frisch gemahlener schwarzer Pfeffer

Zubereitung:

Mayonnaise, die Hälfte des Blauschimmelkäses, fermentierten Rahm, Zitronensaft, Worcestersoße und Salz mit einem Handmixer oder einem Schneebesen glatt rühren. Den restlichen Käse mit einem Silikonspatel unterheben. Nach Geschmack mit Pfeffer würzen. In einem fest verschlossenen Glas ist das Dressing bis zu einer Woche im Kühlschrank haltbar.

Omeganaise

Ergibt etwa 3 Tassen

Meine Tochter Alyssa liebt Mayonnaise auf allem und jedem. Sofern es sich dabei um meine selbst gemachte Mayonnaise handelt, kann sie so viel davon essen, wie sie will. In fast allen kommerziell hergestellten Mayonnaisen werden Nuss- und Kernöle verwendet, weshalb sie in einer gesunden Ernährung keinen Platz haben. Stattdessen braucht man nur reines Avocadoöl zu verwenden, und schon ist aus einem schädlichen Nahrungsmittel ein nahrhaftes geworden. Avocadoöl ist bei uns zu Hause, was Fette anbelangt, die erste Wahl, denn es besitzt einen relativ niedrigen Omega-6-Anteil (eine Fettsäure, die in unserer heutigen Ernährung viel zu weit verbreitet ist), aber reichlich Omega-9 (Ölsäure); es ist nur minimal bearbeitet, und sein neutrales Aroma eignet sich perfekt für Mayonnaise. Sie können das Avocadoöl problemlos zur Hälfte durch natives Olivenöl extra, ausgelassenes Schmalz oder ungesalzene Butter (beides auf Zimmertemperatur) ersetzen. Wichtig ist nur, dass das Öl als Erstes in die Emulsion kommt. Sie können das Rezept mit einem Handmixer, einer Küchenmaschine, einem Standmixer oder auch mit einem Stabmixer umsetzen. Wenn ich nicht gerade riesige Mengen machen will, arbeite ich persönlich immer noch am liebsten mit dem Schneebesen. Das Gefühl, mit einem Schneebesen in der Hand Eigelbe und Öl in etwas ganz Besonderes zu verwandeln, ist sehr befriedigend.

Zutaten:

3 große Eigelbe
2 gehackte Knoblauchzehen (wahlweise)
1 TL fermentierter Senf (Seite 144) oder Dijonsenf
Meersalz
2 Tassen Avocadoöl
2 TL Weißweinessig, falls nötig auch mehr
Saft einer Zitrone

Zubereitung:
Eine mittelgroße Schüssel auf ein Küchenhandtuch oder feuchtes Küchenpapier stellen. Dadurch verrutscht die Schüssel beim Schlagen nicht. Eigelbe, Knoblauch (falls verwendet), Senf sowie eine Prise Salz in der Schüssel schaumig schlagen. Nach und nach etwa die Hälfte des Öls hinzufügen, zunächst ganz langsam, Tropfen für Tropfen, und dabei beständig weiterrühren. Sobald die Emulsion zustande gekommen ist, den Ölzufluss zu einem dünnen Strom steigern. Nachdem die Hälfte des Öls beigemengt wurde, den Essig unterschlagen. Das lockert das Gemisch ein wenig auf, und das restliche Öl lässt sich leichter einbinden. Nun auch das übrige Öl nach und nach unterrühren. Mit einer weiteren Prise Salz, dem Zitronensaft und, falls nötig, noch etwas Essig würzen. In einem luftdicht verschlossenen Glas ist die Omeganaise bis zu einer Woche im Kühlschrank haltbar.

Chicken Caesar Salad mit krosser Hähnchenhaut

Für 4 Personen

Jeder Meilenstein, von Jahrestagen bis zum Antritt einer neuen Stelle, wurde bei uns in der Familie im gemeinsamen Lieblingsrestaurant Brooks Tavern gefeiert. Alle Gerichte dort waren fantastisch, aber das Highlight war der Caesar Salad, garniert mit einer Mischung aus geriebenem Parmesan und Semmelbröseln und gerade lange genug unter den Backofengrill gestellt, dass er oben angeröstet war und die Salatblätter leicht welk waren. Leider gibt es das Restaurant nicht mehr, aber der Chefkoch und Besitzer Kevin McKinney hat mir sein Rezept anvertraut und mir erlaubt, es hier in leicht modifizierter Form wiederzugeben. Machen Sie darüber hinaus die Mayonnaise für das Dressing selbst, dann holen Sie aus diesem köstlichen Gericht das Maximum an Nährstoffen heraus.

Zutaten:

2 EL natives Olivenöl extra und noch ein wenig zum Einfetten
2 entbeinte Hähnchenbrüste mit Haut
Meersalz und frisch gemahlener schwarzer Pfeffer
2 Köpfe Romanasalat
½ Tasse Brooks-Caesar-Dressing (das Rezept kommt gleich)
¼ Tasse geriebener Parmesankäse
½ Tasse Semmelbrösel aus Sauerteigbrot

Zubereitung:
Den Backofen auf 190 °C vorheizen. Ein Backblech mit Rand mit Backpapier auslegen und dünn mit Olivenöl bestreichen.

Von jeder Hähnchenbrust die Haut in einem Stück abziehen, alles überschüssige Fett und Fleisch von der Haut entfernen und das Hähnchenfleisch zurück in den Kühlschrank legen. Jede Hähnchenhaut in zwei Teile schneiden, sodass 4 Stücke entstehen. Die Hähnchenhäute auf das vorbereitete Backblech legen, dann mit einem weiteren, ebenfalls dünn mit Olivenöl bestrichenen Backpapier abdecken. Ein zweites Backblech zum Beschweren daraufsetzen.

40 bis 50 Minuten backen, bis die Häute kross sind. Auf Küchenpapier trocknen lassen und noch warm mit Salz und Pfeffer würzen. Beiseitestellen.

Den Grill auf mittlere Hitze vorheizen.

Die Hähnchenbrüste mit Salz und Pfeffer würzen und bei einmaligem Wenden insgesamt etwa 10 Minuten grillen, bis sie eine Kerntemperatur von 75 °C erreicht haben. Locker mit Alufolie oder einer umgedrehten Schüssel abdecken und ruhen lassen.

Die Grillfunktion des Backofens – mit dem Rost auf oberster Schiene – aktivieren.

Den Romanasalat waschen und gut trocknen. In mundgerechte Stücke zupfen und in eine Schüssel geben. Dressing darüber gießen und zum Durchmischen schwenken, dann auf einer hitzebeständigen Servierplatte anrichten.

In einer mittelgroßen Schüssel den geriebenen Parmesan mit den Semmelbröseln und dem Olivenöl verrühren. Den Salat gleichmäßig mit der Mischung beträufeln.

Die Servierplatte zum Anrösten des Käses und der Semmelbrösel unter den Grill stellen. Dazu sind nur wenige Minuten nötig, also gut aufpassen, denn unter der starken Hitze des Grills ist der Übergang von braun zu verbrannt nur eine Frage von Sekunden.

Den Salat auf 4 Teller verteilen. Die Hähnchenbrüste in Stücke schneiden und auf dem Salat anrichten. Mit der krossen Hähnchenhaut garnieren.

Brooks-Caesar-Dressing

Ergibt etwa 4 Tassen

Zutaten:

½ Tasse natives Olivenöl extra
¼ Tasse plus 2 EL frisch gepresster Zitronensaft
2 EL fermentierter Senf (Seite 144) oder Dijonsenf
1 EL Worcestersoße
3 geschälte Knoblauchzehen
5 Sardellenfilets
1 EL frisch gemahlener schwarzer Pfeffer
2½ Tassen Omeganaise (Seite 124) oder hochwertige Mayonnaise aus dem Laden

Zubereitung:
Olivenöl, Zitronensaft, Senf, Worcestersoße, Knoblauch, Sardellen und Pfeffer in einem Standmixer zu einer geschmeidigen Masse verarbeiten. Mit einem Silikonspatel den Inhalt des Standmixers in eine große Schüssel kratzen. Die Mayonnaise hinzufügen und unterrühren. In einem luftdicht verschlossenen Glas ist das Dressing bis zu 2 Wochen im Kühlschrank haltbar.

Schweineschwarte-Chips

Für 4 Personen

Na klar, Schweineschwarten sind bei allen beliebt, die ihre Kohlenhydratzufuhr reduzieren möchten, aber wussten Sie auch, dass sie reich an Protein und Kollagen sind? Und wenn Sie sie in Schmalz oder Talg frittieren, nutzen Sie auch noch hochwertiges tierisches Fett. Sie lassen sich leicht selber machen und sind in puncto Nährstoffgehalt und Aroma allen handelsüblichen Ausführungen weit überlegen. Neben Salz können Sie alle möglichen Gewürze hinzufügen, von Knoblauchpulver bis zur Old-Bay-Gewürzmischung. Fragen Sie bei Ihrem Metzger vor Ort nach Schweineschwarte – oder bestellen Sic sie online.

Zutaten:

1 Pfund Schweineschwarte
2 l tierisches Fett (z. B. Schweineschmalz oder Rindertalg)
Meersalz

Zubereitung:
Einen mittelgroßen Topf mit Wasser bei mittlerer Hitze zum Kochen bringen. Von der Schwarte all das Fett und Bindegewebe abschneiden, das sich leicht entfernen lässt. Es muss nicht gleich jedes Fitzelchen ab sein; nach dem Kochen geht das leichter. Die Schwarte in knapp 4 Zentimeter breite Streifen schneiden. Die Streifen ins kochende Wasser geben, zudecken und die Hitze reduzieren. 1 Stunde lang köcheln.

Die Schwarte mit einer Zange vorsichtig aus dem Wasser nehmen und auf einem Schneidebrett etwas abkühlen lassen. Sobald sich die Streifen anfassen lassen, das noch verbliebene Fett mit einem Plastikschaber abkratzen.

Die Schwarten im Backofen auf niedrigster Stufe (also bei etwa 75 °C) dehydrieren, bis sie vollständig trocken und brüchig sind. Das dauert ungefähr 8 Stunden. Anschließend die Schwarten sofort frittieren oder in einem luftdichten Behälter bei Zimmertemperatur aufbewahren (das ist über mehrere Monate möglich) und später frittieren.

Zum Frittieren das tierische Fett in eine Fritteuse oder einen großen, schweren Topf gießen und auf 190 °C erhitzen. Während das Fett heiß wird, die dehydrierte Schwarte in knapp 4 Zentimeter große Rechtecke brechen. Die Schwartenstücke frittieren, bis sie sich ausdehnen, schwimmen und anfangen, ganz leicht braun zu werden. Auf einem Kuchengitter, Back- oder Küchenpapier abtropfen lassen. Noch warm mit Salz würzen. Die abgekühlten Chips entweder sofort verzehren oder bei Zimmertemperatur in einem luftdichten Behälter bis zu einer Woche aufbewahren.

Rückenspeck-Krusten

Ergibt etwa 2 Tassen

Zugegeben: Ich nasche gern mal zwischendurch Schweineschwarte, aber ich liebe Rückenspeck-Krusten. Sie besitzen den gleichen Nährwert wie Schweineschwarten, haben aber zusätzlich eine gesunde Portion nahrhaftes Fett. Der Geschmack ist fantastisch, doch das Beste ist die Konsistenz. Bei richtiger Zubereitung ist die Haut knackig und das Fett cremig.

Die Kunst besteht darin, die Haut knusprig zu kriegen, ohne das Fett zu verbrennen. Das schafft man, indem man mit einer kalten Sautierpfanne anfängt und erst allmählich die Hitze steigert, wodurch die Schwarte vollständig dehydrieren und weich werden kann, bevor sie zu lange brät.

Zutaten:

500 g Rückenspeck mit Schwarte und einer mindestens 6 mm dicken Fettschicht
Meersalz

Zubereitung:
Das Fett mit einem scharfen Messer zu einer gleichmäßigen Stärke von 6 Millimeter zurechtschneiden (das abgeschnittene Fett zur weiteren Verwendung aufheben). Den Speck in etwa 25 6 Millimeter lange Streifen schneiden. Die Stücke mit der Fettseite nach unten in eine kalte Sautierpfanne legen, auf kleine Flamme stellen und langsam braten. Die Stücke dabei von Zeit zu Zeit bewegen, damit die Schwarte dehydriert, zart und knusprig wird. Die Krusten sind fertig, wenn die Schwarte beginnt, anzuschwellen, zu plat-

zen und goldbraun zu werden. Das dauert zwischen 30 und 60 Minuten.

Abtropfen lassen und noch warm salzen.

Die Krusten halten in einem verschlossenen Behälter im Kühlschrank bis zu 3 Monate.

Tipp:
In einer Bratpfanne aufgewärmt und gebräunt eignen sie sich gut zum Garnieren von Salaten, Vorspeisen und zu allem, was ein bisschen Biss vertragen kann.

Schmalz- und Talggewinnung

Ergibt etwa 2 Liter

Es gibt viele Möglichkeiten, an hochwertiges Tierfett zu gelangen – vom Braten von Schinkenspeck und Aufheben des Flüssigfetts bis zum Abschöpfen des Fetts, das sich bei einer guten Knochenbrühe oben absetzt. Etwas ganz Besonderes ist das Gewinnen von reinem Tierfett, um es aufzubewahren und später in einer Vielzahl von Rezepten zu verwenden.

Zutaten:

5 Pfund Schweine- und/oder Rinderfett
1 Tasse Wasser

Zubereitung:
Den Backofen auf 120 °C vorheizen.

Schwarte, Fleisch und Bindegewebe vollständig vom Fett entfernen. Das Fett in etwa 2,5 Zentimeter große Würfel schneiden. Das vergrößert die Oberfläche und ermöglicht eine gleichmäßige Erhitzung. Das Fett in einen Schmortopf oder einen anderen backofenfesten Topf geben. Das Wasser hinzufügen. (Das Wasser verhindert ein Anbrennen, bevor das erste Fett ausgetreten ist. Im weiteren Prozess verdampft es.)

Den Topf ohne Deckel in den Ofen stellen und bei gelegentlichem Umrühren braten, bis das Fett ausgetreten ist. Je nach Menge des Fetts und Größe der einzelnen Stücke kann das mehrere Stunden dauern.

Das ausgetretene Fett zum Abkühlen in einzelne Einmachgläser abgießen. Wenn das Fett ausgekühlt ist, die Gläser fest verschließen.

So lassen sie sich bei Zimmertemperatur und lichtgeschützt bis zu 1 Monat, im Kühlschrank bis zu 3 Monate und im Gefrierschrank bis zu 1 Jahr aufbewahren.

Moderner Steinzeitküchen-Speck

Ergibt etwa 8 Pfund

Speck hat zu Recht einen schlechten Ruf, allerdings nicht aus den Gründen, die Sie vielleicht vermuten. Das Fett im Speck ist sogar ein ernährungsphysiologisches Kraftpaket, dem höchste Ehre zuteilwerden sollte. Das Problem ist nur, dass der im Laden erhältliche Speck überwiegend Schrott ist. Er wird aus den Bäuchen von in unwürdiger Massentierhaltung gezüchteten Schweinen hergestellt, ist randvoll mit Nitraten, Nitriten und anderen Konservierungsstoffen und nicht selten auch noch mit Wasser injiziert, um das Gewicht zu steigern und den Preis in die Höhe zu treiben. Leider ist hochwertiger Speck so teuer, dass er für die meisten Verbrauer unerschwinglich ist. Glücklicherweise lässt sich Speck aber auch einfach und sicher zu Hause herstellen. Ein zusätzlicher Vorteil: Wenn Sie ihn selbst machen, haben Sie die Kontrolle über den gesamten Ablauf, von der Herkunft des Fleischs bis zu den Zutaten. Meine Familie liebt Speck über alles. Hauptsache, er ist hausgemacht.

Für die Herstellung dieses Specks benötigen Sie eine Waage, einen Vakuumierer und einen Räucherofen. Falls Sie so etwas nicht besitzen, kann Ihnen ja vielleicht ein Nachbar aushelfen. Glauben Sie mir, das Ergebnis ist die Mühe wert. Vergessen Sie nur nicht, dem Nachbarn etwas von dem Speck abzugeben, wenn Sie die Geräte zurückbringen!

Wenn an einen Räucherofen gar nicht heranzukommen ist, müssen Sie nicht gleich alles abblasen. Garen Sie den Schweinebauch nach den unten stehenden Anweisungen für den Räucherofen einfach in Ihrem Backofen. Ihr Speck ist dann am Ende zwar nicht geräuchert, aber er wird trotzdem nahrhaft und lecker sein.

Zutaten:

114 g Meersalz
114 g Vollrohrzucker (z. B. Sucanat oder Muscovado)
5 kg Bauchfleisch mit Schwarte
Whiskey, Weißwein oder anderer Alkohol zum Abspülen

Zubereitung:
In einer kleinen Schüssel Salz und Zucker mischen und das Bauchfleisch damit einreiben, vor allem an den Stellen ohne Schwarte. Das Fleisch in Portionen schneiden, die in Vakuumbeutel passen, und diese dann vakuumieren, um die Luft herauszupressen. 10 Tage lang kühl lagern zum Pökeln.

Am Ende der Pökelphase die Stücke aus den Beuteln nehmen und mit Alkohol reinigen, um Reste von Salz und Zucker zu entfernen. Danach für ein paar Stunden an einem kühlen, luftigen Ort aufhängen oder unbedeckt in den Kühlschrank stellen, damit die Oberfläche trocknen und eine Haut ausbilden kann, die Pellicula genannt wird. Diese Pellicula sorgt dafür, dass der Rauch am Speck haften bleibt.

Die Bauchstücke bei 75 °C heiß räuchern, bis sie eine Kerntemperatur von 65 °C erreichen. Das wird – je nach Dicke des Schweinebauchs und Modell des Räucherofens – mehrere Stunden dauern.

Die Bauchstücke aus dem Räucherofen nehmen und vollständig abkühlen lassen, dann fest in Plastikfolie einwickeln. 24 Stunden kalt stellen, damit das Aroma reifen kann.

Mit einer Schneidemaschine oder einem sehr scharfen Messer in Scheiben schneiden. Der Speck kann entweder gleich zum Kochen verwendet oder bis zu einer Woche im Kühlschrank beziehungsweise für mehrere Monate im Gefrierschrank aufbewahrt werden.

Anmerkungen:
Dieses Rezept lässt sich auf Schweinebauch von jeder Größe anpassen. Das Verhältnis beträgt 2,5 Prozent Salz und 2,5 Prozent Zucker entsprechend dem Gewicht des Fleischstücks. Um die Menge an Salz und Zucker zu berechnen, wird die Grammzahl des Schweinebauchs mit 0,25 multipliziert.

Sie müssen nicht unbedingt Zucker verwenden. Falls Sie ihn weglassen, nehmen Sie 3 Prozent Salz statt 2,5 Prozent.

Seien Sie ruhig kreativ! Sie können das Salz und den Zucker mit Kräutern und Gewürzen ergänzen. Dazu eignen sich zum Beispiel schwarze Pfefferkörner, getrockneter Rosmarin und rote Paprikaflocken ausgezeichnet.

Der ultimative Ganztier-Burger

Ergibt 4 Burger

Burger sind amerikanische Klassiker und – wenn sie von Rindern aus Weidehaltung stammen – hervorragende Protein- und Fettlieferanten. Für manche Menschen stellen sie auch eine besonders angenehme Möglichkeit dar, tierische Organe in ihre Ernährung einzubeziehen. Ich bin zwar kein Fan davon, Zutaten zu kaschieren, doch bieten das Zermahlen von verschiedenen Teilen und ihr späteres Wiederzusammenfügen die Chance, ein Nährstoff-Kraftpaket zu schnüren, das außerdem eine Ganztiernutzung nach Art unserer Vorfahren ermöglicht. Darüber hinaus werden die Nährstoffe aus dem Fleisch durch dessen Zerkleinern und Garen bioverfügbarer, also besser verwertbar für unseren Körper.

Für dieses Rezept habe ich die Anteile der verschiedenen Bereiche des Schlachtrinds berechnet und so einen Burger mit 70 Prozent Fleisch, 17 Prozent Fett und 13 Prozent Organen entwickelt, was dem Tier in seiner Gesamtheit entspricht.

Ein Fleischwolfaufsatz für Standmixer ist relativ preiswert ebenso wie ein Fleischwolf mit Handkurbel. Kleinere Metzgereien drehen das Fleisch auch schon mal auf Bestellung durch den Wolf. Alternativ können Sie auch diesen Vorgang überspringen, indem Sie die rohen Innereien fein hacken und zusammen mit den Kräutern und Gewürzen unter 1 Pfund fertiges Hackfleisch vom Weiderind mischen (80 Prozent mager, 20 Prozent fett).

Zutaten:

1 Pfund Rindernacken (ohne Knochen) oder anderes Rindfleisch (Verhältnis 80 % mager, 20 % fett)

70 g Innereien (Mischung aus Herz, Leber, Milz und/ oder Nieren nach Belieben)
1 gehackte Knoblauchzehe
1 TL geräuchertes Paprikapulver
¼ TL Zwiebelpulver
¼ TL Meersalz
½ TL frisch gemahlener schwarzer Pfeffer
1 EL Worcestersoße

Zum Anrichten (wahlweise):

4 Airfield-Sauerteigbrötchen (Seite 186), falls gewünscht getoastet
Moderner Steinzeitküchen-Speck (Seite 136), gebraten
Salatblätter
Tomaten- und/oder Zwiebelscheiben
fermentierter Ketchup (Seite 142)
fermentierter Senf (Seite 144)

Zubereitung:
Fleisch, Fett und Innereien in 2,5 Zentimeter große Würfel schneiden, auf einem Tablett verteilen und 30 Minuten lang schockfrosten. Das sorgt dafür, dass das Fett beim Mahlen nicht schmiert.

Aus dem Gefrierschrank nehmen und durch den – elektrischen oder handbetriebenen – Fleischwolf (Lochscheibe mit den größten Löchern) in eine Schüssel drehen.

Die restlichen Zutaten hinzufügen, mit der Hand gut durchkneten und die Schüssel in den Kühlschrank stellen, damit das Fleisch kalt bleibt, während die mittlere Lochscheibe aufgeschraubt wird.

Ist der Fleischwolf bereit, das Hackfleisch aus dem Kühlschrank nehmen und ein weiteres Mal durchdrehen. Das Gehackte anschließend zu 4 gleich großen Frikadellen formen. Jetzt sind die Burger grillfertig. Man kann sie aber auch gut eingepackt bis zu 3 Tage im Kühlschrank oder bis zu 3 Monate im Gefrierschrank aufbewahren.

Für das Grillen den Grill auf mittlere Hitze vorheizen.

Die Burger bei einmaligem Wenden etwa 10 Minuten (je nach Vorliebe) grillen. Nun auf Burger-Brötchen – je nach Geschmack belegt – anrichten.

Anmerkung:
Falls Sie eine größere Auswahl an Innereien zur Verfügung haben, hier die Zusammensetzung für den idealen Ganztier-Burger: 370 g mageres Rindfleisch, 55 g Fett, 30 g Mark, 30 g Leber, 20 g Herz, 15 g Niere, 5 g Milz.

Fermentierter Ketchup

Ergibt etwa 2 Tassen

Einen ersten Vorgeschmack auf die Archäologie bekam ich als Kind, als mein Vater beim Reparieren eines defekten Wasserrohrs eine Sammlung echt cooler alter Flaschen in unserem Vorgarten zutage förderte. Später fanden wir heraus, dass diese kleinen Gefäße Ketchup-Flaschen von E. C. Hazard & Company waren, deren Firma einst auf dem Grundstück gestanden hatte. Zu seinen besten Zeiten – um die Jahrhundertwende – erzielte Hazard Jahresumsätze zwischen sieben und neun Millionen Dollar und soll sogar bei der Bekanntmachung der Tabascosoße mitgeholfen haben. Hazards Shrewsbury Tomato Ketchup, dessen Rezept schließlich an die Firma Heinz verkauft wurde, war fermentiert, was erklärt, warum Ketchup bis Mitte des 19. Jahrhunderts als gesundes Nahrungsmittel galt. Leider ist der heute kommerziell vertriebene Ketchup stattdessen mit Chemikalien und Hitze haltbar gemacht worden und vollgestopft mit Mais- beziehungsweise Glukosesirup sowie anderen Süßungsmitteln. Früher steckten in Ketchup also gesunde, fermentierte Zutaten, und dass die Flaschen klein waren, lässt darauf schließen, dass die Leute jeweils nur geringe Mengen zu sich nahmen. In diesem Geist habe ich den folgenden Ketchup entwickelt. Meine Kinder lieben ihn, und ich habe ein gutes Gefühl, wenn sie ihn essen.

Zutaten:

ca. 350 g Tomatenmark
⅓ Tasse Wasser
¼ Tasse Ahornsirup
2 EL Brühe aus lacto-fermentiertem Gemüse

(z. B. Wow-Sauerkraut, Seite 73) oder frische Molke aus der Herstellung des mesophilen Joghurts (Seite 252)
2 EL Apfelessig
1 EL ungeschwefelte Melasse
¼ Tasse Vollrohrzucker (z. B. Sucanat oder Muscovado)
¾ TL Meersalz
¼ TL Senfmehl
¼ TL gemahlener Zimt
⅛ TL gemahlene Nelken
⅛ TL gemahlener Piment
1 Prise Cayennepfeffer oder mehr, je nach Geschmack

Zubereitung:
Alle Zutaten in eine mittelgroße Schüssel geben und gut verquirlen. In ein 550-Milliliter-Einmachglas gießen, zudecken und 2 Tage lang in der Küche fermentieren lassen. Entweder gleich verwenden oder zugedeckt bis zu 6 Monate im Kühlschrank aufbewahren.

Fermentierter Senf

Ergibt etwa 2 Tassen

Dieses Rezept haben wir uns als Aufstrich für die Sauerteig-Brezeln aus unserer Mikrobäckerei Rise ausgedacht. Fermentierung intensiviert das Aroma und erhöht den probiotischen Gehalt. Und die süße Kombination aus Rohhonig und Rohrzucker nimmt dem Senf etwas von seiner Schärfe.

Zutaten:

⅓ Tasse gelbe Senfkörner
¼ Tasse braune Senfkörner
½ Tasse plus 1 EL roher Apfelessig
⅓ Tasse plus 1 EL Wasser
2 EL Brühe aus lacto-fermentiertem Gemüse (z.B. Wow-Sauerkraut, Seite 73) oder frische Molke aus der Herstellung des mesophilen Joghurts (Seite 252)
2 EL Rohhonig
⅓ Tasse Vollrohrzucker (z.B. Sucanat oder Muscovado)

Zubereitung:
Die Senfkörner in einer kleinen Schüssel mit dem Apfelessig, dem Wasser und der Brühe verrühren. Abdecken und für 2 Tage zum Durchweichen und Fermentieren beiseitestellen.

Die Mischung zusammen mit dem Honig und dem Zucker in eine Küchenmaschine oder einen Standmixer geben. Verarbeiten, bis die Körner zum größten Teil gemahlen sind und der Senf dickflüssig ist. In ein 550-Milliliter-Einmachglas geben. Sofort verwenden oder zugedeckt bis zu 6 Monate im Kühlschrank aufbewahren.

KAPITEL 4

Getreide: Weizen, Sauerteig und die liebe Verwandtschaft

Es war schon spät und ich ehrlicherweise echt geschafft. Christina, unsere Tochter Brianna und ich hatten die Nacht über alles für den Island Farmer's Market vorbereitet, auf dem auch Briannas aufstrebendes Sauerteigbrot-Unternehmen einen Stand hatte. Jeden Donnerstagnachmittag fanden wir uns dort – zusammen mit Hunderten von Brotlaiben, Baguettes, Crackern, Brezeln, Focaccia und noch mehr – ein. Alles aus Sauerteig. Und da es so frisch wie möglich sein sollte, bedeutete die Nacht davor immer tüchtig Stress.

Nach nur ein paar Stunden Schlaf hatten wir den Vormittag damit verbracht, Baguettes und Brezeln abzubacken, Vorbestellungen zu verpacken und dann Pick-up und Jeep mit Zelt, zwei Tischen und dem restlichen Aufbau zu beladen. Die Stars der Show aber waren elegant in Papier eingewickelte Baguettes, Sandwichbrot in Scheiben, Bäckerkisten voll mit Focaccia, Boules und Bâtards, haufenweise Cracker und ofenwarme Brezeln.

Auch an diesem Tag lief das Geschäft sehr gut, und wir hatten es fast geschafft. Doch der pausenlose Verkehrslärm von der Interstate Route 50, die neben dem Parkplatz mit dem Markt verläuft, setzte mir zu. Ein dumpfer, pochender Schmerz klemmte zwischen meinen Augen. Unterdessen senkte sich das verblassende Licht des frühen Winterabends als goldener Schimmer über der Chesapeake. Da sich die Menschenmenge lichtete, fingen wir an aufzuräumen, als ein älterer Herr, so gut er es mit seinem Stock auf dem unebenen Schotter vermochte, auf uns zu geeilt kam. Er trug eine Baseballkappe, die ihn als Veteran der US Navy auswies.

»Focaccia?«, fragte er mit einem besorgten Blick auf unsere fast leeren Verkaufstische. »Sagen Sie nicht, ich bin zu spät dran!«

Brianna grinste und griff in eine Tasche, in der sie das letzte Exemplar der flachsfarbenen, mit Rosmarin, Olivenöl und keltischem Meersalz bestreuten Brote in Sicherheit gebracht hatte.

»Hallo«, grüßte sie und reichte es dem Mann. »Wir wussten, dass Sie noch eins brauchen würden.«

Der Mann klatschte in die Hände. »Ah, ich kann Ihnen gar nicht genug danken! Es ist das einzige Brot, das meine Frau verträgt. Sie liebt Brot, aber wenn es nicht Ihr Sauerteigbrot ist, dann ist der Teufel los.«

Während sie den Verkauf abwickelten, spürte ich, wie die Erschöpfung des Tages ein wenig nachließ. So oft hatten wir solche Worte bereits von Briannas Kunden gehört. Dutzende Male, mindestens. Und jedes Mal verbarg sich die gleiche Geschichte dahinter, eine Geschichte, die mir wohlbekannt war. Und jedes Mal, wenn ich eine neue Version davon hörte, dachte ich wieder, wie konfus und kontrovers unser Verhältnis zu diesem elementarsten und menschenspezifischsten aller Nahrungsmittel geworden ist. Ernährungsgurus haben das Brot (samt seinem Gluten und seiner Kohlenhydrate) behandelt, als wäre es das reinste Teufelszeug. Und jahrelang habe ich es ebenso gehalten.

In meiner Zeit als Ringkämpfer propagierten meine Trainer eine kornlastige Ernährung, zu der Vollkorngerichte und Brot genauso gehörten wie alles andere, das mir das »Carboloading« vor einem Wettkampf ermöglichte. In der Highschool veranstaltete unsere Mannschaft Pasta-Abende, und als ich im Ringer-Kader der Ohio State University war, suchten wir regelmäßig ein lokales Restaurant anlässlich seiner All-you-can-eat-Spektakel heim. Nachdem ich mit den Wettkämpfen aufgehört hatte, ging es mit meinem Gewicht allerdings wieder bergauf, und ich machte jede Trenddiät mit, die des Weges kam, um die überschüssigen Pfunde loszuwerden. Bei den meisten dieser Diäten galten Kohlenhydrate – also auch Brot – als »verbotene Früchte«. Ich wusste, dass eine Low-Carb-Diät begründete Vorteile für Gesundheit und Gewichtsreduzierung mit sich bringt, und wie bei allem, was ich anpacke, machte ich auch hier keine halben Sachen. Getreide und Brot wurden vollständig aus meiner Küche und von meinem Teller verbannt. Erst als ich begann, mich im Rahmen meiner Forschungsarbeit auf urzeitliche und traditionelle Nahrungsmitteltechnologien zu konzentrieren, erkannte ich in puncto Getreide und Brot zwei wichtige Grundprinzipien: 1. Es muss nicht alles oder nichts sein, da es 2. so einfach nun mal nicht ist.

Heute essen meine Familie und ich Brot, Cracker, Pizza und andere Getreideprodukte, wenngleich immer nur in Maßen. Abgesehen von gelegentlichen Geburtstagstorten oder anderen Gaumenfreuden zu einem besonderen Anlass – wenn der emotionale oder kulturelle Kontext eine solche Ausnahme erforderlich macht – achten wir darauf, dass das Getreide, das wir essen, durch seine Verarbeitung so unbedenklich und nahrhaft wie möglich gemacht wurde. Im Falle von Backwaren bedeutet das die Anwendung des traditionellen Sauerteig-Verfahrens, das mittels einer Kombination aus Milchsäurebakterien und Hefe eine lange, gemächliche Fermentierung in Gang setzt. So lassen wir zum Beispiel Brot – und dem Getreide, aus dem es besteht – die gleiche Behandlung zuteilwerden wie jedem anderen Nahrungsmittel in diesem Buch. Es sind die gleichen Techniken, mit denen schon unsere Vorfahren vor 15 000 Jahren Getreide unbedenklich machten und seinen Nährwert optimierten. Wenn Sie zu den Menschen gehören, die während der Covid-19-Pandemie mit dem Backen von Sauerteigbrot angefangen haben, dann haben auch Sie sich diese traditionellen Techniken zunutze gemacht. Für viele erwies sich der Akt des pandemischen Backens als praktisch (traditioneller Sauerteig enthält keine kommerzielle Hefe, die manchmal nur schwer aufzutreiben war), als befriedigend (Sie haben bestimmt all die Fotos von frisch gebackenen Broten auf Facebook und Instagram gesehen) und nicht zuletzt als Balsam für Seele und Geist (Brotbacken hat so etwas Friedliches, Achtsames an sich). Vor allem aber sorgt echter Sauerteig für das köstlichste, unbedenklichste und nahrhafteste Brot, das es gibt.

Dass Brot ironischerweise trotzdem eine »verbotene Frucht« sein sollte, hat allerdings nichts mit den Gründen zu tun, die man Ihnen immer weisgemacht hat. Vielmehr liegt es daran, dass Getreide auf den ersten Blick nichts in unserer Ernährung zu suchen hat. An dieser Stelle möchte ich Sie bitten, Ihre Definition von Getreide etwas zu verfeinern. Bei dem Wort denken die meisten von uns an romantisch wogende Weizen-, Hafer-, vielleicht noch Roggen- oder Gerstenfelder. Aber Getreide ist nur ein Saatgut, weshalb wir es in die gleiche Kategorie einstufen wie Nüsse und Hülsenfrüchte. Sie mögen unterschiedlichen Ursprungs sein – eine Erdnuss ist beispielsweise eine Hülsenfrucht, die als Samen in einem Gehäuse heranwächst, während es sich bei einer Walnuss um eine Steinfrucht und somit letztlich um den Samen eines Baumes handelt –, haben aber nicht nur entscheidende Merkmale gemeinsam, sondern verursachen auch die gleichen Probleme in puncto Gesundheit. Einfach ausgedrückt sind wir von der Natur nicht dafür geschaffen, sie gefahrlos zu verarbeiten beziehungsweise so ohne Weiteres Nährstoffe aus ihnen zu gewinnen. Denn Samen haben vor allem die Aufgabe, so lange zu überleben, bis die Umweltbedingungen es zulassen, dass sie keimen und eine neue Pflanze hervorbringen können. Samen erledigen diese Aufgabe mit bemerkenswerter Anpassungsfähigkeit. Manche Nüsse wie Walnüsse und

Pekannüsse haben widerstandsfähige harte Schutzhüllen ausgebildet. Einige Samen, zum Beispiel Ahorn, besitzen geflügelte Hüllen, die sie durch die Luft an andere Orte tragen. Kletten hingegen haben Haken, mit denen sie sich an das Fell eines Tieres heften, um sich weitertragen zu lassen. (Funfact: In einem genialen Fall von Biomimikry hat der besonders anhängliche Samen einer Klette den Anstoß für den späteren Klettverschluss gegeben. Wessen Hund schon einmal im Gestrüpp verschwunden und mit diesen Dingern übersät wiederaufgetaucht ist, weiß, wie hartnäckig diese Samen sein können.) In allen Fällen aber geht es dem Samen darum, die Reise zu überleben, ob sie nun durch den Verdauungstrakt eines Tieres verläuft oder meilenweit mit dem Wind zurückgelegt wird. Denn sobald Samen, Nüsse oder Hülsenfrüchte keimen, setzen sie sich der Luft aus – und ohne das richtige Umfeld gehen sie ein.

Die meisten Samen haben eine robuste äußere Umhüllung, die sie schützt, sodass sie lange Zeiten der Keimruhe überstehen. Viele Samen und Nüsse haben darüber hinaus Giftstoffe ausgebildet, mit deren Hilfe sie Pilze, Krankheiten und Insekten abwehren können. Beispielsweise enthalten Bittermandeln, die unter anderem für Marzipan verwendet werden, Cyanwasserstoff (besser bekannt als Blausäure) mit all seinen potenziell gefährlichen Nebenwirkungen. Insbesondere Mandeln, Cashewkerne und Haselnüsse sind zudem reich an Oxalaten, jenen Störenfrieden, die wir auch in Spinat und anderen Grüngemüsen vorfinden. Für uns ist das problematisch, weil einige dieser Toxine Antinährstoffe sind, die die Fähigkeit unseres Verdauungstrakts hemmen, Mineralstoffe aufzunehmen. Dazu gehört auch die Phytinsäure, eine Substanz, die nur in Pflanzen vorkommt. Als Phosphatspeicher stellt sie eine wichtige Nahrungsquelle für die keimende neue Pflanze dar. Als Menschen besitzen wir jedoch nur eine einfache Magenkammer ohne das Enzym Phytase, das notwendig wäre, um Phytinsäure abzubauen und zu deaktivieren. So kann der Antinährstoff in unserem Darm Verbindungen mit Mineralstoffen und essenziellen Arminosäuren eingehen, die für uns dann nicht mehr ernährungsphysiologisch verfügbar sind.

Auch Lektine sind solche Antinährstoffe. Sie sind unter anderem in Erdnüssen und Bohnen sowie in vielen Getreidearten enthalten. Ein Lektin mit dem Namen Phytohämagglutinin beispielsweise kommt in rauen Mengen in Kidneybohnen vor. Laut dem *Handbook of Foodborne Pathogenic Microorganisms and Natural Toxins* (auch bekannt als das *Bad Bug Book*) der US Food and Drug Administration (US-amerikanische Lebensmittelüberwachungs- und Arzneimittelbehörde FDA) kann bereits der Verzehr von vier bis fünf eingeweichten, aber ungekochten (rohen) Kidneybohnen Vergiftungssymptome auslösen, die mit extremer Übelkeit und Erbrechen anfangen, gefolgt von Durchfall und Unterleibsschmerzen. Lektine sind nicht nur toxisch, sondern hemmen auch die Fähigkeit unseres Körpers, Kalzium, Eisen, Phosphat und Zink für sich zu nutzen, und können Entzündungen auslösen. Weitere in Getreide, Samen, Nüssen und Hülsenfrüchten enthaltene Antinährstoffe sind Tannine und Saponine. Sie alle hindern unseren Körper daran, sich die Nahrungsmittel, die wir zu uns nehmen, auf möglichst unschädliche und nahrhafte Weise zunutze zu machen. Das heißt: Essen wir rohe, nicht eingeweichte, nicht fermentierte, nicht gekeimte Getreide, Samen oder Hülsenfrüchte, enthalten wir unserem Körper die maximale Nährstoffmenge vor, die sie zu bieten haben, und lassen darüber hinaus zu, dass sie uns der Nährstoffe berauben, die wir aus anderen Nahrungsquellen erhalten könnten.

Die Verdauungstrakte einiger Tierarten haben sich indes so entwickelt, dass sie in der Lage sind, mit diesem Hindernis umzugehen. Es lohnt sich, einmal genauer zu schauen, wie sie Samen und Getreide verarbeiten, denn unsere Vorfahren haben gelernt, diese Prozesse außerhalb ihres Körpers nachzuahmen. Die meisten Vögel beispielsweise ernähren sich überwiegend von Samen und Getreidekörnern. Ihrem Verdauungstrakt vorgelagert ist ein Kropf – eine sackartige Ausstülpung –, in welchem Getreidekörner und Samen bis zu 16 Stunden lang aufbewahrt werden können. In dieser warmen, feuchten Umgebung nehmen die Samen Feuchtigkeit auf, fermentieren und können sogar anfangen zu keimen, wenn sie lange genug im Kropf bleiben. Diese chemischen Prozesse neutralisieren die Phytinsäure und andere chemische Substanzen, spalten die komplexen Kohlenhydrate in Einfachzucker auf und senken den pH-Wert, womit sie ein schwer verdauliches Korn so umwandeln, dass der Vogelkörper es gefahrlos und effektiv nutzen kann. Als Nächstes gelangen die teilverdauten Körner in den Muskelmagen. Hier zersetzen und mahlen kleine Steine, sogenannte Gastrolithen, die zuvor von den Vögeln verschluckt wurden, die Samen und Körner, wobei sie von einer muskulären Reibeplatte unterstützt werden. Angesichts dieser komplexen biologischen Prozesse kann man sich vorstellen, was passieren würde, wenn Körner an Kropf und Muskelmagen vorbei direkt in den Magen gelangten. Genau das ist es jedoch, was wir unserem Organismus antun, wenn wir konventionelle Brote aus dem Supermarkt essen. Die unzureichende Verarbeitung dieser Nahrungsmittel könnte für die zunehmende Glutenunverträglichkeit verantwortlich sein.

Steuern wir also entgegen, indem wir die Vorgänge in Kropf und Muskelmagen – Einweichen, gemächliche Fermentierung, eventuelles Keimen und Zermahlen – außerhalb unseres Körpers nachmachen und Getreide erst dann konsumieren, wenn sein Zustand für unbedenkliche, verfügbare Nährstoffe sorgt. Obwohl es also aus biologischer Sicht korrekt wäre, Getreide, Samen, Hülsenfrüchte und sogar Nüsse (damit auch Brot) vom menschlichen Speiseplan zu streichen, ist ein genereller Verzicht keine Lösung. Denn diese Nahrungsmittel bieten durchaus gesundheitliche Vorteile. Wir sollten daher auch bei ihnen Techniken anwenden, die sie so unbedenklich und nahrhaft machen wie nur möglich. Es gibt einen einfachen Trick, mit dem wir Getreide und Samen dazu bringen, ihre Abwehrmechanismen außer Kraft zu setzen und die warmen, feuchten Bedingungen zu simulieren, die sie zum Keimen veranlassen. Verschiedene von unseren Vorfahren entwickelte Verfahren wie Einweichen, Ankeimen, Fermentierung, Nixtamalisation (dazu später mehr), Mahlen und Garen verändern die Zusammensetzung von Getreide und Samen radikal und machen sie nahrhafter und verdaulicher.

Es mag Sie überraschen, aber einige Archäologen gehen davon aus, dass das Bierbrauchen eine der ersten komplexen Verarbeitungstechnologien war, die es unseren Vorfahren vor etwa 13 000 Jahren ermöglichten, Nährstoffe aus Getreide zu gewinnen. Dazu musste zum Beispiel Gerste eingeweicht werden, bis sie austrieb (im modernen Brauwesen als Mälzen bekannt), wodurch Antinährstoffe wie Phytinsäure ausgeschaltet wurden und das Enzym Amylase, das für die entscheidende Umwandlung von komplexen Kohlenhydraten in fermentierbare und verdauliche Zucker zuständig ist, aktiviert wurde. Bierbrauer unterbrachen den Umwandlungsprozess, indem sie das ausgetriebene Getreide trockneten, manchmal auch rösteten und so eine längere Lagerung ermöglichten. Später wurde das Getreide auf eine spezielle Temperatur erhitzt und darauf gehalten, um die Umwandlung von Kohlenhydraten in Einfachzucker abzuschließen. Die bei diesem Prozess aus dem Getreide freigesetzten Nährstoffe wurden dann in Form von Bierwürze aufgefangen, gekocht und nach dem Auskühlen fermentiert. Bier ist heute nicht mehr unbedingt als Nährstoffquelle geläufig, aber für unsere Vorfahren war das Bierbrauen ein Meilenstein in der Nahrungsmitteltechnologie, um leicht verdauliche Nährstoffe aus ernährungsphysiologisch nicht verfügbaren Samen zu gewinnen. Bis zum 19. Jahrhundert wurde beim Bierbrauen wie bei der Herstellung von Sauerteigbrot mit Bakterien und Hefe fermentiert. Leider werden Brot wie Bier heutzutage überwiegend mit kommerzieller Hefe gemacht. Inzwischen gibt es allerdings einen wachsenden Nischenmarkt für »saure«, sprich mittels Bakterien- und Hefefermentierung hergestellte Biere. Das Gute beim Bier ist aber in jedem Fall, dass viel von dem Getreide in den frühen Phasen des Prozesses ausgetrieben/gemälzt wird.

Eine weitere Quelle für das Enzym Amylase ist unser Speichel, weshalb der Brauprozess in manchen Kulturen damit beginnt, die Getreidekörner zu kauen und wieder auszuspucken. Das weicht nicht nur die Körner auf und zerlegt sie, es ermöglicht auch den Amylase-Enzymen im Speichel, mit der Umwandlung der komplexen Kohlenhydrate anzufangen, bevor die Körner zu Alkohol fermentiert werden. Auf diese Weise wird zum Beispiel Chicha, ein uraltes, auf Getreide basierendes fermentiertes Getränk aus dem Andenraum, in traditionsverhafteten Familien hergestellt. In Japan wiederum wurde der Kuchikamizake (auf Deutsch etwa »im Mund gekauter Sake«) traditionell mithilfe des Speichels von Jungfrauen gemacht. Und im Regenwald von Peru entsteht ein alkoholisches Getränk namens Masato durch das Kauen und Ausspucken des Manioks. Es ist also durchaus denkbar, dass auch unsere Vorfahren diese Methode anwandten.

Neben dem Bierbrauen war Brotbacken eine weitere Möglichkeit, Getreide auf bekömmliche Art zu sich zu nehmen. Die frühen Bauern waren uns auch ernährungsphysiologisch um einiges voraus, denn das Getreide, das sie anbauten, enthielt viel mehr Nährstoffe als unser Getreide heute. (Denken Sie an die erwähnte Statistik: Die Durchschnittsernte hat sich in den USA zwischen 1873 und 2000 mehr als verdreifacht, der Mikronährstoffgehalt ist in 14 Weizensorten aber dramatisch zurückgegangen.) Nachdem die Bauern das Getreide geerntet hatten, trockneten und lagerten sie es. Doch die damaligen Lagerstätten waren natürlich nicht klimareguliert. Eindringende Feuchtigkeit regte das Getreide zum Keimen an. Für die Bauern, die das Getreide mit Blick auf eine längerfristige Lagerung trocken und unversehrt haben wollten, war das ärgerlich, doch ernährungsphysiologisch kam es ihnen zugute, da das Getreide auf diese Weise gewissermaßen vorverdaut und die wichtige Umwandlung der komplexen Kohlenhydrate bereits vor dem Verzehr in Gang gesetzt wurde. Als Nächstes kam das Mahlen auf Steinen (Sie erinnern sich an die Gastrolithen bei den Vögeln) an die Reihe, bevor das Getreide dann mit Wasser und Salz vermischt wurde. Danach ließ man das Ganze durch Zufügen einer sorgfältig gepflegten Mutterkultur mithilfe von Milchsäurebakterien und Hefe langsam fermentieren. Nach einem teils tagelangen Fermentierungsprozess wurde der Brotlaib geformt und schließlich gebacken.

In all diesen Beispielen begann der Prozess mit dem Einweichen und/oder Ankeimen der Getreidekörner; eine uralte Methode, die heute ebenso wertvoll und durchführbar ist. Da wir nicht die Fähigkeit besitzen, Phytinsäure zu metabolisieren (verstoffwechseln), liegt es nah, den Phytinsäuregehalt in einem Nahrungsmittel zu reduzieren, um unserem Körper eine bessere Aufnahme wichtiger Mineralstoffe zu ermöglichen. Bei Getreide, Samen und Hülsenfrüchten kann das mittels Ankeimen und Einweichen erreicht werden. Ankeimen senkt erwiesenermaßen den Phytinsäuregehalt in Getreide um bis zu 40 Prozent, und laut einer Studie aus dem Jahr 2012 geht der Phytinsäuregehalt von Kichererbsen (also einer Hülsenfrucht) durch zwölfstündiges Einweichen um bis zu 56 Prozent zurück. Es hat sich außerdem gezeigt, dass Ankeimen sowohl das Protein in Hirse und Gerste löslicher und verdaulicher macht (in Hirse um 55 Prozent und in Gerste um 80 Prozent), als auch den Gehalt an Vitaminen wie Folsäure, Niacin, Riboflavin, Thiamin, Vitamin A und Vitamin C ansteigen lässt. So wurde beispielsweise nachgewiesen, dass sich das B-Vitamin Folsäure um das Dreieinhalbfache erhöht, wenn Weizen gut vier Tage lang ankeimt. Ankeimen wirkt sich aber auch auf den Glutengehalt aus. Eine Studie zum achttätigen Ankeimen verschiedener Weizensorten ergab eine

Reduktion des Gesamtglutens um 35 Prozent in Khorasan-Weizen und um 62 Prozent in Svevo-Weizen. Noch bedeutsamer ist allerdings die Verringerung jener Glutenart, die Autoimmunreaktionen wie Zöliakie hervorruft: Toxisches Gluten sank bei Khorasan um bis zu 30 Prozent, bei Svevo sogar um bis zu 79 Prozent.

Das Ankeimen ist jedoch nur eine Methode, die beim Umgang mit Getreide nützlich ist. Noch wirkungsvoller ist eine gemächliche Fermentierung, wie sie unsere Vorfahren bei der Herstellung von Bier und Brot anwandten. Dieses Verfahren ist und bleibt das Nonplusultra, wenn es um die Umwandlung von Getreide in seine verdaulichste, wohlschmeckendste und nahrhafteste Form geht, vor allem bei der Herstellung von Sauerteig. Echtes Sauerteigbrot ist sogar noch nährstoffreicher als selbst gebackenes Weiß-, Vollkorn-, Roggen- oder Haferbrot, weil die Vitamine und Mineralstoffe im Getreide durch die Fermentierung noch besser verfügbar gemacht werden. Auch zur Vertreibung von Phytinsäure ist das Fermentieren höchst wirksam. Studien zu Naturreis haben gezeigt, dass der Phytinsäuregehalt dadurch um 56 bis 96 Prozent sinkt, und bei Perlhirse, die angekeimt und fermentiert wurde, ging das Phytat um 88,3 Prozent zurück. Sauerteig ist deshalb leichter verdaulich, weil der Abbauprozess bereits in Gang ist, er also gewissermaßen außerhalb unseres Körpers vorverdaut wird. Der Sauerteigprozess senkt auch den glykämischen Index (GI), der angibt, wie schnell ein Nahrungsmittel auf einer Skala zwischen 1 und 100 unseren Blutzucker ansteigen lässt (reine Glukose = 100). Das bedeutet, dass unser Körper (bzw. unser Blutzucker) den Verzehr von Sauerteigbrot völlig anders erlebt als den von kommerziell gefertigtem Brot. Im Grunde behandelt er Sauerteigbrot eher wie ein Gemüse als wie einen Laib Kohlenhydrate. Zur Veranschaulichung: Laut einer im Jahr 2020 in der Zeitschrift *Aging Clinical and Experimental Research* veröffentlichten Studie haben 30 Gramm Weiß- oder Vollkornbrot einen GI von 71, während die gleiche Menge an Sauerteigbrot auf 54 kommt. Nahrungsmittel mit einem GI-Wert über 70 gelten als hochglykämisch, Nahrungsmittel mit einem GI-Wert unter 55 als niedrig glykämisch. Das bedeutet, dass der Sauerteigprozess für die Verschiebung von einer hohen zu einer niedrigen GI-Einstufung verantwortlich ist, unabhängig davon, ob das Brot aus Weiß- oder aus Vollkornmehl besteht. Zur Orientierung: Eine Süßkartoffel hat einen GI-Wert von 54, eine Pastinake von 52 und grüne Erbsen von 51. Frühe Studien lassen sogar vermuten, dass Gluten durch die Sauerteig-Fermentation so weit abgebaut werden kann, dass es für Menschen mit Zöliakie nicht mehr schädlich ist.

Echter Sauerteig ist aber nicht nur nahrhafter, er ist auch eine überaus regionale Symphonie aus Konsistenz und Aroma, da er sich aus Milchsäurebakterien und wilder Hefe speist, die überall um uns herum existieren: in der Luft, die wir atmen, auf unserer Haut, auf unserer Küchentheke und in unseren Nahrungsmitteln. Wenn wir eine Sauerteig-Mutterkultur ansetzen und pflegen, machen wir uns einfach nur die für unsere Mikroumgebung spezifischen Bakterien und Hefen zunutze. So haben Studien aufgezeigt, dass sich Sauerteigbrot nicht nur bis in die geografische Region zurückverfolgen lässt, aus der es stammt, sondern sogar bis in die Bäckerei, in der es gebacken wurde. Selbst der Bäcker, dessen Hände den Teig geknetet und dabei Bakterien und Hefen hinterlassen haben, ist ausfindig zu machen. In unserer Kultur werden Bakterien oft sofort mit Krankheit assoziiert, aber auch hier ist Umdenken angesagt. Milchsäurebakterien sind nämlich ungeheuer gewinnbringend, und zu wissen, dass wir sie in unseren Nahrungsmitteln verwerten können, sorgt für eine tiefe Verbundenheit mit der Natur und der Region, die uns kulinarisch prägt.

Eine Anmerkung zu meiner Verwendung des Wortes *echt* in Verbindung mit Sauerteig: Sauerteig ist kein geschützter Begriff, weshalb er als Orientierungshilfe beim Brotkauf nicht ausreicht. Manche Unternehmen verwenden künstliche Säuerungsmittel zur

Herstellung von schnell aufgegangenem Hefebrot, sodass es nur ein wenig wie echter Sauerteig schmeckt. *Echtes* Sauerteigbrot hingegen enthält drei simple Zutaten: Mehl, Wasser und Salz. Wenn auf dem Etikett unter den Inhaltsstoffen Milch-, Zitronen-, Ascorbin- oder Essigsäure auftaucht, handelt es sich nicht um Brot, das einen langen Fermentationsprozess hinter sich hat – und was den Nährwert anbelangt, könnte man genauso gut Buttertoast essen.

Manche Menschen empfinden es als zu zeitaufwendig und kompliziert, Sauerteig selbst zu machen. Das habe ich früher auch gedacht. Als ich meine ersten Versuche mit Sauerteig startete, habe ich davon sogar meinen Tagesablauf bestimmen lassen. Jahrelang habe ich ständig gärenden Teig mit mir herumgeschleppt, vor allem an den Wochenenden, damit ich ihn versorgen konnte, während ich gleichzeitig an den Aktivitäten meiner umtriebigen Familie teilnahm und Botengänge erledigte. Einmal habe ich sogar einen wunderschönen Restaurantabend mit meiner Frau unterbrochen, um nach dem Teig zu sehen, der in einem Kübel im Auto lag. Mit der Zeit wurde das aber selbst mir zu viel, weshalb ich gut nachvollziehen kann, dass nur wenige von Ihnen sich so etwas antun wollen.

Meine Lösung sah folgendermaßen aus: Ich habe gelernt, die Temperatur und die Hydration zu steuern und ansonsten meinen Kühlschrank die Hauptarbeit erledigen zu lassen. Zur allgemeinen Erleichterung trage ich schon seit Jahren keinen Teig mehr mit mir herum und baue darauf, dass mein Kühlschrank die Gärung verlangsamt. Zwar kann der Herstellungsprozess von Sauerteigbrot anderthalb Tage und mehr betragen, aber mein Beitrag beträgt insgesamt nur 20 Minuten in kleinen Dosen. Dazwischen liegen längere Phasen, in denen Milliarden von nützlichen Mikroorganismen die Knochenarbeit erledigen. Die meisten Leute glauben auch, dass Sauerteig automatisch Brot bedeutet; dabei kann jede Backware aus Sauerteig bestehen: Zimtschnecken, Croissants, Pasteten, Pfannkuchen und vieles mehr. Außerdem lässt sich der Ablauf so steuern, dass das Gebäck am Ende nicht sauer schmeckt. Als Bäcker beziehungsweise Bäckerin können Sie eine Vielzahl von Faktoren bestimmen – Zeit, Temperatur, Wassermenge – und so Einfluss auf Geschmack und Säuregrad nehmen.

Zwar ist das Thema der Glutenunverträglichkeit ein sehr komplexes (und Zöliakie noch einmal etwas ganz anderes), doch kann ich aus eigener Erfahrung sagen: Solange ich Produkte auf Weizenbasis, die den bakteriellen Sauerteig-Fermentationsprozess durchlaufen haben, in Maßen esse, fühle ich mich gut. Alles andere wirkt sich verheerend auf meinen Darm aus und zieht gesundheitliche Probleme wie Entzündungen nach sich. Entsprechend berichten uns auch viele Kunden, die die Sauerteigbrote unserer Tochter kaufen, dass sie andere Brote auf Weizenbasis nicht vertragen, diesen Sauerteig aber unbeschadet essen können. Der Knackpunkt ist nicht einfach nur das Vorhandensein von Gluten, vielmehr geht es darum, wie das Gluten verarbeitet wurde. Der bakterielle Fermentierungsprozess wandelt das Gluten so um, dass es unbedenklicher und verdaulicher wird.

Lange fermentierter Sauerteig ist also eine geniale Lösung für die Verwandlung von Getreide. Aber was ist mit anderen Samenpflanzen wie Nüssen und Hülsenfrüchten? Wie bereits am Beispiel von Kidneybohnen gezeigt, können Hülsenfrüchte auch in puncto Toxine und Antinährstoffe problematisch sein. Nur nach dem Einweichen und Kochen sind sie ohne Bedenken zu genießen. Das *Einweichen in einer leicht alkalischen Lösung* optimiert die Entgiftung. Eine 2008 in der Fachzeitschrift *Nutrition and Food Science* veröffentlichte Studie berichtete von einer Verringerung der Pythinsäure um 78 Prozent und des Tannins um 66 Prozent, wenn die Kidneybohnen in mit Natron angereichertem Wasser eingeweicht und anschließend gekocht wurden. Bei Nüssen und Samen ist es nicht ganz so einfach. Sie sind wertvolle Proteinlieferanten, insbesondere für Menschen, die sich vorwiegend pflanzlich ernähren. Trotzdem haben sie ihre Schattenseiten, denn viele Nüsse und Samen enthalten extrem hohen Mengen an Oxalaten, einem besonders gefährlichen Giftstoff, der sich mit der Zeit im menschlichen Körper anreichert. *Healthline.com* zufolge empfehlen die meisten Gesundheitsversorger eine maximale Oxalatzufuhr von 40 bis 50 Milligramm pro Tag, wobei 100 Gramm gebrannte Mandeln bereits 469 Milligramm Oxalat enthalten, geröstete Cashewkerne 262 Milligramm und rohe Haselnüsse 222 Milligramm. Auch Sesamkörner und Mohnsamen sind reich an Oxalaten.

Dann ist da noch die Art und Weise, wie wir Nüsse zu uns nehmen. In der irrigen Annahme, Nüsse und Samen seien unbedenkliche ernährungsphysiologische Kraftpakete, folgern wir: »Wenn ein wenig gut ist, muss mehr noch besser sein.« Und schon werden Nüsse, Samen und aus ihnen bestehende Nahrungsmittel zu bevorzugten Zutaten für unsere Speisen und Snacks. In Familien, die der modernen Milchwirtschaft ablehnend gegenüberstehen und nach einer gesünderen Ernährung streben, ist »Milch« aus Mandeln und Co inzwischen ein Grundnahrungsmittel. Dabei verursacht der Verzehr von Mandelmilch unter anderem Nierensteine bei Kindern. Ebenso haben Backwaren aus Nussmehlen (zum Beispiel Mandelmehl) Konjunktur als glutenfreie Alternativen. In unseren Kühlschränken und Vorratskammern ruht also eine tickende Zeitbombe – und ob Einweichen und Ankeimen allein die Lösung sind, ist die Frage. Tatsache ist, dass die Entgiftung von Nüssen und Samen noch nicht ausreichend erforscht ist, auch wenn Fermentation und der Verzehr von Nüssen in Kombination mit Ergänzungsmitteln wie Kalzium und Magnesium vielversprechend klingen. Die wenigen Studien, die bislang vorliegen, widerlegen jedenfalls Einweichen und Ankeimen als sinnvolle Entgiftungsstrategien. So scheint das Einweichen von Nüssen an deren Phytinsäure- beziehungsweise Oxalatgehalt nichts zu verändern. Das Rösten entgiftet Nüsse ebenfalls nicht und macht sie auch nicht besser verwertbar, obwohl es Aromen freisetzt. Studien legen nahe, dass das Rösten in bestimmten Situationen oxidativen Stress reduzieren kann, wodurch das Fett der Nüsse weniger leicht ranzig wird. Unser Fazit zu Hause: Nüsse sind uns nicht so ganz geheuer. Wir essen nur sehr wenig davon und sind sehr wählerisch bei der Auswahl.

Die Nahrungsmittelkategorie – Getreide, Nüsse und Hülsenfrüchte –, auf die wir gemeinhin bauen, ist also um einiges komplizierter, als es den Anschein hat, und es geistern zahlreiche Falschinformationen und Volksweisheiten herum, die alles noch undurchsichtiger machen. Einziger Ausweg: Wir müssen die fundiertesten, bewährtesten und vertrauenswürdigsten Strategien bei ihrer Verarbeitung anwenden und sollten sie auch immer nur in Maßen konsumieren. Sie ganz aus dem Speiseplan zu streichen ist aber – wie bei allen Nahrungsmitteln, die unsere Vorfahren so zu verarbeiten lernten, dass sie den größten Nährwert daraus gewannen – weder notwendig noch vertretbar. Immerhin ist es so wohltuend, eine Scheibe frischgebackenes Brot, noch ofenwarm sowie reich an Tradition, Aroma und Regionalität, im Kreis seiner Liebsten zu verzehren. Nicht jeder wird Brot nun wieder in Gnaden aufnehmen wollen. Aber für jene, die sich doch nicht völlig ohne Getreideprodukte ernähren möchten, stellt echter Sauerteig aus eigener Herstellung den gesündesten Weg dar. Es macht Spaß, bestärkt und ist leichter, als Sie denken.

TIPPS UND REZEPTE

Getreide: Go oder No-Go?

Die folgende Aufstellung soll Ihnen die Entscheidung über einen Verzehr von getreidehaltigen Nahrungsmitteln unter Berücksichtigung biologischer und kultureller Komponenten erleichtern. Und so funktioniert's: Sie möchten herausfinden, ob Sie Getreidehaltiges essen sollten? Dann schauen Sie, ob Sie die ersten drei Fragen mit Ja beantworten. Können Sie auch die übrigen Fragen bejahen, haben Sie gute Argumente für einen Verzehr. Zugegeben, in der Regel ist so eine Entscheidung eher eine fließende Angelegenheit, aber die Liste veranschaulicht den Entscheidungsprozess.

1. Liefert mir das Nahrungsmittel beim Verzehr irgendwelche wichtigen Nährstoffe, sei es aus dem darin enthaltenen Getreide oder aus anderen Zutaten?
2. Wird mir der Verzehr Vergnügen bereiten?
3. Gibt es kulturelle Aspekte, die den Verzehr des Nahrungsmittels zu diesem Zeitpunkt sinnvoll erscheinen lassen?
4. Ist das Nahrungsmittel hausgemacht? Wurde es ohne Fertigprodukte und von jemandem zubereitet, dem nicht egal ist, was andere Menschen damit in ihren Körper aufnehmen?
5. Ist das Getreide so verarbeitet worden, dass die Nährstoffdichte und -verfügbarkeit und/oder die Verdaulichkeit verbessert wurden, etwa durch Fermentation, Einweichen oder Ankeimen?
6. Ist das Getreide mit mehr als einer der oben genannten Methoden verarbeitet worden?
7. Ist das Getreide hochwertig respektive ein Bioprodukt?
8. Handelt es sich um Vollkorn?
9. Ist es eine traditionsreiche Sorte?

Diese neue Herangehensweise hat den Umgang meiner Familie mit Getreideprodukten beträchtlich verbessert. Zunächst – und das ist vielleicht das Wichtigste – ist der Verzehr von bestimmten Nahrungsmitteln bei uns zu Hause jetzt mit sehr viel weniger Schuldgefühlen und Angst behaftet. Es ist in Ordnung – ja, wird sogar erwartet –, ein Stück von der Geburtstagstorte zu essen. Die positiven Auswirkungen auf die zwischenmenschlichen Beziehungen überwiegen bei Weitem die »gesündere« Entscheidung dagegen, allein schon wegen der Freude, die es dem Bäcker wie dem Beschenkten bereitet. Darüber hinaus kann Getreide nunmehr als, wie ich es nenne, unbeschriebenes Blatt zur Unterstützung einer Vielzahl von nahrhaften und köstlichen Speisen verwendet werden, als da wären Quiche, Risotto, Pizza und Pasta. In Kombination mit Eiern, Gemüse, Fleisch, Fett und Käse bereichern diese Getreide jedes Essen – und machen es auch gesünder.

Die besten Entgiftungsmethoden

Getreide: Platz 1 ist eine Kombination aus Ankeimen und bakterieller Fermentierung, Platz 2 das Fermentieren und Platz 3 das Ankeimen.
Weniger effektiv, aber immer noch nützlich ist das Einweichen in einer Säurelösung, zum Beispiel Kefir, oder in Wasser mit Zitronensaft oder Essig.
Das beste Brot, das Sie backen können, besteht aus bakteriell fermentiertem Sauerteig mit gekeimtem Mehl (obwohl das teuer ist), gefolgt von Sauerteigbrot aus nicht gekeimtem Mehl. Grundsätzlich kann man Sauerteig mit jedem Mehl herstellen, sei es nun Weizen-, Roggen-, Einkorn-, Dinkel- oder auch glutenfreies Mehl.

Hülsenfrüchte: Das Einweichen mit Natron und anschließendes Kochen (im Idealfall im Dampfkochtopf) ist die beste Lösung für Hülsenfrüchte. Sojabohnen sind besonders toxisch, und man sollte lieber darauf verzichten, es sei denn, sie sind fermentiert, aber auch dann gilt: Bitte nur in Maßen verzehren!

Körner: Man nehme Körner mit relativ niedrigem Oxalatgehalt wie Sonnenblumen-, Kürbis-, Wassermelonen- und Leinsamenkerne und halte sich von Körnern mit hohem Oxalatgehalt wie Sesam- und Mohnkörnern fern. Bei Körnern empfiehlt sich grundsätzlich das Ankeimen, gefolgt von Einweichen. Die drittbeste Methode ist einfaches Rösten, um Aroma und Haltbarkeit zu verbessern.

Nüsse: Wählen Sie Nüsse mit wenig Oxalat und anderen Tanninen. Ich persönlich meide Mandeln, Cashewkerne, Paranüsse und Pinienkerne ebenso wie alle aus ihnen hergestellten Produkte, also auch jegliche Nuss-»Milch«. Wie auch immer Sie sich entscheiden: Nüsse sollten nur in Maßen verzehrt werden.

Getreide ankeimen

Besorgen Sie sich hochwertiges, vorzugsweise organisches Vollkorn, das noch keimen kann. Hülsen, Keime, Kleie und Endosperm müssen also noch vorhanden sein. Mit geperltem, ausgedörrtem, gespaltenem, gerolltem oder zerhacktem Getreide funktioniert das nicht. Sprich: Das Getreide muss ruhend, aber lebendig sein.

Tipp:
Gekeimte Getreidekörner eignen sich zum Garnieren von Salat, passen aber auch bestens in den Teig von Airfield-Sauerteigbrot (Seite 186).

So geht's:
Die Körner in einen großen Glasbehälter geben. Das Glas sollte höchstens zu einem Drittel gefüllt sein, da sich die Körner auf etwa das Dreifache ihrer ursprünglichen Größe ausdehnen.

Ein Mulltuch oder ein anderes wasserdurchlässiges Material über dem Glas befestigen.

Das Glas mit warmem Wasser füllen und den Inhalt durch Schütteln vermischen, danach das Wasser ausseihen. Nun frisches warmes Wasser einfüllen, und zwar bis etwa 2,5 Zentimeter cm unter dem Rand. Die Körner – zur Vorbereitung aufs Keimen – über Nacht einweichen.

Am nächsten Tag das Glas umdrehen, die Körner erneut entwässern, wieder mit frischem warmem Wasser bedecken, das Ganze schütteln, wieder das Wasser abschütten und dann das Glas mit der Öffnung nach unten schräg in die Ecke eines Gefäßes stellen, sodass Wasserreste ablaufen können.

Danach weiterhin zweimal am Tag reinigen und abgießen, bis die Keime 30 bis 60 Millimeter lang sind. Das kann bis zu 5 Tage dauern, je nach Getreide und Raumtemperatur. Es geht darum, dass es seine Abwehrmechanismen verliert, die Phytinsäure deaktiviert, mit der Umwandlung der komplexen Kohlenhydrate und mit dem Keimen beginnt. Der Vorgang sollte allerdings unterbrochen werden, sobald das Getreide unbedenklich und verdaulich ist, weil es sonst zu viel Energie in die Erzeugung von neuem Leben steckt.

Ab diesem Zeitpunkt kann das Getreide verwendet werden. Es lässt sich, verstaut in einen luftdichten Behälter, auch bis zu einer Woche im Kühlschrank und bis zu 6 Monate lang im Gefrierschrank aufbewahren.

Getreide einweichen

Idealerweise sollte Getreide immer gekeimt werden. Ist es allerdings bereits geperlt, gerollt, gebrochen oder gemahlen, besitzt es die Fähigkeit zum Keimen nicht mehr. Dann bleibt nur noch die zweitbeste Methode: das Einweichen. Sie ist einfach und bewirkt trotzdem viele, wenn auch nicht alle Vorteile des Fermentierens und/oder Keimens. Der minimale zusätzliche Aufwand, rasch ein paar Zutaten zusammenzumischen und ihnen einen Platz auf der Küchentheke einzuräumen, lohnt sich in jedem Fall.

Zum Einweichen über Nacht gehört lauwarmes Wasser mit einem säurehaltigen Zusatz. Die leichte Säure trägt dazu bei, die Phytinsäure im Getreide zu neutralisieren und die Mischung vor schädlichen Pathogenen zu schützen. Die beste Wahl für den Säurezusatz sind Molke, Joghurt, Dickmilch, Kefir oder Rohessig. Mit pasteurisiertem Essig oder Zitronensaft klappt es notfalls auch, aber in ihnen tummeln sich nicht so viele lebende Probiotika wie in den anderen Alternativen. Ich mische im Verhältnis von 1 Esslöffel säurehaltige Substanz auf 1 Tasse Wasser.

So geht's:

1. Die Getreidekörner in einen ausreichend großen Glas- oder Keramikbehälter geben und mit einer Mischung aus warmem Wasser und einem Säurezusatz (im Verhältnis 1 Esslöffel Säure auf 1 Tasse Wasser) übergießen. Die Menge an Wasser muss dreimal so groß sein wie die Menge an Körnern, da sich die Körner ausdehnen, während sie die Feuchtigkeit aufnehmen.

2. Den Behälter zudecken und mindestens 8 Stunden oder über Nacht bei Zimmertemperatur stehen lassen. Falls nötig, Wasser abgießen, danach entweder gleich verwenden oder bis zu einer Woche im Kühlschrank beziehungsweise bis zu 6 Monate im Gefrierschrank aufbewahren.

Overnight-Flocken

Für 4 Personen

Bei geringfügiger Abwandlung von der üblichen Vorgehensweise beim Einweichen von Getreide kommt ein praktisches, köstliches und nährstoffreiches Frühstück dabei heraus. Und wenn Sie schon dabei sind, bereiten Sie am besten gleich eine ganze Ladung Overnight-Flocken zu, sodass Sie diese für ein entspanntes Frühstück oder eine kleine Zwischenmahlzeit griffbereit im Kühlschrank haben.

Zutaten:

1½ Tassen Haferflocken (vorzugsweise gekeimte, Seite 163)
1½ Tassen Kefir, selbst gemachte Dickmilch oder Joghurt
3 EL reiner Ahornsirup, Rohhonig oder Rohrzucker (z.B. Sucanat oder Muscovado)
2 EL ungesüßte Kokosraspeln
¾ TL Vanilleextrakt
1 Prise Meersalz

Zubereitung:
Alle Zutaten in einer mittelgroßen Schüssel vermischen. Das Ganze auf 4 Gläser verteilen und zudecken. Die Gläser für 6 bis 8 Stunden bei Zimmertemperatur ruhen lassen. Die Overnight-Flocken können entweder sofort gegessen oder ein paar Tage lang im Kühlschrank aufbewahrt werden. Sie schmecken sehr gut kalt, daher wäre ein idealer Ablauf, sie morgens vor der Arbeit anzusetzen, den

Tag über in der Küche stehen zu lassen und sie nach dem Heimkommen am Abend in den Kühlschrank zu stellen. Auf diese Weise hat man am nächsten Morgen das perfekte Frühstück.

Anmerkungen:
Falls Sie »Porridge«-Haferflocken verwenden, fügen Sie eine ¾ Tasse Kefir, Dickmilch oder Joghurt zusätzlich hinzu, denn diese Flocken nehmen mehr Feuchtigkeit auf.

Und was tun, wenn etwas übrig bleibt? Dehydrieren! Die Reste auf einem mit Backpapier ausgelegten Backblech ausbreiten und bei niedrigster Temperatur (in der Regel sind das 75 °C) einige Stunden lang in den Backofen stellen, bis die Mischung vollständig dehydriert und bröckelig ist. Aus dem Ofen nehmen und in kleinere Stücke brechen. Bei Zimmertemperatur lassen sie sich in einem luftdichten Behälter bis zu 3 Monate lang aufbewahren. Getrocknete Overnight-Flocken sind vielfältig verwendbar, zum Beispiel als Grundlage für Grillen-Granola (Seite 296).

Variante 1: Overnight-Flocken Schoko

Zum Grundrezept 4½ EL ungesüßtes Kakaopulver hinzufügen und den Vanilleextrakt weglassen.

Variante 2: Overnight-Flocken Zitrus

Zum Grundrezept die geriebene Schale und den Saft von 1 Zitrone, Limette oder Orange hinzufügen.

Variante 3: Porridge

Die Overnight-Flocken nach Grundrezept zubereiten. Dann ½ Tasse Milch hinzufügen und in einem kleinen Stieltopf unter gelegentlichem Umrühren auf mittlerer Hitze erwärmen, bis die Flüssigkeit absorbiert und die gewünschte Konsistenz erreicht ist.

Kochen von Bohnen und Kichererbsen

Ergibt etwa 6 Tassen

Wenn wir Bohnen oder Kichererbsen über Nacht in einer alkalischen Lösung aus Wasser mit Natronzusatz einweichen, sind sie am Ende unbedenklich und nahrhaft. Wie bei der Nixtamalisation von Mais (siehe Kapitel 5) werden in diesem Prozess die Antinährstoffe in den Kichererbsen ausgeschaltet und die Nährstoffe bioverfügbarer. Das Einweichen in einer alkalischen Lösung verringert außerdem die Kochzeit und verbessert die Konsistenz, weil das Pektin schneller und gründlicher abgebaut wird.

Zutaten:

- 2 TL Natron
- 4 Tassen Wasser
- 2 Tassen trockene Bohnen oder Kichererbsen
- 1 Zwiebel, halbiert
- 2 geschälte Knoblauchzehen

So geht's:

2 TL Natron in einer großen Schüssel mit 4 Tassen Wasser auflösen. 2 Tassen Bohnen beziehungsweise Kichererbsen hinzufügen und die Schüssel abdecken. Mindestens 12 Stunden einweichen.

Die Bohnen/Kichererbsen durch ein Sieb abgießen, gründlich abspülen und in einen mittelgroßen Topf geben. 2 geschälte Zwiebelhälften sowie 2 geschälte Knoblauchzehen hinzufügen und mindestens 5 Zentimeter hoch mit Wasser bedecken. Auf mittlerer Hitze zum Kochen bringen, dann bei geschlossenem Deckel auf kleiner Flamme köcheln lassen, bis die Bohnen/Kichererbsen weich sind. Das kann zwischen einer und 3 Stunden dauern, je nach Sorte, Größe und Alter der Bohnen und der Luftfeuchtigkeit in der Küche. Bei Bedarf Wasser nachgießen, damit die Bohnen immer gut bedeckt sind.

Alternativ können Sie die Bohnen auch mit ausreichend Wasser, der Zwiebel und den Knoblauchzehen 30 bis 40 Minuten lang in einem Dampfkochtopf garen.

Falls Sie die Kichererbsen für Avis traditionellen Hummus verwenden wollen (Seite 170) oder die Bohnen für Refried Beans (Seite 172), sollten sie unbedingt sehr weich sein – sie sollten sich leicht zwischen den Fingern zerdrücken lassen.

Avis traditioneller Hummus

Für 4 bis 6 Personen

Dieses Rezept hat mir mein Freund, der israelische Koch Avi Mor Mosseri, überlassen. Wir haben uns am Italian Culinary Institute kennengelernt, und er hat mich von den Vorteilen von Natron im Einweichwasser für Bohnen überzeugt. Avis Hummus-Rezept ist ohne jede Übertreibung das beste Hummus-Rezept, das ich kenne.

Die (aus Sesamkörnern bestehende) Tahini-Paste wurde durch Sonnenblumenbutter ersetzt, um den Oxalatgehalt im Hummus drastisch zu reduzieren.

Avi erklärte mir, dass trockene Kichererbsen sehr schnell oxidieren und verderben, wenn sie gekocht werden, und sogar noch schneller, wenn man sie zu einer Paste püriert. Deswegen sollte Hummus möglichst sofort nach der Zubereitung warm serviert werden. Kalt hält er sich nur einen Tag. Seriöse Hummus-Restaurants im Nahen Osten bereiten ihn immer frisch zu, und viele von ihnen bereiten die tägliche Portion Kichererbsen für das Tagesgeschäft zu und schließen ihren Laden, sobald alles aufgebraucht und verkauft ist. Das ist auch der Grund, weshalb wirklich guter Hummus nur schwer zu bekommen ist. Warum ihn also nicht einfach zu Hause selbst machen?

Zutaten:

2 Tassen eingeweichte und gekochte Kichererbsen, die noch warm abgeschüttet wurden (Seite 168)
½ Zwiebel aus dem Kichererbsen-Topf
1 geschälte Knoblauchzehe
1 EL Olivenöl plus noch etwas zum Beträufeln

1 TL frisch gepresster Zitronensaft
½ Tasse Sonnenblumenbutter
1 Tasse warmes Wasser nach Bedarf
Meersalz und frisch gemahlener schwarzer Pfeffer
fein gehackte frische Petersilie zum Garnieren
Butter Bite Cracker (Seite 184) als Beilage

Zubereitung:
Kichererbsen, Zwiebel, Knoblauch, Olivenöl und Zitronensaft in einer Küchenmaschine zu einer geschmeidigen Masse verarbeiten. Die Sonnenblumenbutter hinzufügen und weiterverarbeiten. Falls die Paste zu dick ist, warmes Wasser hinzufügen, jeweils nur 1 Esslöffel, und dazwischen weiterverarbeiten, bis die gewünschte Konsistenz erreicht ist. Der Hummus sollte cremig und nicht zu flüssig sein; gegebenenfalls können Sie mit noch etwas Sonnenblumenbutter nachhelfen. Mit Salz und Pfeffer nach Geschmack würzen.

Mit etwas Olivenöl beträufeln, mit Petersilie garnieren und warm servieren. Avis Hummus schmeckt lecker auf einen Cracker gestrichen.

Refried Beans

Für 4 bis 6 Personen

Kauft man Refried Beans in Dosen, bekommt man leider meist eine Pampe aus gekochten Bohnen. Diese fade Version eines eigentlich ebenso wohlschmeckenden wie nahrhaften traditionellen Gerichts ist in den vergangenen Jahrzehnten der Low-Fat-Welle zum Opfer gefallen und wird sogar als Low-Fat-Nahrungsmittel beworben. Traditionell werden Refried Beans zuerst gekocht und dann mit Schmalz aufgepeppt, was Nährwert und Aroma zugutekommt. Der Schlüssel zu köstlichen, unbedenklichen und nahrhaften Refried Beans liegt in der Kombination von drei Faktoren: Erstens: Weichen Sie die Bohnen in einer alkalischen Lösung ein. Zweitens: Gießen Sie das Kochwasser weg (in den meisten Rezepten wird später noch einmal etwas davon hinzugefügt). Drittens: Verwenden Sie hochwertiges Schmalz, das Sie entweder selbst hergestellt oder bei einem Erzeuger Ihres Vertrauens gekauft haben.

Zutaten:

½ Tasse Schmalz, Butter oder Schinkenfett
6 Tassen eingeweichte und gekochte Pinto- oder schwarze Bohnen, abgegossen (Seite 168)
Meersalz und frisch gemahlener schwarzer Pfeffer
1 Tasse warme Knochenbrühe (Seite 112) oder Wasser nach Bedarf

Zubereitung:

Das Schmalz in einer großen Pfanne bei mittlerer Hitze auslassen. Die Bohnen hinzufügen und mit einem Kartoffelstampfer oder einem Löffel zerstampfen. Weiter garen und rühren, bis die Bohnen alles Schmalz aufgenommen haben. Vom Herd nehmen und nach Geschmack mit Salz und Pfeffer würzen. Ich mag Refried Beans am liebsten dick und klumpig; wenn Sie eine dünnere Konsistenz bevorzugen, geben Sie esslöffelweise warme Knochenbrühe oder Wasser hinzu und rühren Sie, bis die gewünschte Konsistenz erreicht ist. Geschmeidigere Refried Beans lassen sich auch mit einem Pürierstab oder einer Weiterverarbeitung in der Küchenmaschine erreichen. Warm servieren.

SAUERTEIG: TIPPS UND REZEPTE

Standmixer und Waage

Die folgenden Rezepte eignen sich bestens für all jene, die zum Abmessen eine Küchenwaage benutzen und zum Mixen einen Standmixer. Beide Geräte sind sehr hilfreich, um ein stimmiges Endprodukt zu erhalten. Für die Leserinnen und Leser unter Ihnen, die ohne Waage und Standmixer auskommen, habe ich andere Maßangaben gemacht – ignorieren Sie dann also einfach die Gramm- beziehungsweise Literangaben. Und den Standmixer können Sie mithilfe der entsprechenden Anweisungen ebenfalls umgehen.

Dänischer Schneebesen

Zum Zusammenmischen des Sauerteigs kann man zwar auch einen Löffel oder einen Teigschaber verwenden, aber das gestaltet sich mitunter etwas schwierig, vor allem beim Auffrischen der Mutterkultur. Der steife, klebrige Teig haftet nämlich tüchtig an den Oberflächen, sodass es sich unter Umständen anfühlt, als würde man Beton verarbeiten.

Abhilfe schafft ein dänischer Schneebesen. Der hat eine feste, geschwungene Drahtschlaufe, die den Teig leicht und effizient verrührt, und kostet rund 10 Euro.

Backup nicht vergessen!

Wenn Sie die Mutterkultur erfolgreich angelegt haben, sollten Sie für ein »Backup« sorgen, für den Fall, dass dem Original etwas zustößt. Nehmen Sie dazu etwa 100 Gramm von Ihrer ursprünglichen Mutterkultur, verteilen Sie diese dünn auf einem Stück Backpapier und lassen Sie sie bei Zimmertemperatur vollständig trocknen. Benutzen Sie *nicht* den Herd, denn Sie wollen ja nicht die Bakterien und die Hefe abtöten.

Ist alles trocken, brechen Sie das Ganze in kleinere Stücke. In einem luftdichten Behälter können Sie diese bei Zimmertemperatur unbegrenzt aufbewahren. Bei Bedarf kann das »Backup« reaktiviert werden und ist nach ein paarmal Füttern bereit für den Gebrauch, sprich fürs Backen.

Mutter-»Mehl«

Wenn Sie noch viel Sauerteig-Mutterkultur übrig haben, streichen Sie sie so dünn wie möglich auf ein Stück Backpapier und lassen Sie das Ganze bei Zimmertemperatur vollständig trocknen. Benutzen Sie nicht den Herd, denn Bakterien und Hefe sollen ja nicht absterben.

Ist alles trocken, brechen Sie es auseinander und verarbeiten die Stücke in einer Küchenmaschine oder mit einem Stabmixer zu mehliger Konsistenz. Dieses »Mehl« ist ungeheuer wertvoll, da es den Sauerteigprozess durchlaufen hat und in seine unbedenklichste und gesündeste Form verwandelt wurde. Es lässt sich zum Bestäuben der Arbeitsfläche verwenden, damit der Teig nicht daran kleben bleibt, oder um Frittiergut darin zu wenden, bevor es in Teig getaucht wird.

Klebriger Teig?

Es gibt drei Mittel, die verhindern, dass Teig an den Händen oder auf anderen Oberflächen kleben bleibt: Mehl, Wasser und Fett.

Mehl: Gegen ein Anhaften des Teigs während des Vorformens, der Bankruhe, des Formens und der Gare kann man grundsätzlich jede Mehlsorte verwenden. Aber bitte immer so wenig wie möglich, da dieses Mehl ja nicht den Sauerteigprozess durchlaufen hat. Ich habe stets eine Schüssel mit Mehl neben meiner Arbeitsfläche stehen. Zum Bestäuben des Gärkorbs eignet sich Reismehl am besten, damit man den Teigling am Ende auch gut herausbekommt.

Wasser: Es sollte immer ein Behälter mit Wasser bereitstehen, um Teigschaber und ähnliche Arbeitshilfen vor dem Umlagern von Teig darin einzutauchen. Und wenn Sie vor dem Dehnen und Falten die Hände kurz in Wasser stecken, bleibt der Teig nicht an ihnen kleben.

Fett: Mit Schmalz, Butter oder einfach gesättigtem Öl (zum Beispiel natives Olivenöl extra) wird der Behälter vor der Stockgare eingefettet, damit beim Falten nichts kleben bleibt. Auch Backformen werden eingefettet, um das fertige Brot nach dem Backen leicht herauslösen zu können. Wichtig: Auf industrielle Nuss- und Kernöle verzichten!

So legen Sie eine Sauerteig-Mutterkultur an

Theoretisch sollte man nur einmal im Leben eine Mutterkultur anlegen müssen. Es gibt sogar Sauerteig-Mutterkulturen, die über 150 Jahre alt sind und noch genutzt werden! Ist sie erst einmal angelegt, wird sie nach einem bestimmten Pflegefahrplan am Leben und bei Kräften gehalten.

Denken Sie daran, nur Biomehl und ungechlortes Wasser zu verwenden, um Ihre Sauerteigmutter in Gang zu bringen. Ich empfehle in Flaschen abgefülltes Quellwasser. Es ist allerdings das einzige Mal, dass Sie auf die Wasserqualität achten müssen. Von nun an reicht Leitungswasser völlig aus. Doch für die Mutterkultur brauchen Sie unbedingt Wasser ohne Chlorzusatz, was in der öffentlichen Wasserversorgung nicht unbedingt der Fall ist. In diesem Arbeitsschritt ist Quellwasser deshalb am besten.

Zubereitung:

Tag 1

45 Gramm (¼ Tasse) Bio-Vollkornweizenmehl, 5 Gramm (2 TL) Bio-Roggenmehl und 40 Gramm (3 EL) chlorfreies Wasser in einer kleinen Schüssel vermischen, locker abdecken und an einen warmen Ort stellen.

Tag 2

Noch einmal 45 Gramm (¼ Tasse) Bio-Vollkornweizenmehl, 5 Gramm (2 TL) Bio-Roggenmehl und 40 Gramm (3 EL) chlorfreies Wasser in einer kleinen Schüssel vermischen und zur Mischung vom Vortag hinzufügen. Verrühren. Lose abdecken und an den warmen Ort zurückstellen.

Tag 3

100 Gramm (½ Tasse) Bio-Vollkornweizenmehl und 40 Gramm (⅓ Tasse) chlorfreies Wasser in einer kleinen Schüssel vermischen und zur Mischung vom Vortag hinzufügen. Verrühren. Locker abdecken und an den warmen Ort zurückstellen.

Tag 4

Jetzt sollten Sie eine blubbernde, sprich aktive Kultur haben, die bereit ist fürs Backen. Falls nicht, wiederholen Sie Schritt 3 so oft, bis es so weit ist. Die aktive Sauerteig-Mutterkultur kann sofort zum Backen verwendet werden. Man kann sie aber auch in einem Glas zugedeckt eine Woche lang im Kühlschrank aufbewahren und dann auffrischen.

So frischen Sie die Sauerteig-Mutterkultur auf

Dieses Rezept versorgt eine Sauerteig-Mutterkultur mit 80 Prozent Hydration. Nach jeder Auffrischung der Mutterkultur (entsprechend dem unten beschriebenen Verfahren) dauert es 12 bis 16 Stunden, bis sie reif genug ist, um Brot aufgehen zu lassen.

1. Ungefähr 12 Stunden vor dem Backen das Glas mit der reifen Mutterkultur aus dem Kühlschrank nehmen.
2. 200 Gramm (¾ Tasse und 2 EL) 24 °C warmes Wasser (jetzt reicht Leitungswasser aus, da die Kultur ja bereits besteht) mit 50 Gramm (¼ Tasse) reifer Mutterkultur und 250 Gramm (1⅔ Tassen) Brotmehl in einer mittelgroßen Schüssel verrühren.
3. Die Mischung in ein sauberes Glas geben, lose abdecken und bei Zimmertemperatur 12 bis 16 Stunden fermentieren lassen. Nach dieser Zeit ist sie zum sofortigen Gebrauch bereit. Sie kann aber auch im Kühlschrank aufbewahrt und im Laufe einer Woche genutzt werden, bevor eine Auffrischung nötig ist.

Dieser Pflegefahrplan gibt Ihnen die Freiheit, die Kultur jederzeit zu verwenden. Restliche Sauerteig-Mutterkultur lässt sich gut für Sauerteig-Pfannkuchen und -Waffeln (Seite 179), Butter Bite Cracker (Seite 184) oder andere Rezepte nutzen. Falls Sie die Kultur so lange gehen lassen, dass sich auf der Oberfläche eine gräuliche, sauer riechende und schmeckende Flüssigkeit (Fusel) bildet, gießen Sie diese einfach ab. Keine Bange, Ihre Mutterkultur ist deswegen nicht unbedingt hinüber. Sie braucht nur ein paar Streicheleinheiten, um wieder gesund zu werden. An diesem Punkt könnte eine mehrfache Auffrischung vonnöten sein, damit die Kultur ihre volle Stärke und ein optimales Aroma zurückgewinnt.

Sauerteig-Pfannkuchen und -Waffeln

Für 4 Personen

Dieses einfache Rezept ergibt besonders köstliche und nahrhafte Pfannkuchen. Sie mögen sich am Anfang vielleicht etwas überfordert fühlen, wenn Sie mit der Sauerteig-Mutterkultur arbeiten sollen, aber mithilfe der Anleitung werden Sie diese klebrige Glutenmasse ohne größere Probleme in einen fantastischen Pfannkuchenteig verwandeln, der allen schmeckt.

Wichtig ist, zu Beginn des Prozesses Kefir oder andere hochwertige (vorzugsweise lebende) Milchprodukte in die Mutterkultur einzuarbeiten, um die gewünschte Konsistenz herzustellen. Die Menge an Flüssigkeit hängt von verschiedenen Faktoren ab, weshalb es Ihnen überlassen bleibt, den Bedarf von Fall zu Fall einzuschätzen. Ich bin mir ziemlich sicher, dass das Rezept bei Ihnen zu Hause bald ein großer Renner sein wird.

Bitte beachten Sie auch die abschließende Anmerkung zum Waffelbacken.

Zutaten:

450 g (2 Tassen) reife Sauerteig-Mutterkultur (Seite 176)
Kefir, Buttermilch oder Milch nach Bedarf
1 TL Backpulver
½ TL Natron
½ TL Meersalz
1 großes Ei
2 EL reiner Ahornsirup, Rohhonig oder Süßungsmittel nach Wahl plus noch etwas zum Servieren
2 EL zerlassene Butter plus noch etwas für das Waffeleisen

frische Blaubeeren oder einige Stückchen hochwertige dunkle Schokolade (wahlweise)
Joghurt, Beerensauce oder fermentierte Butter (Seite 259) zum Servieren (wahlweise)

Zubereitung:
Mit einem angefeuchteten Teigschaber etwas von der Sauerteig-Mutterkultur in eine mittelgroße Schüssel geben und den Rest wieder in den Kühlschrank stellen. Kefir (oder andere Flüssigkeit) nach und nach hinzufügen und rühren, bis eine leicht dickliche Teigkonsistenz entstanden ist. (Mit einem dänischen Schneebesen erzielt man das beste Resultat, aber ein Handmixer oder ein Holzlöffel tun's auch.) Da sich die Konsistenz der Sauerteig-Mutterkultur mit der Zeit verändert, hängt die benötigte Flüssigkeitsmenge auch vom Alter der Mutter ab.

Backpulver, Natron und Salz in einer kleinen Schüssel vermischen. In einer anderen Schüssel das Ei schlagen. Den Ahornsirup und die zerlassene Butter zum Ei hinzufügen und weiterschlagen, bis alle Zutaten vermischt sind. Den Inhalt beider Schüsseln zur Sauerteigmutter geben und alles mit einem Holzlöffel vermischen.

Eine Gusseisenplatte oder eine Pfanne bei mittlerer Hitze erwärmen. Etwas Butter in die Pfanne geben und darin schwenken, um sie gleichmäßig zu verteilen. Den Teig mit einem Messbecher oder einer Schöpfkelle auf die Gusseisenplatte gießen und mit dem Boden der Kelle gleichmäßig zu einem Kreis ausbreiten. Jetzt, falls gewünscht, die Beeren beziehungsweise die Schokolade hinzufügen. Diese appetitlichen Beigaben werden nacheinander aufgelegt und etwas eingedrückt. Auf diese Weise kann man verschieden gestaltete Pfannkuchen machen, und der Belag wird gleichmäßiger verteilt.

Nun backen, bis sich Bläschen bilden, der Rand bräunlich und fest wird. Pfannkuchen aus Sauerteig werden anders braun als die meisten anderen. Denn hier trägt die gebräunte Butter zu dem Aussehen und der Konsistenz bei, die wir alle so lieben.

Den Pfannkuchen an einer Seite vorsichtig mit dem Pfannenheber anheben, um zu sehen, ob er schon braun genug ist. Ist das der Fall: Wenden und die andere Seite backen.

Anschließend warm servieren.

Anmerkung:
Für Waffelteig nehmen Sie nicht nur 2 Esslöffel, sondern 3 Esslöffel Butter.

Sauerteig »Tempura« zum Frittieren

Ergibt etwa 1 Liter

Wenn man die Flüssigkeit im Pfannkuchenrezept durch Bier ersetzt sowie Ahornsirup und Butter weglässt, bekommt man einen gesunden Teig, mit dem sich von Zwiebelringen bis Fisch alles frittieren lässt.

Zutaten:

450 g (2 Tassen) reife Sauerteig-Mutterkultur (Seite 176)
1 Dose Bier (330 ml)
1 TL Backpulver
½ TL Natron
½ TL Meersalz
1 großes Ei

Zubereitung:
Mit einem angefeuchteten Teigschaber etwas von der Sauerteig-Mutterkultur in eine mittelgroße Schüssel geben und den Rest davon wieder in den Kühlschrank stellen. Das Bier nach und nach unterrühren, bis eine eher dünne Teigkonsistenz entstanden ist. (Mit einem dänischen Schneebesen erzielt man das beste Resultat, aber ein Handmixer oder ein Holzlöffel tut es auch.) Da sich die Konsistenz der Sauerteigmutter mit der Zeit verändert, hängt die benötigte Biermenge abgesehen davon vom Alter der Mutterkultur ab.

Backpulver, Natron und Salz in einer kleinen Schüssel vermischen. In einer anderen Schüssel das Ei schlagen. Den Inhalt beider

Schüsseln zur Sauerteigmutter geben und alles mit einem Holzlöffel vermischen.

Damit der Teig auch haftet, das Frittiergut in Mutter-»Mehl« (Seite 175) oder gekeimtem Mehl wenden, dann in den Teig eintauchen und frittieren.

Butter Bite Cracker

Ergibt etwa 200 Cracker

Dieses Rezept ist eine ausgezeichnete Möglichkeit, aus Resten von Sauerteigmutter noch einmal etwas Nahrhaftes und Haltbares zum Knabbern zu machen. Die Cracker schmecken perfekt zu Käse, aber auch ohne alles. Die kristalline Struktur des Meersalzes gibt den Crackern nicht nur ein schönes Aussehen, es verwöhnt auch die Geschmacksnerven. Oder Sie nehmen statt Meersalz die Everything-Bagel-Gewürzmischung; dann haben Sie mit den Crackern die ideale Unterlage für einen Frischkäse-Aufstrich.

Zutaten:

- 450 g (2 Tassen) reife Sauerteig-Mutterkultur (Seite 176)
- 221 g (1⅓ Tassen) Vollkornweizenmehl
- 9 g (1½ TL) Meersalz
- 66 g (⅓ Tasse) ungesalzene Butter auf Zimmertemperatur plus etwas zerlassene Butter zum Bestreichen
- Salzkristalle zum Bestreuen

Zubereitung:
Sauerteigmutter, Mehl, Salz und weiche Butter in die Schüssel eines Standmixers geben und mit dem Knethaken auf Stufe 1 vermischen, bis alle Zutaten vollständig untergearbeitet sind. Falls Sie ohne Mixer arbeiten: Die Zutaten mit einem dänischen Schneebesen oder einem Holzlöffel verrühren, bis es zu schwer wird.

Den Teig auf eine saubere Arbeitsfläche legen und kneten, bis alles gut vermischt ist. Nun in einen luftdichten Behälter packen oder in Plastikfolie wickeln und 6 bis 12 Stunden im Kühlschrank fermentieren lassen.

Den Backofen auf 175 °C vorheizen. Mehrere Backbleche mit Backpapier auslegen.

Den Teig mit einem Nudelholz oder einer Nudelmaschine in dünne (etwa 1,5 Millimeter) Bahnen ausrollen. Die Teigbahnen vorsichtig auf die Backbleche legen, in crackergroße Quadrate schneiden, mit zerlassener Butter bestreichen und mit Salzkristallen bestreuen.

20 bis 25 Minuten backen, bis sie knusprig und leicht gebräunt sind. Zum Abkühlen auf ein Kuchengitter legen. Ausgekühlt lassen sich die Cracker in einem luftdichten Behälter bei Zimmertemperatur mehrere Wochen aufbewahren.

Airfield-Sauerteigbrot

Ergibt 2 Laibe oder 12 Brötchen

Dieses Rezept habe ich mir ausgedacht, als meine Familie und ich während meines Sabbatjahrs in einem urigen Cottage auf dem Airfield Estate wohnten, einem ökologisch bewirtschafteten Lehrbauernhof in Dublin. Ich habe ein bisschen experimentiert, um mithilfe des Sauerteigprozesses und unter Verwendung von Vollkornweizenmehl einen optimalen Nährwert zu erzielen, ohne den von meinen Kindern geliebten Geschmack und die typische Konsistenz zu beeinträchtigen. Herausgekommen ist ein traditionelles Sauerteigbrot, das Sie Ihrer Familie bedenkenlos zu essen geben können.

Sollten Sie keine Waage benutzen, überlesen Sie einfach die Stellen mit den entsprechenden Maßangaben. Und wer nicht mit dem Standmixer arbeitet, kann gleich zur entsprechenden Anmerkung am Ende des Rezepts übergehen. Vielleicht ist Ihnen schon aufgefallen, dass die Entsprechungen Tasse / Gramm von Rezept zu Rezept variieren. Nehmen Sie daher immer die jeweils angegebene Menge, um das beste Ergebnis zu erzielen.

Zutaten:

574 g (2⅓ Tassen) Wasser (etwa 24 °C)
188 g (1 Tasse) reife Sauerteig-Mutterkultur (Seite 176)
626 g (4⅓ Tassen) Brotmehl
208 g (1¼ Tassen) Vollkornweizen- oder Vollkornroggenmehl
20 g (1 EL) Meersalz
188 g (1 Tasse) gekeimte Getreidekörner (wahlweise)
Reismehl zum Bestäuben

Zubereitung:
Wasser, Sauerteigmutter, Brotmehl und Vollkornweizenmehl in die Schüssel des Standmixers geben und mit dem Knethaken auf Stufe 1 so lange vermischen, bis alle Zutaten vollständig untergearbeitet sind. Den Knethaken entfernen, reinigen und zur Seite legen. Die Schüssel des Standmixers mit einem passenden Teller abdecken. Den Teig 30 bis 60 Minuten ruhen lassen.

Den Teller abnehmen, das Salz hinzufügen, den Knethaken wieder anmontieren und den Teig 3 Minuten lang auf Stufe 2 vermischen. Jetzt die gekeimten Getreidekörner (falls gewünscht) dazugeben und nochmals 30 Sekunden weitermischen. Ob der Teig fertig ist, kann man daran erkennen, dass er fester und geschmeidiger geworden ist und als Masse am Knethaken klebt, wenn er gegen die Seiten der Schüssel schlägt.

Den Teig in eine gefettete Schüssel geben, diese mit einem Teller abdecken und für die Stockgare zweieinhalb Stunden beiseitestellen.

Den Teig während der Stockgare zweimal – einmal nach 50 Minuten und einmal nach 100 Minuten – mehrfach falten, um das Gluten weiter auszubilden. Dazu den Teller abnehmen, mit der vorher in Wasser getauchten Hand den Teig aus der Schüssel nehmen und auseinanderziehen. Sie sollten fühlen können, wie sich das Gluten verfestigt, aber aufhören, bevor der Teig reißt (siehe Abbildung 1). Das gezogene Teigstück oben über die Teigmasse legen. Die Schüssel um 90 Grad drehen und das Ganze nun an den restlichen Seiten wiederholen. Falls der Teig am Schüsselrand klebt, könnte ein angefeuchteter Teigschaber Abhilfe schaffen. Den Teller wieder auflegen, weitere 50 Minuten warten und dann erneut falten.

Am Ende der Stockgare eine Arbeitsfläche leicht mit Mehl bestäuben. (Ein Häufchen Mehl zur weiteren Verwendung liegen lassen.) Den Teig halbieren (für Brötchen siehe Anmerkungen unten)

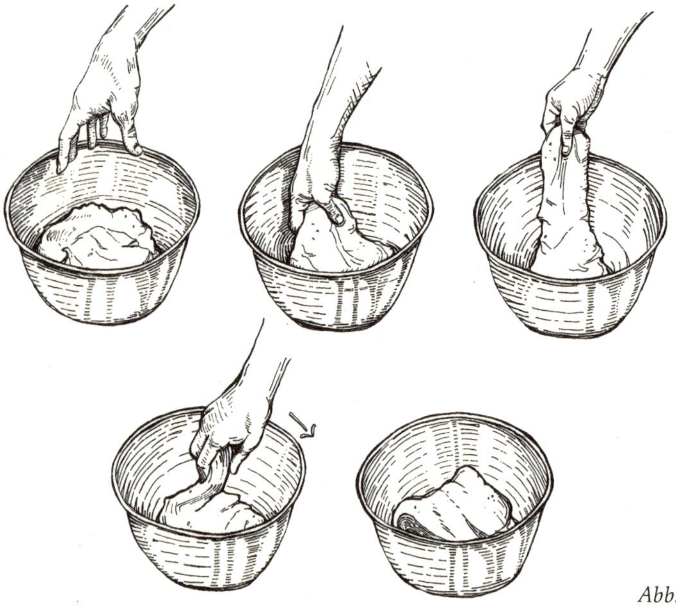

Abb. 1

und die eine Hälfte auf die Arbeitsfläche legen. Die Hände von hinten um den Teig legen, mit den Handflächen nach vorn und den Fingerspitzen aneinander. Die Außenseiten der Hände sollten die ganze Zeit über mit der Arbeitsfläche in Kontakt bleiben, während die Teigmasse langsam und vorsichtig nach vorn gezogen wird (siehe Abbildung 2). Der Teig unten bleibt auf diese Weise an der Arbeitsfläche haften und bildet eine Haut, die sich über den Gesamtteig ausbreitet, wenn die Masse zugeklappt wird. Sollte der Teig rutschen, statt sich zu dehnen, liegt zu viel Mehl auf der Fläche; dann muss sie mit etwas Wasser befeuchtet werden. Wenn der Teig an den Händen klebt, die Handflächen ins Mehl eintauchen. Mithilfe eines Teigschabers die Teigmasse anheben und um 90 Grad drehen, wieder hinlegen und noch einmal zuklappen.

Nachdem das in beide Richtungen vollzogen wurde, sollte ein relativ gleichmäßiger Ball entstanden sein mit einer glatten, leicht

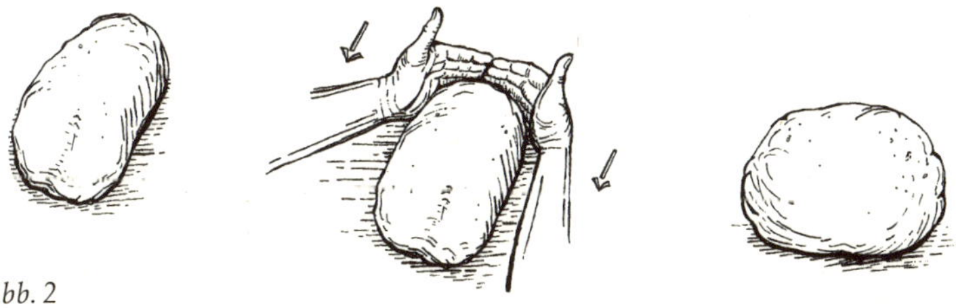

Abb. 2

angespannten »Haut«. Falls nicht, sind die Schritte noch ein- oder zweimal zu wiederholen.

Den Ball mit dem Teigschaber auf einer bemehlten Stelle der Arbeitsfläche beiseitelegen. Den Vorgang nun mit der anderen Teighälfte wiederholen und diese dann (nicht zu dicht) neben die erste legen. Die Teigbälle 30 Minuten ruhen lassen, damit sich das Gluten vor dem nächsten Schritt entspannen kann und die Oberfläche etwas austrocknet, sodass später nichts am Gärkorb kleben bleibt.

Die Gärkörbe mithilfe eines Siebs mit Reismehl bestäuben. Wer keinen Gärkorb zur Hand hat, kann auch eine Schüssel mit einem Geschirrtuch auslegen und es mit Reismehl bestäuben.

Mit dem Teigschaber zügig einen der Teigbälle aufnehmen und umgedreht in die Mitte der Arbeitsfläche legen. Überschüssiges Mehl abwischen. Wie bei einem Zifferblatt den Teig vorsichtig an der Position der 12 packen und bis zur Mitte führen. Das Gleiche mit allen geraden Zahlenpositionen (2, 4, 6, 8, 10) wiederholen (siehe Abbildung 3). Dadurch wird der Teig gleichmäßig gestrafft und kreisförmig gemacht. Den Teig umdrehen, sodass die Naht unten ist, und auf die gleiche Weise wie beim Vorformen eine runde Form mit gestraffter Oberfläche herstellen. Mit der Nahtseite nach oben in den Gärkorb legen. Das Ganze mit dem zweiten Teigball wiederholen.

Zudecken und 3 Stunden an einem warmen Ort ruhen lassen.

In der Zwischenzeit aus Backpapier einen Kreis schneiden, der in

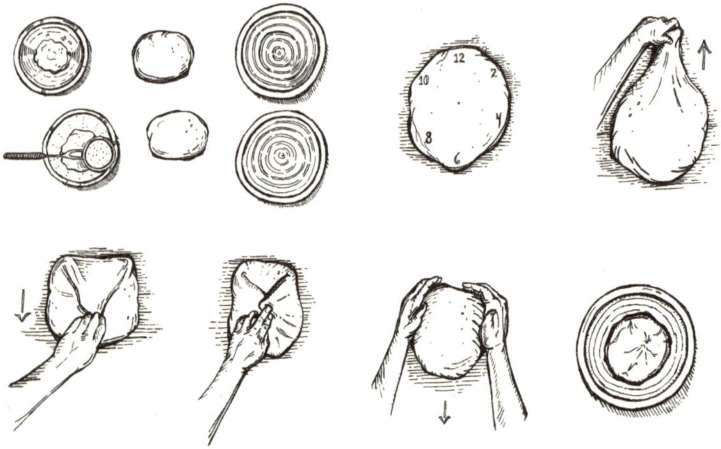

Abb. 3

den Deckel eines Feuertopfs (Dutch Oven) passt. Wenn Sie einen Pizzastein verwenden, ist das Backpapier nicht notwendig.

1 Stunde vor dem geplanten Backbeginn einen Rost in die Mitte des Backofens schieben und den Feuertopf kopfüber (also mit dem Deckel nach unten) auf den Rost stellen. Den Backofen auf 260 °C vorheizen. Warum der Feuertopf umgedreht wird? Weil es leichter und sicherer ist, den Teig in den flacheren Deckel zu legen als in den tiefen Topf.

Nach 3 Stunden einen der beiden Körbe mit dem Teig zugedeckt in den Kühlschrank stellen, um die Fermentierung zu verlangsamen, während der erste Laib backt. Mithilfe eines Siebs die freiliegende Oberfläche des anderen Teigballs leicht mit Mehl bestäuben, denn diese Fläche wird den Boden des Brots bilden.

Nun den Backpapierkreis auf den Korb legen und darüber ein Schneidebrett oder einen ähnlich stabilen flachen Gegenstand. Korb, Papier und Brett zusammen hochnehmen und das Ganze – mit einer Hand oben, mit der anderen unten – umgedreht auf die Arbeitsfläche stellen.

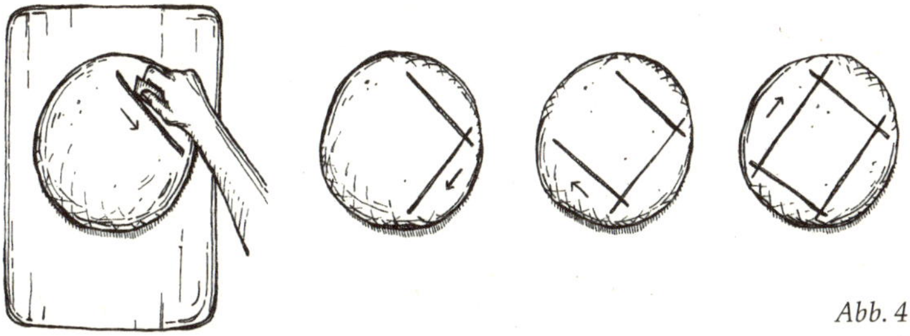

Abb. 4

Den Korb abnehmen und den Teig dann vorsichtig in die Mitte des Backpapiers schieben. Mit einem Bäckermesser oder einem Sägemesser zügig ein Muster in die Oberfläche des Teigs schneiden. Ein typisches Muster ist die Raute, wobei die Schnitte etwa 1,3 Zentimeter tief sein sollten (siehe Abbildung 4).

Mit hitzebeständigen Ofenhandschuhen den Feuertopf aus dem Ofen nehmen. Das Unterteil beiseitestellen. Schneidebrett samt Backpapier und Teig über dem Deckel des Topfs positionieren. Das Papier mit einer Hand am Rand festhalten und mit der anderen Hand schnell das Schneidebrett wegziehen, sodass Teig und Backpapier in den Topfdeckel fallen (siehe Abbildung 5). Nun den Topf – wieder umgedreht – auf den Deckel setzen und das Ganze zurück in den Ofen stellen. Die Ofentür schließen und die Temperatur sofort auf 230 °C verringern.

20 Minuten backen, dann den Topf vom Brot im Deckel nehmen. Ohne Abdeckung 20 bis 25 Minuten weiterbacken, sodass sich eine Kruste bildet und das Brot braun wird.

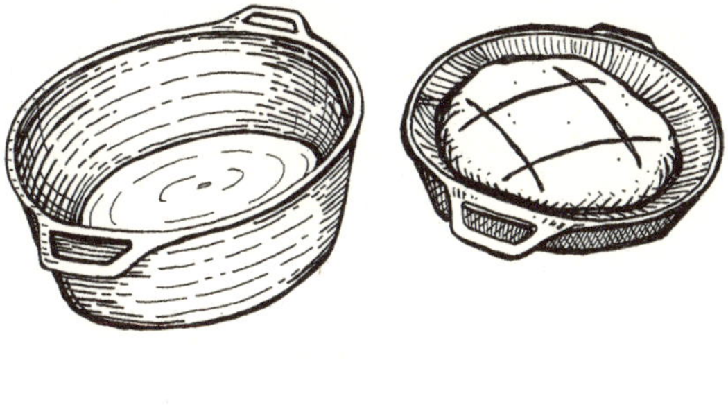

Abb. 5

Das Brot aus dem Ofen nehmen, samt Backpapier aus dem Deckel lösen und zum Abkühlen auf ein Kuchengitter setzen.

Den kompletten Feuertopf zurück in den Backofen stellen und die Temperatur wieder auf 260 °C erhöhen. Nach dem Vorheizen den restlichen Teig aus dem Kühlschrank nehmen und alle Schritte wiederholen.

Anmerkungen:
Falls Sie keinen Standmixer haben, können Sie das Rezept wie folgt abändern:

1. Wasser und Sauerteigmutter in einer großen Schüssel gleichmäßig verrühren. In einer anderen Schüssel die Mehle vermengen. Die trockenen Zutaten zu den feuchten geben und mit einem dänischen Schneebesen oder einem Holzlöffel so lange rühren, bis es zu schwer wird. Dann die Masse auf eine saubere Arbeitsfläche legen. Mehrere Minuten mit der Hand kneten, bis alle Zutaten gleichmäßig untergemischt sind und der Teig sich verfestigt.
In eine saubere Schüssel legen und 30 bis 60 Minuten mit einem Teller zugedeckt stehen lassen.
Das Salz hinzufügen und einkneten, bis der Teig glatt und elastisch ist.
2½ Stunden stockgaren und viermal in jeweils 30-minütigem Abstand falten.

2. Für Brötchen den Teig in 12 gleich große Portionen teilen, das abschließende Formen weglassen (die runde Form vom Anfang reicht aus) und auf einem Pizzastein oder einem Backblech bei 230 °C 15 bis 20 Minuten backen.

Wildgemüse,
geröstetes Knochenmark
und Sauerteig (S. 57)

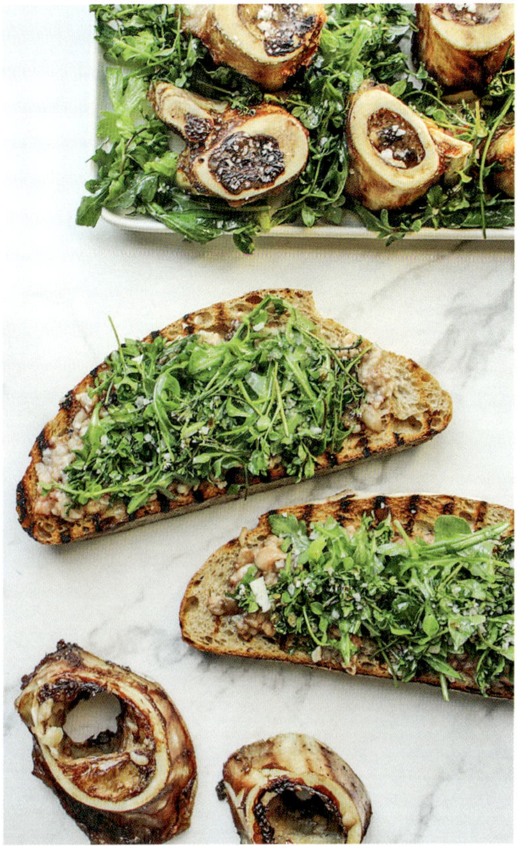

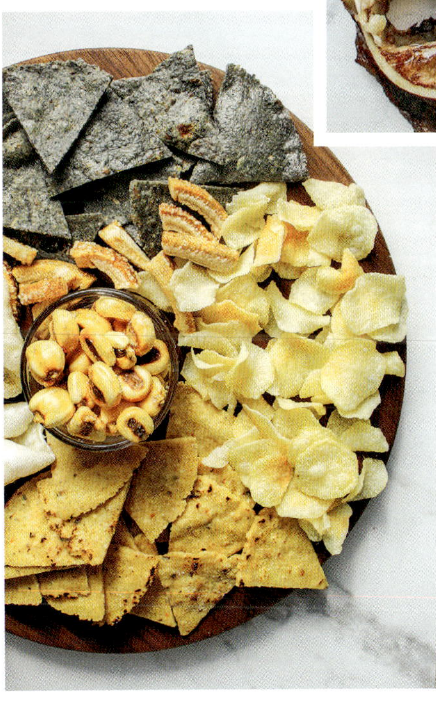

Lakto-Chips (S. 80), Nix 'Nacks (S. 224), Tortilla-Chips (S. 222), Rückspeck-Krusten (S. 132), Schweineschwarten-Chips (S. 130)

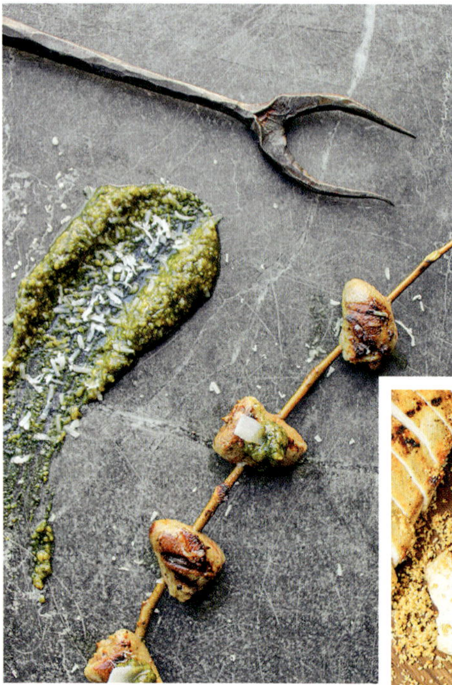

Gegrillte Hähnchenherzen
mit Wildkräuter-Pesto (Seite 117)

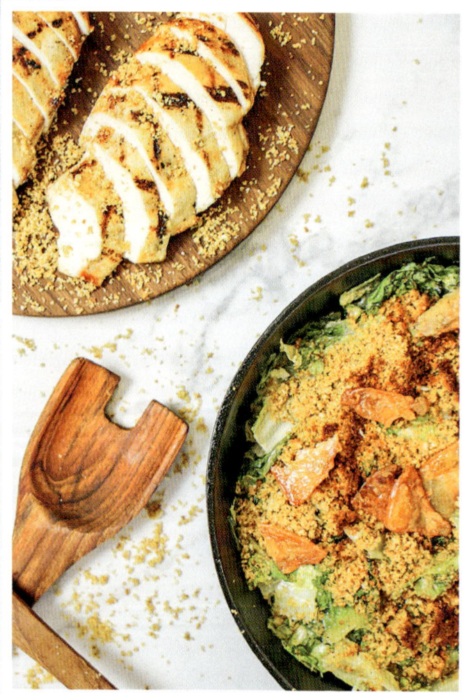

Chicken-Caesar Salad mit krosser
Hähnchenhaut (S. 126)

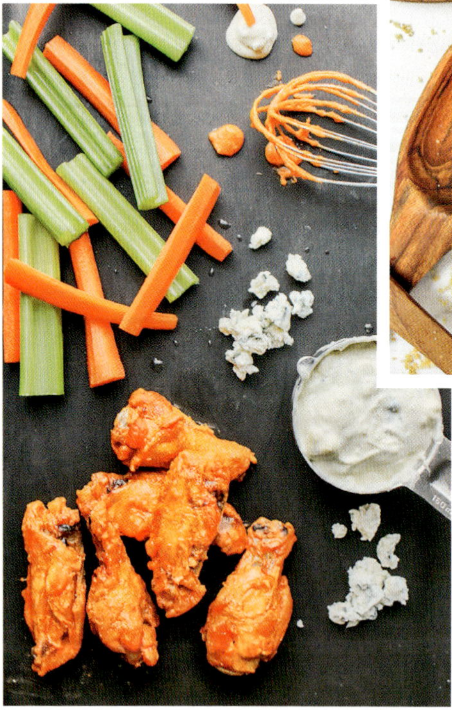

Frittierte Hähnchenflügel (S. 117),
Bolas Blauschimmelkäse-Dressing (S. 122),
fermentierte Karottensticks (S. 76)
und Sellerie

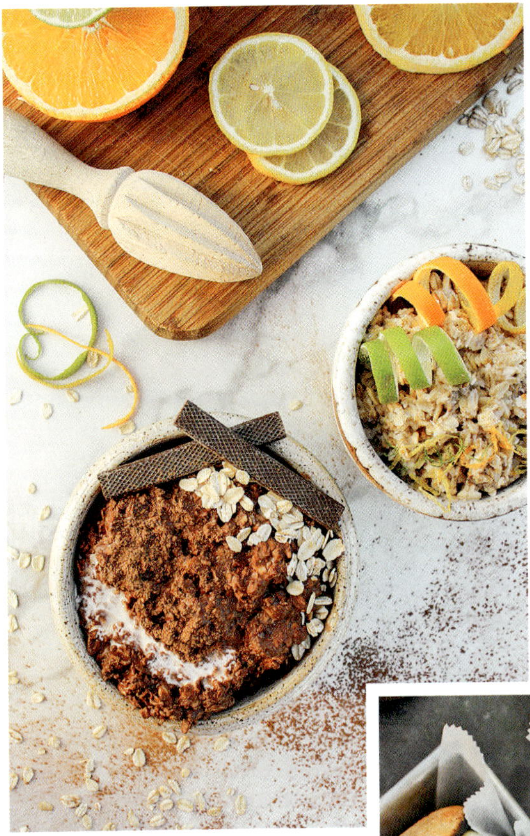

Overnight-Flocken Schoko
und Overnight-Flocken Zitrus
(S. 166 f.)

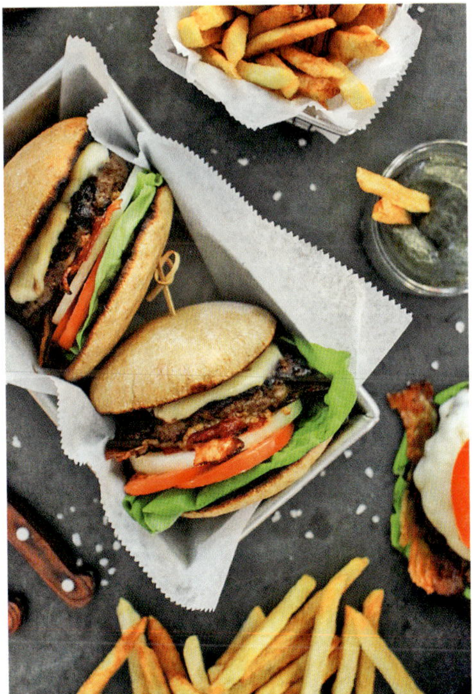

Der ultimative
Ganztier-Burger (S. 139),
Mozzarella (S. 262), Moderner
Steinzeitküchen-Speck (S. 136),
fermentierter Ketchup (S. 142),
Salat, Tomate und Zwiebel auf Airfield
Sauerteigbrötchen (S. 186) und
Holzkohle-Mayonnaise (S. 321)

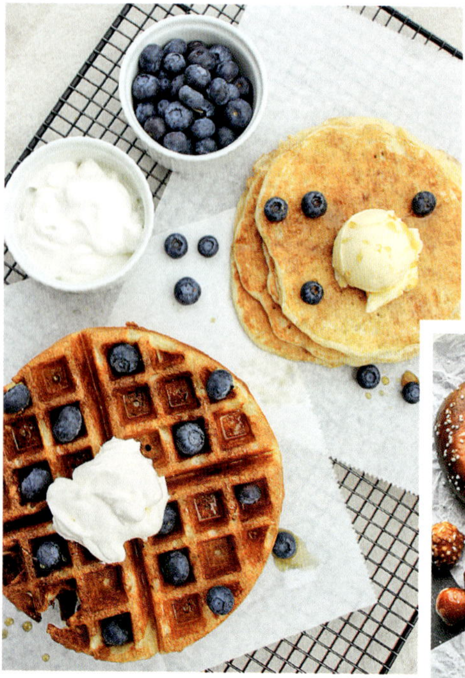

Sauerteig-Pfannkuchen und -Waffeln (S. 179) mit fermentierter Butter (S. 259), fermentiertem Rahm (S. 257), Blaubeeren und Ahornsirup

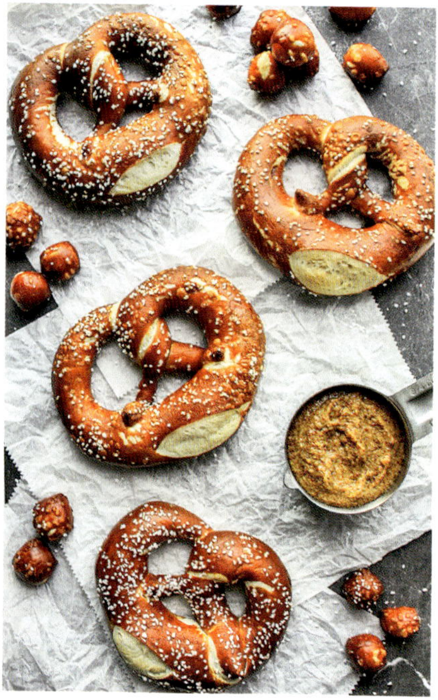

Sauerteig-Brezeln (S. 193) mit fermentiertem Senf (S. 144)

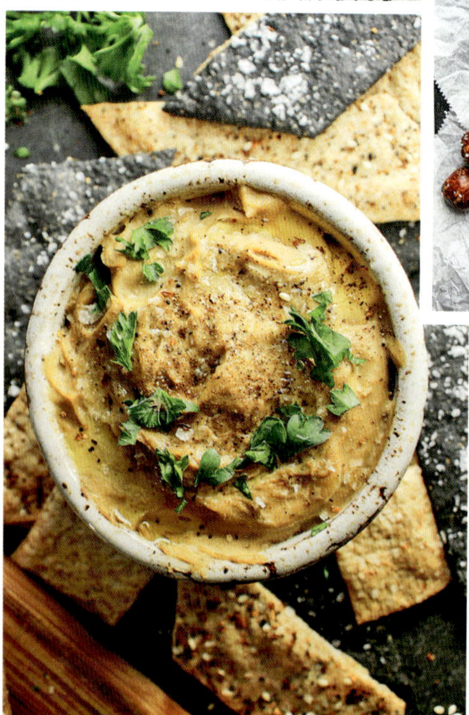

Avis traditioneller Hummus (S. 170) mit Butter Bite Cracker (S. 184) und Holzkohle-Cracker (S. 318)

Sauerteig-Pizza (S. 198) mit Mozzarella (S. 262), Ricotta und fermentierter gerösteter Paprika (S. 78)

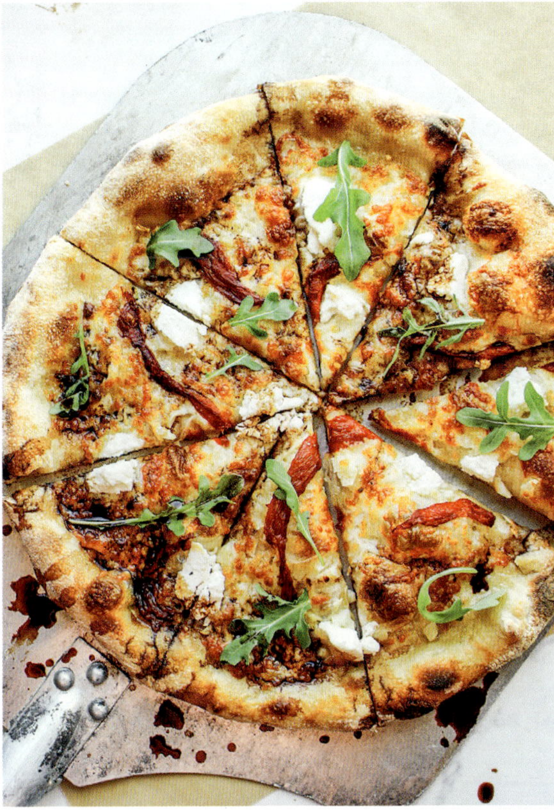

Hominy-Grütze (S. 226) mit fermentierter Butter (S. 259)

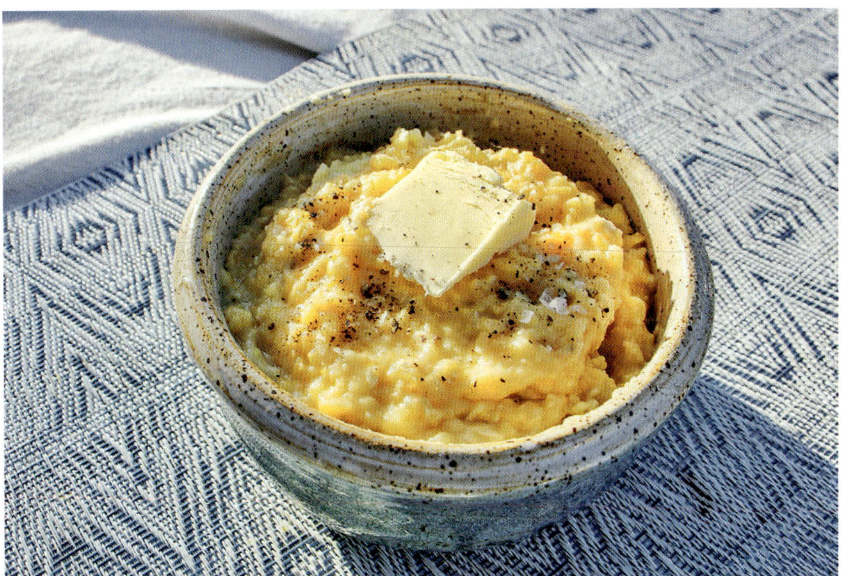

Mesophiler Joghurt (S. 252) mit Grillen-Granola (S. 296) und Blaubeeren

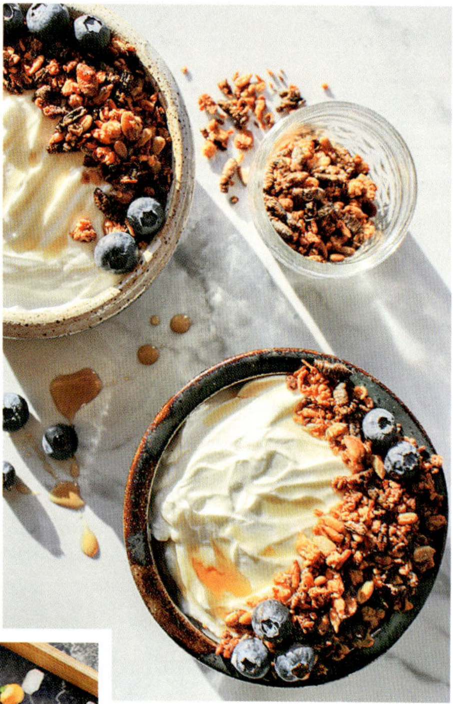

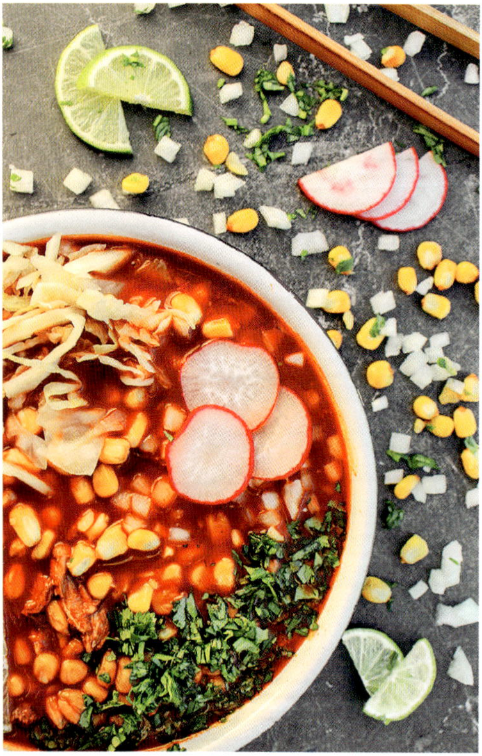

Pozole (S. 228) mit Sauerkraut (S. 73)

Grillen-Powerkugeln
(S. 294)

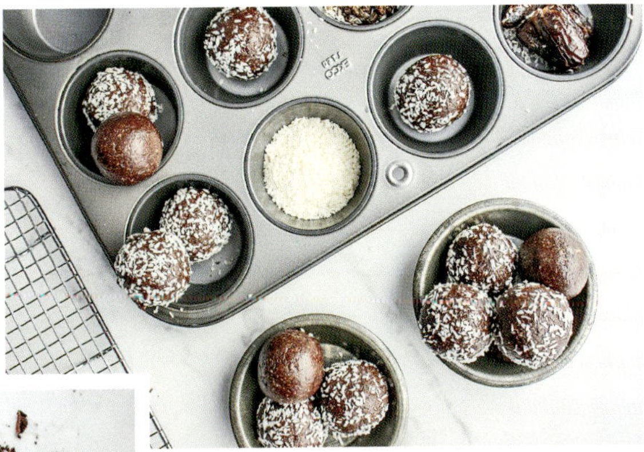

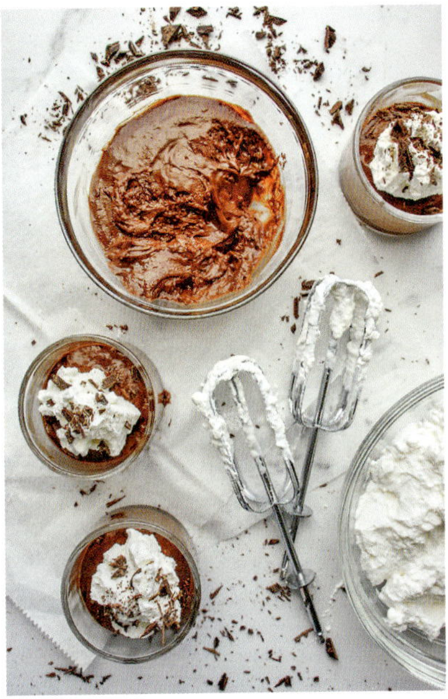

Jacqueline's
Schokoladenmousse
(S. 339)

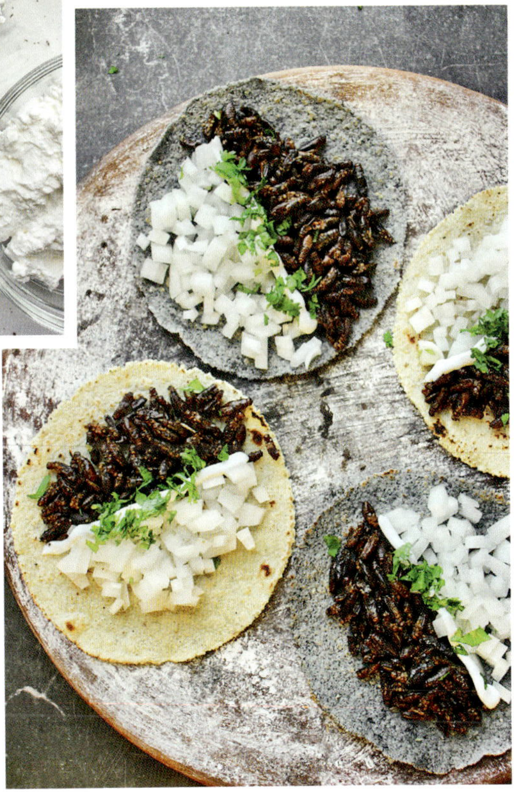

Tacos mit Tortillas (S. 220),
Chili-Limetten-Grillen (S. 298),
fermentiertem Rahm (S. 257),
rohen Zwiebeln und Koriander

Gesunde Fruchtgummis (S. 346)

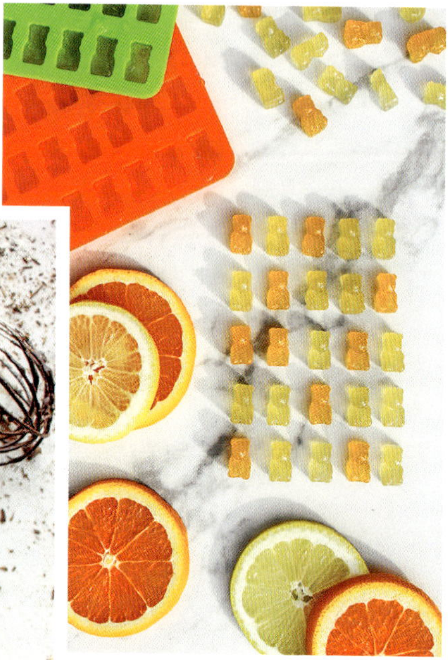

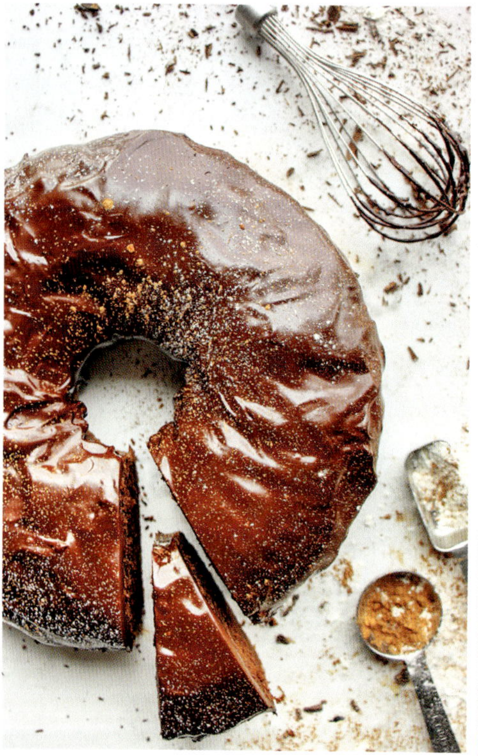

Schokoladen-Ahorn-Sauerteigkuchen mit Ganache (S. 348)

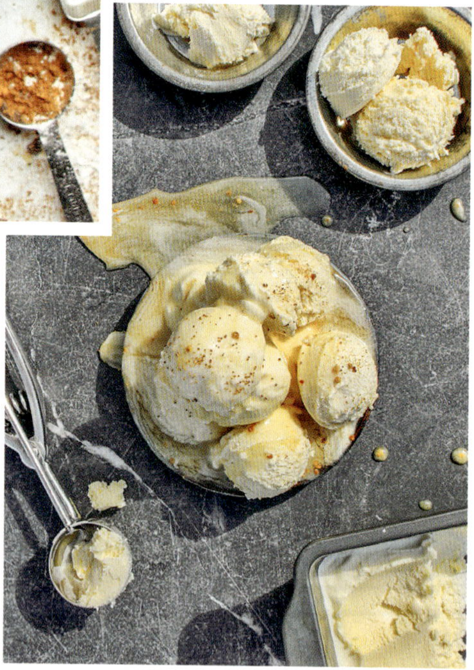

Honigeiscreme (S. 341) mit fermentiertem Honig (S. 344) und Blütenpollen

Sauerteig-Brezeln

Ergibt 10 Brezeln

Wer liebt sie nicht, die warmen weichen Brezeln direkt aus dem Ofen? Leider ist es so gut wie unmöglich, eine echte Sauerteig-Brezel aufzutreiben, und viele andere Brezeln enthalten jede Menge ungesunde Zutaten. Die gute Nachricht ist aber, dass man sie ohne Weiteres zu Hause selbst machen kann, was einem die gesamte Kontrolle über die Zutaten und den Herstellungsprozess gibt. Da diese Brezeln den Sauerteigprozess durchlaufen, haben sie die gleichen Vorteile wie ein gesundes Sauerteig-Landbrot. Sie können sie also guten Gewissens Ihrer Familie als besonderen Leckerbissen servieren – und Ihre Familie wird sie lieben.

Brezeln werden vor dem Backen in eine Laugenlösung getaucht, damit sie die besondere braune, ledrige Kruste bekommen. Allerdings birgt die Verwendung von Lauge einige Gefahren, insbesondere wenn Kinder mit in der Küche sind. Eine sicherere Alternative für die heimische Küche: die Brezeln kurz in Natron kochen. Das machen wir auch in diesem Rezept so. Wenn Sie mehr über den Gebrauch von Lauge wissen möchten, schauen Sie doch mal auf eatlikeahuman.com vorbei.

Zutaten:

800 g (5 Tassen) Brotmehl
390 g (1⅔ Tassen) Wasser (etwa 24 °C)
230 g (1⅓ Tassen) reife Sauerteig-Mutterkultur (Seite 176)
20 g (1 EL) Meersalz
60 g (⅓ Tasse) fermentierte Butter (Seite 259) oder
gekaufte ungesalzene Butter auf Zimmertemperatur

½ Tasse Natron
Brezel- oder koscheres Salz zum Bestreuen

Zubereitung:
Mehl, Wasser, Sauerteigmutter, Salz und Butter in der Schüssel eines Standmixers mit dem Knethaken 3 Minuten lang auf Stufe 1 und dann 6 Minuten lang auf Stufe 2 vermischen. Falls mit der Hand gearbeitet wird: Alle Zutaten etwa 10 Minuten lang zu einem glatten, elastischen Teig verkneten.

Den Teig in eine gefettete Schüssel legen, mit einem Teller abdecken und für die Stockgare 3½ Stunden beiseitestellen. Nach einer Stunde den Teig mehrfach falten. Dazu den Teller abnehmen, mit der vorher in Wasser getauchten Hand den Teig aus der Schüssel nehmen und auseinanderziehen. Sie sollten fühlen können, wie sich das Gluten verfestigt, aber aufhören, bevor der Teig reißt (siehe Abbildung 1 auf Seite 188). Das gezogene Teigstück oben über die Teigmasse legen. Die Schüssel um 90 Grad drehen und das Ganze an den übrigen Seiten wiederholen. Falls der Teig am Schüsselrand klebt, kann ein angefeuchteter Teigschaber Abhilfe schaffen. Den Teller anschließend wieder auflegen.

Am Ende der Stockgare eine Arbeitsfläche leicht mit Mehl bestäuben. Den Teig in 10 gleich große Portionen aufteilen. Jedes Teigstück zu einem 25 bis 30 Zentimeter langen Strang mit spitz zulaufenden Enden rollen. Die Stränge mit einem Handtuch bedecken und 20 Minuten ruhen lassen.

Mit leicht angefeuchteten Händen den Teig noch einmal rollen, und dabei jeden Strang auf etwa 40 Zentimeter verlängern. Die beiden Enden zweimal überkreuzen und dann zur traditionellen Brezelform auf den oberen Teig legen. Wenn die Enden nicht haften sollten, befestigen Sie sie mit einem Tropfen Wasser.

Die Brezeln in einen großen Behälter legen, ohne dass sie sich berühren. Abgedeckt über Nacht in den Kühlschrank stellen, um die

Fermentierung zu verlangsamen und den Teig zu festigen. Dann ist er später leichter zu verarbeiten.

Am nächsten Tag den Backofen auf 175 °C vorheizen. Ein Backblech mit Rand leicht einfetten.

Fürs Laugenbad: Das Natron in einem mittelgroßen Topf mit 2 Litern Wasser verbinden und auf mittlerer Hitze zum Kochen bringen.

Die Brezeln aus dem Kühlschrank nehmen und eine nach der anderen jeweils 15 bis 20 Sekunden lang im Laugenbad kochen. Mit einem Schaumlöffel herausnehmen und abtropfen lassen, dann auf das vorbereitete Backblech legen. Mit Brezelsalz bestreuen und 20 bis 25 Minuten lang backen, bis sie außen braun und ledrig sind und innen köstlich weich.

Sauerteig-Pasta

Für 4 bis 6 Personen

Pasta aus der Tüte ist nichts weiter als gekochtes Mehl und hat bei uns zu Hause nichts zu suchen. Aber die Kinder lieben Pasta nun mal, was mich dazu veranlasst hat, mir ein Rezept auszudenken, das zwei Probleme gleichzeitig löst: Das Mehl wird durch die Sauerteig-Fermentierung entgiftet und gewissermaßen vorverdaut, und das Eigelb lässt den Nährwert in die Höhe schießen.

Für einen Pastavorrat, der bei Bedarf direkt aus dem Gefrierschrank ins kochende Wasser kommt, einfach die Mengenangaben im Rezept verdoppeln oder verdreifachen und nach dem Ausrollen und Zurechtschneiden der Pasta einen Teil davon einfrieren.

Zutaten:

650 g (5 Tassen) reife Sauerteig-Mutterkultur (Seite 176)
650 g (4½ Tassen) Nudelmehl (oder Mehl nach Wahl)
12 große Eigelbe
20 g (1 EL) Meersalz

Zubereitung:
Alle Zutaten mit einem dänischen Schneebesen oder einem Holzlöffel in einer großen Schüssel vermischen. Den Teig auf die Arbeitsfläche legen und mit der Hand zu einem glatten Teig verkneten. Den Teig in Plastikfolie wickeln oder in einen ausreichend großen Behälter legen, sodass er sich während der Fermentierung verdoppeln kann. Nun 6 bis 12 Stunden zum Fermentieren abgedeckt in den Kühlschrank stellen.

Mit dem Nudelholz oder einer Nudelmaschine den Teig anschließend etwa 1,6 Millimeter dick ausrollen und in die gewünschte Form schneiden. Falls nötig, mit ein wenig Mehl den Teig am Festkleben hindern.

Nun entweder die Pasta sofort in kochendem Salzwasser garen oder sie in einem luftdichten Behälter aufbewahren (im Kühlschrank ein paar Tage, im Gefrierschrank mehrere Monate haltbar).

Sauerteig-Pizzaboden

Ergibt 6 Pizzaböden

Vor über zehn Jahren bauten Christina und ich uns in unserem Garten einen Holzbackofen. Wir waren total begeistert von der Aussicht, darin selbst Sauerteigbrot und Pizzen machen zu können. Unsere Kinder teilten unsere Begeisterung anfangs allerdings nicht. Dafür mussten sie zu viele suboptimale Pizzen mit verkohlten Unterseiten oder stümperhaft gemachtem Käse ertragen, während wir uns standhaft weigerten, den Lieferservice in Anspruch zu nehmen. Erst als wir von Chefkoch John Nocita am Italian Culinary Institute lernten, wie man das Feuer richtig entfacht und in Gang hält und wie man die Pizzen professionell backt, stellte sich der Erfolg ein. Heute sind unsere Pizzen nicht nur schöner und leckerer als jede gekaufte, sondern auch äußerst gesund.

Hier unser begehrtes Rezept für Pizzaböden, das auf dem Pizzateigrezept des Italian Culinary Institute beruht, von mir aber in ein Sauerteig-Rezept umgewandelt wurde.

Wir machen es am liebsten so:

Zuerst rollen wir den Teig zu Kreisen mit einem Durchmesser von 30 Zentimeter aus. Die beträufeln wir mit etwas nativem Olivenöl extra, geben gehackten Knoblauch, Salz, Mozzarella (Seite 262), Ricotta (Seite 274) und fermentierte geröstete Paprika (Seite 78) dazu und backen sie in unserem Holzbackofen oder auf einem Pizzastein in unserem Küchenofen 10 bis 15 Minuten bei 290 °C, bis der Käse geschmolzen und der Boden goldbraun ist. Sobald die Pizzen aus dem Ofen heraus sind, runden wir sie mit Rucola und Balsamicoessig ab.

Zutaten:

1 kg (7 Tassen) Brotmehl
508 g (2¼ Tassen) Wasser (etwa 24 °C warm)
200 g (1 Tasse) reife Sauerteig-Mutterkultur (Seite 176)
100 g (⅓ Tasse plus 1 EL) Schlagsahne
80 g (⅓ Tasse plus 1 EL) Bier
30 g (1½ EL) Meersalz
8 g (1½ TL) Zucker

Zubereitung:
Alle Zutaten in der Schüssel eines Standmixers mit dem Knethaken 2 Minuten lang auf Stufe 1 verrühren, dann weitere 5 Minuten lang auf Stufe 2. Den Knethaken entfernen und die Schüssel mit einem großen Teller abdecken. Für die Stockgare 2½ Stunden beiseitestellen und dabei alle 30 Minuten mehrfach falten. Dazu den Teller abnehmen, mit der vorher in Wasser getauchten Hand den Teig aus der Schüssel nehmen und auseinanderziehen. Sie sollten fühlen können, wie sich das Gluten verfestigt, aber aufhören, bevor der Teig reißt (siehe Abbildung 1 auf Seite 188). Das gezogene Teigstück über die Teigmasse legen. Die Schüssel um 90 Grad drehen und das Ganze an den übrigen Seiten wiederholen. Wenn der Teig am Schüsselrand klebt, kann ein angefeuchteter Teigschaber Abhilfe schaffen. Den Teller wieder auflegen und nach 30 Minuten erneut falten.

Man kann den Teig natürlich auch ohne Standmixer zubereiten. Dazu alle Zutaten in eine große Schüssel geben und mit einem dänischen Schneebesen oder einem Holzlöffel verrühren. Den Teig auf der Arbeitsfläche etwa 10 Minuten lang mit der Hand zu einem glatten, elastischen Teig verkneten. Danach der Anleitung zu Stockgare und Falten folgen.

Den Teig in 6 gleich große Portionen aufteilen, diese zu festen Bällen formen und in 6 Schüsseln oder andere kleinere Behälter legen. Mit Plastikfolie oder -deckeln abdecken und bei Zimmertemperatur 1½ Stunden ruhen lassen.

Den Teig über Nacht oder bis zu 2 Tage lang in den Kühlschrank stellen. 3 bis 5 Stunden vor Gebrauch aus dem Kühlschrank nehmen. (Jetzt könnten Sie den Teig auch fest einwickeln und für mehrere Monate einfrieren. Vor dem Gebrauch aber darauf achten, dass er vollständig aufgetaut ist und Zimmertemperatur hat.)

Sauerteig-Croutons

Ergibt etwa 2 Tassen

Unsere Bäckereikunden schwören auf diese Croutons, denn sie eignen sich hervorragend als Krönung von Salaten und Suppen, als Grundlage für Füllungen sowie als Snack, von dem man nicht mehr lassen kann. Olivenöl und Rosmarin sind eine gute Kombi für Salatcroutons und Füllungen, während die Croutons-Kombi aus Butter und Old-Bay-Gewürzmischung sowohl Fischsuppe als auch Krabben-Dips perfekt ergänzt.

Zutaten:

4 Scheiben altbackenes Sauerteigbrot
2 EL natives Olivenöl extra oder zerlassene Butter
Meersalz
getrockneter Rosmarin, Old-Bay-Mischung oder andere Gewürze nach Wahl

Zubereitung:
Den Backofen auf 120 °C vorheizen.

Das Brot in Würfel schneiden, in Olivenöl beziehungsweise zerlassener Butter schwenken, salzen und nach Belieben würzen. In einer einzigen Schicht auf einem Backblech mit Rand verteilen. Unter gelegentlichem Schwenken etwa 40 Minuten backen, bis alle Croutons trocken und leicht gebräunt sind.

Man kann die Croutons gleich verwenden oder in einem luftdichten Behälter bei Zimmertemperatur mehrere Wochen lang aufbewahren.

Grannys Brot

Ergibt 1 Brot

Meine Großmutter mütterlicherseits lud oft sonntagabends zum Dinner. Das waren besondere Ereignisse, für die sich die ganze Familie in Schale warf. Granny servierte als Vorspeise Wheat Thins Cracker und Portwein-Cheddar, mixte für die Erwachsenen Cocktails und machte Wackelpudding mit Sellerie und Walnüssen. Das Highlight aber war das Brot, das Granny in Aluminiumfolie verpackt direkt aus dem Ofen servierte. Meine Schwester Heather und ich zankten uns immer um die mit Butter, Knoblauch und Gewürzen durchtränkten Scheiben in der Mitte. In meiner eigenen Familie gehört das Brot inzwischen bei besonderen Anlässen zum Standardrepertoire. Wenn meine Kinder es essen wollen, sagen sie: »Mach doch noch mal Grannys Brot.«

Zutaten:

1 Laib Airfield-Sauerteigbrot (Seite 186) oder ein anderes echtes Sauerteigbrot
1 Tasse fermentierte Butter (Seite 259) oder gesalzene Butter aus dem Laden bei Zimmertemperatur
2 TL getrocknete Petersilie plus noch ein wenig zum Garnieren
½ TL getrockneter Oregano
½ TL getrockneter Dill
2 gehackte Knoblauchzehen
2 EL geriebener Parmesan

Zubereitung:
Den Backofen auf 200 °C vorheizen.

Das Brot in 2,5 Zentimeter dicke Scheiben schneiden. In einer mittelgroßen Schüssel Butter, Petersilie, Oregano, Dill und Knoblauch zu einer Kräuterbutter vermengen. Die Butter auf alle Brotscheiben streichen und diese dann wieder zu einem Laib zusammensetzen. Das Brot in Alufolie einwickeln, diese aber oben offen lassen. Die restliche Butter auf die Brotkruste streichen und dann mit Parmesan und Petersilie bestreuen.

Das Brot im Ofen erwärmen, bis die Butter geschmolzen und das Brot oben braun ist.

KAPITEL 5

Mais: Die Sache mit dem gelben Korn

Wir waren spät dran. Der konfuse Taxifahrer hatte uns von unserer Unterkunft aus schon fünfzehn Minuten lang in die falsche Richtung chauffiert, bevor wir den Fehler bemerkten, und es dauerte weitere zehn Minuten, bis wir ihn überzeugt hatten, dass es woanders langging. Verdammt! Dabei hatte doch alles so gut geklappt. Christina und ich fühlten uns wie Rockstars, nachdem es uns gelungen war, unsere fünfköpfige Familie trotz der vergangenen 24 chaotischen Stunden rechtzeitig aus dem Bett, unter die Dusche und an den Frühstückstisch zu kriegen: Am Tag vor Heiligabend, einem der hektischsten Reisetage des Jahres, waren wir von der Arbeit nach Hause gehetzt, hatten uns die Kinder geschnappt, den Transporter beladen und waren zum Philadelphia Airport gefahren, wo wir mit Ach und Krach zur vorgeschriebenen Zeit am Abfluggate ankamen. Es war schon nach ein Uhr in der Nacht, als wir endlich in Mexico-City gelandet waren, unser Gepäck eingesammelt hatten und schließlich selig in unsere Betten gesunken waren. Es war also wahrlich eine Tat von heroischem Ausmaß, diese jetlaggeplagte Mannschaft zu einem morgendlichen Seminar über traditionelle Tortilla-Herstellung aus dem Haus zu treiben, zumal nicht alle Mitglieder des Schindler-Clans meine Begeisterung dafür teilten.

Nachdem Christina und ich den Fahrer mithilfe von Google Maps und meinem gebrochenen Spanisch gelotst hatten, kamen wir am Restaurant Cal y Maíz an. Eine echte Institution, wo uns der Gründer, Rigel Sotelo, bereits erwartete. Er führte uns in den hinteren Teil seines Ladens, vorbei an zwei Frauen, die eifrig mit der Zubereitung von Tortillas beschäftigt waren, und von dort in ein Dachgeschoss, das man zu einem Unterrichtsraum umfunktioniert hatte. Auf dem letzten Treppenabsatz kamen wir an einem Regal vorüber, auf dem ein beachtliches Aufgebot verschiedener Maissorten ausgestellt war. Und auf einmal fühlte ich mich zurückversetzt auf die Sickles Farm in Little Silver, New Jersey, wo ich als Siebenjähriger gewesen war. Meine Mutter, meine Schwester und ich waren dort hingefahren, um Kürbisse für Halloween zu kaufen, aber ich hatte nur Augen für das farbenfrohe hartschalige Korn, das sich viele Amerikaner als Herbstdekoration in Bündeln an ihre Haustüren hängen. »Das solltest du besser nicht essen«, belehrte mich der Mann an der Kasse. »Das ist indianisches Getreide. Es ist giftig.« Diese beiläufige, übrigens völlig falsche Bemerkung prägte meine Meinung von Mais für Jahrzehnte.

Der heutige Mais stammt vom mittelamerikanischen Mais (dazu später mehr), und seine Bezeichnung leitet sich von dem Wort *mahis* aus der Taino-Sprache (Haiti) und dem spanischen *maíz* her. Sein wissenschaftlicher Name ist denn auch *Zea mays*. Meine Unsicherheit im Hinblick auf dieses geläufige Nahrungsmittel führte meine Familie und mich schließlich nach Mexiko, um dort mehr über Mais sowie über das uralte Verfahren Nixtamalisation zu erfahren.

Das ist kein Begriff, der einem so leicht von der Zunge geht, aber einer, der schon bald zu Ihrem Wortschatz gehören wird, während Sie Ihr Wissen über alte Nahrungsmitteltechnologien erweitern und es sich für Ihre Ernährung nutzbar machen. Denn Mais ist in unser aller Ernährung gegenwärtig, auch wenn Ihnen das vielleicht nicht immer bewusst ist. Er steckt in Salatdressing genauso wie im Müsli, hauptsächlich in Form von Maissirup (HFCS). Der Friedman

School of Nutrition Science and Policy, einem Institut für Ernährungswissenschaften an der Tufts University in Boston, zufolge konsumiert der Durchschnittsamerikaner jährlich etwa 73 Kilogramm Mais, wovon 27 Kilogramm ebendieser fruktosereiche Maissirup ist. »Hauptsächlich aufgrund der florierenden Verwendung von HFCS«, so das Institut, »enthalten 40 Prozent aller in amerikanischen Supermärkten verkauften industriell verarbeiteten Lebensmittel Mais.« Inwieweit sich das negativ auf unsere Gesundheit auswirkt – weil es zum Beispiel zu Fettleibigkeit, Herzkrankheiten oder Diabetes beiträgt –, wird immer wieder diskutiert.

Der entscheidende Unterschied zwischen einem gesunden, nährstoffreichen Nahrungsmittel und einem, das Sie todkrank machen kann, ist die Art der Verarbeitung. Falls Sie jetzt denken, ich übertreibe, kann ich Sie nur auf die Situation in den amerikanischen Südstaaten zu Beginn des 20. Jahrhunderts verweisen, wo stetig und unaufhaltsam Millionen Menschen erkrankten. Sie bekamen, sobald sie der Sonne ausgesetzt waren, einen schlimmen entstellenden Hautausschlag. Ihre Zungen schwollen an, in ihren Mündern blutete es, sie hatten Wahnvorstellungen und wiesen sogar Anzeichen von Demenz auf. Nach Angaben der National Institutes of Health (NIH) erkrankten zwischen 1907 und 1940 etwa drei Millionen Menschen an der rätselhaften Krankheit und etwa 100 000 von ihnen starben. Neu war diese Krankheit jedoch nicht. Erstmals war sie im Jahr 1735 von dem spanischen Arzt Don Gaspar Casal beschrieben worden; damals hielt man sie aber fälschlicherweise für Lepra. Dann trat sie 1771 in Italien auf, wo sie auch ihren Namen erhielt: Pellagra, was so viel bedeutet wie raue Haut. Auch gegen Ende der Großen Hungersnot in Irland (1845–1849) wurde sie verzeichnet. Die NIH stellten fest, dass die Aufzeichnungen in den USA zwar lückenhaft sind, doch meldete bis 1912 »der Staat South Carolina allein 30 000 Fälle und eine Sterblichkeitsrate von 40 Prozent«. Zum Vergleich: Bis zum Januar 2021 lag die Sterblichkeitsrate im Zusammenhang mit Covid 19 in South Carolina bei etwas unter zwei Prozent.

Die Krankheit rührte indes nicht von einem Virus her, und sie stellte Gesundheitsexperten über Generationen vor ein Rätsel. Da ärmere Gegenden stärker betroffen waren als andere, hielt man sie zunächst für eine ansteckende »Schmutz-Krankheit«. Erst 1917 wies Dr. Joseph Goldberger schließlich nach, dass es sich um eine ernährungsbedingte Erkrankung handelt. Dazu hatte er Experimente durchgeführt, bei denen den Teilnehmern entweder maishaltige Speisen oder frisches Gemüse, Fleisch und Milch zu essen gegeben wurde. Diejenigen, die den Mais zu sich genommen hatten, zeigten innerhalb weniger Wochen Symptome von Pellagra, die anderen Teilnehmer blieben gesund. Die lieben Kollegen von diesen Erkenntnissen zu überzeugen erwies sich allerdings als harter Kampf. Am Ende gingen Goldberger und sein Assistent George Wheeler sogar so weit, sich selbst das Blut von Erkrankten zu spritzen, um nachzuweisen, dass nicht ein Virus oder ein Keim die Krankheit verursachte. Aber selbst das reichte nicht aus, und Goldberger starb 1929, ohne das Rätsel vollständig gelöst zu haben. Zehn Jahre später ermittelten Forscher dann endlich die Ursache: ein Mangel an Niacin (Vitamin B_3). Und wie Goldberger vermutet hatte, war Mais der Übeltäter. Das erklärte auch, warum Pellagra sogar bis nach Irland kam, wohin Mais – auch bekannt als »indianische Speise« – zur Linderung des Hungers exportiert worden war.

Aber wie in aller Welt, werden Sie sich jetzt womöglich fragen, konnte ein so alltägliches Nahrungsmittel wie Mais Millionen von Menschen krank machen und töten? Und wieso sollten wir uns über Mais Gedanken machen, wo doch offensichtlich ist, dass die meisten Menschen heutzutage nicht mehr an Pellagra erkranken? (In manchen Gegenden der Erde, in denen Mais ein Grundnahrungsmittel ist, gibt es die Krankheit nach wie vor.) Für die Antworten auf diese Fragen müssen wir einmal mehr die Zeit zurückdrehen.

Zumal wir dann auch auf einen überzeugenden Beleg dafür stoßen, dass eine uralte Technologie ein Nahrungsmittel, das für Menschen nur schwer verdaulich ist, in eine absolut nahrhafte und bioverfügbare Speise verwandeln kann – und es wird deutlich, dass wir diese Technologie zu unserem großen Nachteil vernachlässigt haben.

Archäologen gehen heute davon aus, dass Völker im mexikanischen Balsas-Tal vor über 9000 Jahren angefangen haben, den Mais aus einem Wildgras namens Teosinte zu domestizieren. Im Laufe der Zeit kam es zu genetischen Selektionen und Modifikationen, sodass aus der wilden Teosinte schließlich der Mais wurde, den wir heute kennen. Frühe Formen waren klein und hatten von Hülsen umschlossene Körner. Sie sahen aus wie struppige Fellbüschel, die an einem zentralen Stängel hafteten. Es war mühsam und zeitaufwendig, sie zu säubern. Mit der Zeit entwickelte sich der Mais zu einem sehr viel größeren und nur von einer einzelnen Hülse überzogenen Kolben, was seine Ernte und Verarbeitung erheblich vereinfachte. Heute gibt es Mais in allen möglichen Erscheinungsformen, unter anderem Glasperlenmais – mit den farbenfrohen Körnern, die mich auf der Sickles Farm seinerzeit fasziniert haben –, Futtermais für Tiere, Popcorn und Zuckermais, den es in Kolben oder Dosen zu kaufen gibt.

Überall, wo im Lauf der Jahrtausende Mais eingeführt wurde, wurde er schnell zum dominanten Nahrungsmittel, weil er sättigend, preiswert und leicht anzubauen ist. Als meistproduzierte Nutzpflanze der Welt, die in mindestens 164 Ländern angebaut wird, brachte es Mais im Jahr 2019 auf einen Gesamtertrag von mehr als einer Milliarde Tonnen. In den Vereinigten Staaten ist er, nach Angaben des National Agricultural Statistics Service des Landwirtschaftsministeriums, mit einer Anbaufläche von etwa 37 Millionen Hektar im Jahr 2019 die wichtigste Feldfrucht und liegt um rund 3,2 Millionen Hektar vor der Sojabohne. Annähernd ein Drittel des in den USA produzierten Mais floss in unsere Ernährung (ein Drittel diente als Viehfutter, und das letzte Drittel wurde zur Herstellung von Ethanol verwendet). Mais bildet die Grundlage von Hunderten Nahrungsmitteln wie Grütze, Cornflakes, Polenta und Maismehl, aber auch in industriell verarbeiteten Lebensmitteln ist er als Maissirup (Isoglukose) allgegenwärtig.

Dabei ist er für unseren Körper ein besonders schwer abbaubares Nahrungsmittel, da der Hauptbestandteil seiner Zellwände unverdauliche Zellulose ist. Und sein hoher Niacingehalt ist für uns gar nicht zugänglich – es sei denn, der Mais wird auf eine ganz bestimmte Weise verarbeitet. Mittelamerikanische Bauern sind vor Jahrtausenden zufällig auf dieses Verfahren gestoßen, als sie getrocknete Maiskörner in einer Lösung aus Wasser und Holzasche kochten und die Mischung anschließend über Nacht einweichten. Das ist der erste Schritt der Nixtamalisation. Am folgenden Tag ließen sich die harten Überzüge der Körner leichter entfernen. Danach spülten die Bauern die Körner ab. Das an diesem Punkt entstandene Produkt nennt man Nixtamal oder auch Hominy. Nixtamal konnten sie entweder so verwenden, wie er war, oder grob mahlen zu Hominy-Grütze oder fein mahlen zu einem leicht verdaulichen, nährstoffreichen Teig namens Masa. Heutzutage wird Masa zu Tortillas gepresst, zu Tamales geformt und sogar zu Atole, einem schmack- und nahrhaften Getränk, gemixt. Kombiniert mit Bohnen liefert nixtamalisierter Mais ein vollständiges Protein.

Mit der Zeit trat Kalziumhydroxid (auch Löschkalk oder Kalkhydrat genannt), im industriellen Bereich sogar Natriumhydroxid (besser bekannt als Lauge) an die Stelle der Holzasche (Kaliumhydroxid). Aber Verfahren und Ergebnis sind das gleiche: Die Verbindung zwischen einer Base, zum Beispiel Löschkalk, und Wasser erzeugt eine alkalische Lösung, die den Mais in seine für unseren Verdauungstrakt unbedenklichste und nährstoffreichste Form verwandelt. Durch Nixtamalisation werden die Körner entgiftet. Der Prozess macht aber auch Antinährstoffe wie Phytinsäure unschädlich, steigert den Kalziumgehalt um bis zu 400 Prozent, erhöht Verträglichkeit und Proteinqualität durch ein besseres Aminosäuregleichgewicht, und er löst Niacin aus seiner gebundenen Form, sodass das wichtige Vitamin für unseren Körper verfügbar wird. Nachfahren jener mittelamerikanischen Bauern wenden noch heute dieses Verfahren an, weshalb sie nicht an Pellagra erkranken, obwohl Mais ein Grundnahrungsmittel für sie ist. Verzichtet man auf Nixtamalisation, bleibt der Großteil seiner Nährstoffe im Korn eingeschlossen. Es durchschifft einfach unseren Verdauungstrakt und wird ausgeschieden, ohne dass wir irgendwelchen Nutzen aus ihm ziehen konnten.

Wie aber konnte sich Pellagra in den USA so verheerend auswirken, wenn das Verfahren der mittelamerikanischen Bauern Mais jahrtausendelang zu einem unbedenklichen und nährstoffreichen Grundnahrungsmittel machte? Ganz einfach: In Mittelamerika verarbeiteten die Menschen den Mais zwar auf diese zuträgliche Art und Weise, doch der zunehmende Maiskonsum überall auf der Welt bezog das traditionelle Verfahren nicht mit ein. Stattdessen wurden einfache Mahl- und Kochprozesse entwickelt, bei denen wichtige Nährstoffe im Mais eingeschlossen und vom menschlichen Körper unabsorbiert blieben. Die Folge waren Fehlernährung und Niacinmangel. Das wurde besonders dort zu einer weitverbreiteten Gefahr, wo Mais die Ernährung dominierte und andere Nahrungsmittel mit lebenswichtigen Nährstoffen verdrängte. So auch in den Südstaaten der USA. Bis heute sterben in Entwicklungsländern viele Menschen an Niacinmangel, obwohl sie große Mengen eines Nahrungsmittels verzehren, das reich an Niacin ist!

Als das Problem erkannt worden war, kehrten die Produzenten aber nicht etwa zur Verfahrensweise der Nixtamalisation zurück; vielmehr machte man sich daran, maisbasierte Nahrungsmittel künstlich mit Niacin anzureichern. Es wird also weiterhin nach Innovation und Fortschritt gestrebt und Mais dabei unter anderem genetisch verändert, um das Problem in den Griff zu bekommen, statt ein Verfahren einzusetzen, das sich über Tausende von Jahren bewährt hat.

Je mehr ich von der Möglichkeit hörte, Mais mittels Nixtamalisation maximal nährstoffreich und bioverfügbar zu machen, desto intensiver wollte ich mich damit beschäftigen. Für mich gibt es nichts Besseres, als unmittelbar von den Experten zu lernen und ein Verfahren mit allen Sinnen zu erfassen. Das war auch der Grund, weshalb ich meine Familie nach Mexiko geschleift hatte und wir uns an jenem Morgen im Cal y Maíz einfanden. Dort klärte uns Rigel als Erstes darüber auf, dass in Mexiko zwar mehr als 64 verschiedene Maissorten angebaut werden, dass aber alle weltweit angebauten Maissorten von einer einzigen Teosinten-Variante abstammen. Er erklärte uns auch, dass Bauern vor Tausenden von Jahren begannen, den Mais zu nixtamalisieren, weil ihnen aufgefallen war, dass Wasser schneller kocht, wenn man Asche hinzufügt – das spart Zeit und Brennstoff. Während des Workshops lernten wir, die Olote (Maiskolben) mit der Hand zu schälen oder dazu eine Oloteras zu verwenden. Das ist ein traditionelles Werkzeug aus übrig gebliebenen, zu einem Kreis zusammengebundenen Kolben, das allerdings eher wie ein Kunstwerk aussieht. Wir schauten zu, während eine Tortilla-Bäckerin das Mahlen von Mais auf einem Metate vorführte. Auch Metate ist ein traditionelles Werkzeug, jedoch aus Stein. Auf diesem hatte die Frau bereits als Kind jeden Tag zusammen mit ihrer Mutter Masa gemahlen. Um uns zu zeigen, wie Nixtamal für kommerzielle Zwecke zügig zu Masa verarbeitet wird, warf Rigel eine maschinelle Version des Metate an, den Molino, einen Apparat, der mit einem 1,5-PS-Motor zwei Mahlsteine antreibt. Wir lernten die Feinheiten der Tortilla-Herstellung kennen, und dann kombinierten wir traditionelle Rezepte – wie Tacos mit Quesillo (Fadenkäse aus Oaxaca) und Epazote, ein dem Weißen Gänsefuß verwandtes mexikanisches Kraut – mit modernen Gourmet-Varianten, darunter Füllungen wie Huitlacoche (ein Pilz, der auf Mais wächst und in Mexiko als Delikatesse gilt), geröstetes Knochenmark und Ameiseneier.

Der Workshop bot eine fantastische Gelegenheit, so köstliche wie gesunde Tortillas in großem Umfang zuzubereiten. Aber ich wollte mir auch ansehen, wie das Verfahren im Alltag einer normalen Familie umgesetzt wird. Also fuhren wir ein paar Tage später ins Bergland von Südwestmexiko. Dort verbrachten wir einen Tag bei der Familie von Juana und Emiliano, die in San Antonio de la Cal wohnten. Das blitzsaubere Haus war aus recyceltem Holz und Wellblech gezimmert und hatte einen Lehmboden. (Die Stadt trägt übrigens den Zusatz »de la Cal«, weil sie tatsächlich auf einem Berg aus Kalk erbaut ist.) Sie zeigten uns, wie sie ihren Mais verarbeiten, ausgehend von einer Handvoll Löschkalk, den Emiliano einem Beutel mit lauter weißen, kreideartigen Brocken aus pulvrigem Gestein entnahm. Es war die perfekte Menge, um damit sechs Kilogramm Maiskörner zu nixtamalisieren, sodass die fünfköpfige Familie genügend Tortillas für zwei Tage hat. Emiliano schüttete den Kalk in eine kleine Schüssel mit Wasser, das sofort anfing zu sprudeln. Sobald die chemische Reaktion abgeklungen war, goss Juana die Mixtur in einen Metalleimer mit Maiskörnern und weiterem Wasser. Dann brachte sie den Eimer in die Außenküche, wo sie ihn auf einem Kreis aus Steinen platzierte, in dessen Mitte ein Holzfeuer brannte.

Nachdem das Ganze etwa eine Stunde lang gekocht hatte, stellte Juana den Eimer beiseite, damit sein Inhalt bis zum nächsten Tag einweichen konnte. Damit wir das gesamte Verfahren miterleben konnten, holte sie einen anderen Eimer, in dem der Mais bereits über Nacht eingeweicht war. Indem sie die Körner zwischen den Händen rieb, entfernte sie die Schalen. Anschließend wusch sie den Nixtamal mehrmals, bis das Wasser klar war.

Emiliano gab mir den Eimer mit Nixtamal und lotste mich aufs

Tor zu. Da der Nixtamal schon gewaschen war, hatten wir nur ein kleines Zeitfenster, um ihn zu mahlen. Wir machten uns auf den Weg zum Molino, dem pulsierenden Herzen des Dorfes, wo sich die Leute versammeln, um ihren Nixtamal in Masa zu verwandeln. Einige Frauen waren dort bereits in lebhaftem Gespräch und machten mit ihren melodischen Stimmen das Geklapper der Maschine wett, während sie Hand in Hand arbeiteten: Eine überwachte den Abstand zwischen den Mahlsteinen des Molino, weil der die Konsistenz des Masas bestimmt; eine andere füllte die Körner in den Einfülltrichter und regulierte den dünnen Wasserstrahl, der den Masa befeuchtet und die Maschine schmiert; die Dritte schließlich hielt die Steine frei und kratzte die Trommel sauber. Die Leute kamen und gingen, und der Molino rumpelte ohne Pause. Diese zentrale Verarbeitungsanlage hatte offensichtlich eine ähnliche Funktion wie der örtliche Pub in einer Kleinstadt: ein Ort, an dem man zusammenkam, um sich zu unterhalten, Pläne zu schmieden, einander Geschichten zu erzählen und sich auszutauschen. Frauen, Kinder und ganze Familien gaben ihren Nixtamal ab, unterhielten sich mit Nachbarn und Freunden, um schließlich mit ihrem verarbeiteten Nahrungsmittel heimzukehren. Der frische Masa, ein geschmeidiger, feuchter Teig, der mich an formbaren Ton erinnerte, wurde in wunderschöne Webdecken gewickelt und in Körben nach Hause getragen. Emiliano erläuterte, dass der Masa bei jeder Familie ein wenig anders ausfällt, je nachdem, wie viel Löschkalk sie verwendet und wie lange Kalk und Mais gekocht werden. Diese beiden Variablen sorgen auch für leichte Nuancen in Geschmack, Konsistenz und Farbe der Tortillas. So lässt sich die individuelle Familientradition ebenso aufrechterhalten wie der gemeinschaftsstiftende Molina.

Unser Tag mit Juana und Emiliano endete – wie konnte es anders sein – mit einem herrlichen Essen. Auf einem riesigen Comal, einer runden Grillplatte aus Keramik, röstete Juana über einem offenen Feuer ein paar Paprika und Knoblauch, die sie dann gekonnt in einer eigens dafür gefertigten Keramikschüssel zu Salsa zerstampfte. Die Tochter machte mit einer Tortillapresse sogenannte Tlayudas, also jene extragroßen Tortillas, wie sie typisch sind für die Gegend. Wir kochten miteinander, erzählten uns Geschichten und tauschten Erfahrungen aus. So brachten einfache Tortillas uns einer großherzigen Familie, einem ganzen Dorf und einem uralten Verfahren näher, das noch heute unsere Ernährung bereichern und verbessern kann.

Da Backwaren inzwischen mit Niacin angereichert sind, können wir gefahrlos so viele maisbasierte Produkte essen, wie wir wollen, ohne an Pellagra zu erkranken. Essen Sie allerdings zu viele industriell verarbeitete Lebensmittel, die Maissirup enthalten, dann haben Sie bald andere gesundheitliche Probleme. Besser ist es, wenn möglich nixtamalisierten Mais zu verwenden, um in den vollen Genuss des gesamten Nährwerts dieses geschichtsträchtigen Getreides zu kommen. Als aufgeklärte Verbraucher können Sie entweder auf entsprechend gekennzeichnete Produkte zurückgreifen oder an die Essgewohnheiten unserer Vorfahren anknüpfen und damit Ihre Gesundheit stärken, indem Sie Ihren Mais selbst nixtamalisieren und das Ergebnis zum Beispiel für Tortillas verwenden.

TIPPS UND REZEPTE

So gelingen die besten Tortillas

Idealerweise backen Sie Ihre Tortillas aus Mais, den Sie zuvor nixtamalisiert und in unnachahmlichen Masa verwandelt haben. Sollte Ihnen das nicht möglich sein, habe ich hier ein paar Tipps für die zweitbeste Option:

» Kaufen Sie Tortillas im Laden. Es gibt sie frisch und auch tiefgefroren. Schauen Sie aufs Etikett. Wenn sich die Zutaten auf Mais, ein alkalisches Element (Löschkalk oder Kalziumhydroxid) und Wasser beschränken, dann können Sie zuschlagen.

» Kaufen Sie Tortillas in einem mexikanischen Restaurant mit einem Molino vor Ort, denn dann können Sie sicher sein, dass der Mais erst nixtamalisiert und dann verarbeitet wurde.

» Bereiten Sie Tortillas aus gekauftem Maismehl oder getrocknetem nixtamalisiertem Mais zu. Die Inhaltsstoffe sollten wiederum nur Mais und ein alkalisches Element umfassen. Der Nachteil: Fast jedes Maismehl wurde entkeimt, sodass dem Mehl wertvolle Nährstoffe fehlen (etwa vergleichbar mit dem Unterschied zwischen Vollkornmehl und Weizenmehl).

Backen mit Masa

Wenn Sie das nächste Mal Brot backen, fügen Sie dem Mehl etwas übrig gebliebenen Masa hinzu. Dann wird's besonders lecker. Das Brot bekommt einen einzigartigen Geschmack und eine unvergleichliche Konsistenz sowie einen höheren Nährwert. Da Masa feucht ist, können Sie davon bis zu 20 Prozent des Gesamtgewichts des Mehls hinzufügen, ohne das Verhältnis Mehl-Wasser durcheinanderzubringen. Anders ausgedrückt: Sie können zu 100 Gramm Mehl problemlos 20 Gramm Masa geben, ohne weitere Anpassungen vornehmen zu müssen. Siehe das Rezept für Masa-Sauerteigbrot auf Seite 233.

Plastik und Tortillas

Wir wollen alle weniger Plastik in unserem Leben. Es gibt allerdings ein paar Situationen beim Kochen, in denen Plastik für ein besseres Endprodukt sorgt – und die Tortillaherstellung ist eine davon. Da Masateig etwas klebrig ist, muss man, egal ob man mit einer Tortillapresse arbeitet oder mit einem Nudelholz, etwas auf beide Teigseiten legen, damit er auch wieder abgeht. Ob Sie es glauben oder nicht: Das dünnste Plastik hilft tatsächlich am besten (zum Beispiel die Tüten aus der Gemüseabteilung im Supermarkt). Legen Sie die glatt gestrichene Tüte in die Presse und zeichnen Sie den Umriss mit einem Marker nach. Schneiden Sie mit einer Schere an der markierten Linie entlang, dann haben Sie zwei Kreise (die beiden Seiten der Tüte). Diese Technik funktioniert auch beim Nudelholz. Wenn Sie auf gar keinen Fall Plastik benutzen möchten, können Sie auch Backpapier nehmen.

Nixtamal/Hominy

Ergibt etwa 2 Liter

Die physikalischen und chemischen Umwandlungen, die sich vollziehen, wenn Mais in einer alkalischen Lösung erhitzt wird, sind regelrecht magisch. Dieser Prozess macht aus einem faden, ernährungsphysiologisch wertlosen, langweiligen Süßgras ein nahrhaftes, wohlschmeckendes, aromatisches, traditionelles Grundnahrungsmittel für viele Menschen in Nord- und Südamerika und darüber hinaus. Das Resultat dieser ererbten Technologie, das man als Nixtamal oder Hominy bezeichnet, ist der erste Schritt zur Herstellung von Speisen wie Tortillas (Seite 220), Hominy-Grütze (Seite 226) und Pozole (Seite 228). Getrockneten Mais und Löschkalk besorgt man sich übrigens am besten online.

Zutaten:

- 10 Tassen Wasser
- 4 Tassen (800 g) getrocknete Maiskörner
- 1½ EL (12 g bzw. 1,5 % des Maisgewichts) Löschkalk bzw. Kalziumhydroxid

Zubereitung:
Wasser, Mais und Löschkalk (beziehungsweise Kalziumhydroxid) in einem großen Topf vermischen und auf mittlerer Hitze aufkochen. Die Hitze reduzieren und etwa 30 Minuten köcheln lassen. Und so testen Sie, wann das Ganze fertig ist: Ein Korn herausnehmen und zwischen den Fingern zerreiben. Die Hülle sollte sich lösen. Das Korn in den Mund stecken und vorsichtig draufbeißen. Es sollte die Konsistenz von Pasta al dente haben.

Den Herd ausschalten, den Deckel auf den Topf setzen und über Nacht (etwa 12 Stunden) einweichen lassen.

Nach dem Einweichen den Mais in ein Sieb abschütten und zwischen den Händen reiben, um etwas von den gelösten Hüllen zu zerbröckeln. Jetzt heißt der Mais offiziell Nixtamal.

Den Nixtamal im Sieb mit Wasser abspülen. Die Hüllen werden durch die Sieblöcher abfließen. Die Körner weiter mit den Händen reiben und abspülen, um noch mehr Hüllen zu entfernen. Für Rezepte mit Hominy, zum Beispiel Pozole, Hominy-Grütze oder Nix 'Nacks weiter abspülen, bis alle Hüllen weg sind. Soll die Mischung hingegen zu Masa zermahlen werden, reicht es zu reiben und abzuspülen, bis etwa die Hälfte der Hüllen entfernt ist. Die verbleibenden gelierten Hüllen machen den Masateig geschmeidiger und tragen zum einzigartigen Geschmack der traditionellen Tortillas bei.

Gewaschenes Nixtamal sollte noch am selben Tag zu Masa zermahlen werden, am besten innerhalb weniger Stunden. Anschließend wird er fest eingewickelt, damit er nicht austrocknet, und innerhalb von 24 Stunden verbraucht.

Hominy (von allen Hüllen befreiter Nixtamal) kann abgedeckt bis zu einer Woche im Kühlschrank und mehrere Monate im Gefrierschrank aufbewahrt werden.

Tortillas

Ergibt etwa 24 Stück

Bestenfalls wird Nixtamal mit der Hand zu Masa auf einem steinernen Metate zermahlen, ansonsten auf einem elektrischen Molino. Bei der Verarbeitung mit Stein wird der Nixtamal zu einer geschmeidigen Paste »verschmiert«. Mit einigen Abänderungen lässt sich aber auch mit den Gerätschaften in der heimischen Küche ausgezeichneter Masa herstellen: Die Küchenmaschine verarbeitet die nixtamalisierten Maiskörner zu einem glatten Teig, allerdings durch Schneiden und nicht durch Mahlen und Schmieren, was nicht ideal, aber okay ist. Auch kommen die Motoren in Küchenmaschinen nicht so gut mit dickem Teig zurecht, weshalb Sie eventuell etwas Wasser beigeben müssen, um eine feinere Zerkleinerung zu ermöglichen. In dem Fall wird der entstandene Teig ein bisschen zu nass sein für Tortillas. Dem lässt sich abhelfen, indem Sie den Teig ausrollen und kurz trocknen lassen oder indem Sie ein wenig kommerzielles Masamehl (spezielles Maismehl für Tortillas) hinzufügen.

Zutaten:

4 Tassen Nixtamal
Wasser nach Bedarf

Zubereitung:

Eine kleine Menge von dem Nixtamal in eine Küchenmaschine geben, aber bitte auf keinen Fall zu viel! Da der daraus entstehende Teig sehr dick wird, könnte zu viel davon den Motor der Maschine überfordern.

Zu einem geschmeidigen Teig verarbeiten. Möglicherweise muss teelöffelweise Wasser hinzugefügt werden, damit alles gut vermischt und zermahlen wird. Den Masateig aus der Küchenmaschine nehmen, sobald er glatt ist. Ist er nicht zu nass (siehe oben), kann er eingewickelt oder in einen Behälter mit Deckel gelegt werden, damit er keine Feuchtigkeit verliert.

Mit dem restlichen Nixtamal fortfahren, bis alles zermahlen ist.

Eine Grillplatte oder eine Bratpfanne vorheizen. Tortillas können auch mit einer Tortillapresse gemacht werden. Dabei verhindert Plastikfolie auf beiden Seiten der Presse, dass die Tortillas festkleben. Steht keine Presse zur Verfügung, kann man auch eine kleine Masa-Kugel zwischen zwei Plastikfolien mit den Händen flach drücken oder mit einem Nudelholz ausrollen.

Die Tortilla vorsichtig auf die vorgeheizte Grillplatte legen und ein paar Sekunden auf der ersten Seite backen, sie dann wenden und einige Minuten auf der anderen Seite backen. Nun wieder auf die erste Seite drehen und zu Ende backen. Die Tortilla sollte sich wie ein Ballon aufblähen. Tut sie das nicht, ist es auch nicht schlimm – sie wird trotzdem die nahrhafteste, köstlichste Tortilla sein, die Sie je gegessen haben.

Die fertig gebackene Tortilla von der Grillplatte nehmen und in ein Geschirrtuch wickeln. Aus dem restlichen Teig weitere Tortillas backen und diese dann vorsichtig im Geschirrtuch stapeln.

Fertige Tortillas können eingepackt eine Woche im Kühlschrank oder maximal 3 Monate im Gefrierschrank (am besten vakuumverpackt) aufbewahrt werden. Vor dem Verzehr von beiden Seiten auf einer heißen Grillplatte aufwärmen.

Tortilla-Chips

Ergibt etwa 60 Stück

Per definitionem sollten Tortilla-Chips aus nixtamalisiertem Mais gemacht sein, während Mais-Chips aus einfach gemahlenem Mais bestehen. Was die Bioverfügbarkeit von Nährstoffen angeht, sind Tortilla-Chips also die bessere Wahl. Es ist allerdings so gut wie unmöglich, welche zu finden, die nicht in ungesunden Ölen frittiert wurden, was bedeutet: Am besten machen Sie sie selbst aus hausgemachten oder aus gekauften hochwertigen Tortillas.

Altbackene Tortillas lassen sich problemlos in leckere Tortilla-Chips verwandeln, die noch die ernährungsphysiologischen Vorteile der Nixtamalisation aufweisen. Und wenn sie in tierischem Fett statt in industriellem Nuss- oder Kernöl frittiert werden, sind sie die sehr viel gesündere Alternative zu allem, was in den Chips-Regalen der Supermärkte angeboten wird.

Zutaten:

2 l tierisches Fett (z. B. Schmalz oder Talg)
10 altbackene Tortillas
Meersalz

Zubereitung:
So viel tierisches Fett in einer Fritteuse oder einem großen, schweren Topf zerlassen, dass die Chips vollständig bedeckt sind, das Gefäß aber höchstens bis zur Hälfte damit gefüllt ist. Das Fett auf 150 °C erhitzen. Die Tortillas jeweils in 6 Dreiecke schneiden und 5 Minuten frittieren, bis sie trocken, knusprig und leicht gebräunt sind. Abtropfen lassen und noch warm mit Salz bestreuen. Die ab-

gekühlten Chips können sofort verzehrt oder in einem luftdichten Behälter bei Zimmertemperatur eine Woche lang aufbewahrt werden.

Nix 'Nacks

Ergibt etwa 2 Tassen

Die Kombination aus Nixtamalisation und Frittieren in tierischem Fett macht diese hausgemachte Version von Corn Nuts sehr viel gesünder als alles, was man im Laden kaufen kann. Noch besser wird's, wenn Sie beim Würzen ein bisschen kreativ werden.

Zutaten:

2 l tierisches Fett (z. B. Schmalz oder Talg)
2 Tassen frischer Nixtamal, gespült und abgetropft
Meersalz
Old-Bay-Gewürzmischung, frisch gemahlener schwarzer Pfeffer, Knoblauchsalz und/oder Gewürzmischung nach Wahl

Zubereitung:

So viel Fett in einer Fritteuse oder einem großen, schweren Topf zerlassen, dass die Maiskörner vollständig bedeckt sind, das Gefäß aber höchstens bis zur Hälfte damit gefüllt ist. Das Fett auf 175 °C erhitzen.

Den Nixtamal auf einem mit Küchenpapier ausgelegten Backblech (mit Rand) ausbreiten. Die Oberfläche zusätzlich mit Küchenpapier abtupfen. Es sollte möglichst viel Feuchtigkeit aufgenommen werden, damit es im heißen Fett nicht so stark spritzt. Die gewaschenen Maiskörner nun an der Luft ruhen lassen, während das Fett heiß wird.

Ist das Fett heiß, portionsweise etwa 6 Minuten lang frittieren, bis die Körner braun und knusprig sind. Wenn sie eine satte braune

Farbe angenommen haben, aus dem Fett schöpfen und auf einem Kuchengitter, Backpapier oder Küchenpapier ausbreiten. Noch warm mit Salz und Gewürzmischung bestreuen. Abkühlen lassen und dann genießen. Nix 'Nacks halten sich in einem abgeschlossenen Behälter bei Zimmertemperatur über mehrere Wochen.

Hominy-Grütze

Für 4 Personen

Maisgrütze, in den Südstaaten der USA ein Grundnahrungsmittel, wurde traditionell aus Hominy gemacht, was aber nur ein anderes Wort für Nixtamal ist. Nach dem Bürgerkrieg wurde der Hominy aus verschiedenen Gründen durch gemahlenen Mais ersetzt, sodass die Körner keine Nährstoffe mehr freisetzten.

Heute herrscht eine große Verwirrung um die Bezeichnungen Maisgrütze (in den USA »Grits« genannt), Hominy-Grütze, Hominy, Polenta, Brei respektive Mush und Maisgrieß. Es ist ziemlich schwer, sich da zurechtzufinden, und sehr viel einfacher, seine Maisgrütze selbst zu machen. Außerdem lässt sich auf diese Weise prima der Nixtamal aufbrauchen, den man noch nicht zu Masa verarbeiten konnte.

Zutaten:

2 Tassen Nixtamal
3 Tassen Milch und/oder Wasser
2 EL Butter
1 Tasse geriebener Cheddar-Käse (wahlweise)
Meersalz und frisch gemahlener schwarzer Pfeffer

Zubereitung:

Den Nixtamal in einer Küchenmaschine so lange pulsieren, bis keine ganzen Körner mehr vorhanden sind. Je feiner gemahlen wird, desto cremiger wird die Grütze, je gröber die Mahlung, desto bissfester.

Das Gemahlene nun in eine große Pfanne geben und bei mittlerer Hitze braten, bis das Ganze anfängt zu rösten und man es riechen kann.

Unterdessen in einem kleinen Stieltopf die Milch und/oder das Wasser erhitzen, aber nicht kochen. Ist die Milch heiß und die Maismasse duftet, wird die Milch unter ständigem Rühren nach und nach – jeweils ½ Tasse – zum Mais in der Pfanne gegossen. Vor dem nächsten Schritt muss die Milch vollständig aufgesogen worden sein. Ist alle Milch verarbeitet, den Herd ausschalten und die Butter sowie, falls gewünscht, den Käse zur Grütze hinzufügen. Rühren, bis alles aufgelöst ist, dann nach Geschmack mit Salz und Pfeffer würzen.

Pozole

Für 8 bis 10 Personen

Als ich das erste Mal Pozole probierte, war ich sofort Feuer und Flamme. Diesen nahrhaften Eintopf muss man einfach lieben. Er ist leicht zuzubereiten und verwertet nixtamalisierten Mais. Traditionell wird er mit Schweinefleisch zubereitet, aber für dieses Rezept passt so gut wie jedes Fleisch, von Wild bis zu Huhn. Außerdem lässt sich dafür prima Nixtamal/Hominy verwenden, ohne dass er noch zu Masa zermahlen werden muss.

Zutaten:

4 l Wasser
1,4 kg Fleisch ohne Knochen (Schweineschulter, Schweinebauch, Wildbret oder Huhn), in 5 cm große Stücke geschnitten
1 Lorbeerblatt
½ TL ganze schwarze Pfefferkörner
1 EL frischer Oregano (vorzugsweise mexikanischer) plus noch etwas zum Garnieren
1 gehackte Zwiebel
6 geschälte Knoblauchzehen
5 getrocknete Guajillo-Chili entkernt
5 getrocknete Ancho-Chili entkernt
8 Tassen Nixtamal/Hominy aus dem Laden
3 EL Schmalz oder Butter
Meersalz
zum Garnieren (wahlweise):
Limettenspalten, Radieschen in Scheiben, Sauerkraut

Zubereitung:
Wasser und gewürfeltes Fleisch in einem großen Suppentopf bei mittlerer Hitze aufkochen. Abschäumen und bis auf ein Köcheln herunterschalten. Lorbeerblatt, Pfefferkörner, Oregano, die Hälfte der Zwiebel und 4 von den Knoblauchzehen hinzufügen. 1 Stunde weiter köcheln lassen beziehungsweise so lange, bis sich das Fleisch leicht auseinanderziehen lässt.

Während die Brühe köchelt, die entkernten Guajillo- und Ancho-Chili, den Rest der Zwiebel und Knoblauchzehen in einer mittelgroßen, feuerfesten Schüssel vermischen.

Die fertige Brühe durch ein Sieb in einen anderen Topf oder eine große Schüssel passieren, den Suppentopf ausspülen und dann die Brühe wieder hineingeben. So viel von der heißen, passierten Brühe in die Schüssel mit Chili, Zwiebel und Knoblauch gießen, dass alles bedeckt ist. Diese Schüssel nun für 30 Minuten beiseitestellen, um die Chilis zu rehydrieren.

Das Fleisch aus dem Topf nehmen und mit den Händen oder mit zwei Gabeln zerkleinern, um es dann wieder in den Topf mit Zwiebel und Knoblauch zu geben. Nixtamal beziehungsweise Hominy hinzufügen und auf mittlerer Hitze köcheln lassen.

Die rehydrierten Chilis samt Zwiebel und Knoblauch durch ein Sieb in eine Schüssel abgießen und in einen Standmixer geben. 2 Tassen von der abgegossenen Flüssigkeit hinzufügen, den Rest in den Topf mit dem Fleisch geben.

Nun Chili, Zwiebel, Knoblauch und Flüssigkeit zu einer geschmeidigen Masse pürieren.

Schmalz beziehungsweise Talg in einer Sautierpfanne erhitzen und das Püree hinzufügen. Das Fett unterrühren, dann alles auf kleiner Flamme 30 Minuten köcheln lassen. Die Mischung anschließend in den Suppentopf geben und unterrühren. Nach Geschmack mit Salz würzen.

Die Pozole in Schalen füllen und nach Wunsch garnieren.

Masa-Sauerteigbrot

Ergibt 2 Laibe

Dieses Rezept basiert auf meinem Rezept für Airfield-Sauerteigbrot (Seite 186). Wenn Sie keinen Standmixer zur Verfügung haben, finden Sie am Ende des Airfield-Rezepts Hinweise zur Verarbeitung mit der Hand.

Zutaten:

574 g (2½ Tassen) Wasser (ungefähr 24 °C)
188 g (1 Tasse) reife Sauerteig-Mutterkultur (Seite 176)
188 g (¾ Tasse) frischen Masa
626 g (4⅓ Tassen) Brotmehl
208 g (1¼ Tassen) Vollkornweizen- oder -roggenmehl
20 g (1 EL) Meersalz
Reismehl zum Bestäuben

Zubereitung:

Wasser, Sauerteigmutter, frischen Masa, Brotmehl und Weizenmehl in die Schüssel eines Standmixers geben und mit dem Knethaken 2 Minuten lang auf Stufe 1 vermischen, bis alle Zutaten vollständig untergearbeitet sind. Den Knethaken entfernen, reinigen und zur Seite legen. Die Schüssel des Standmixers mit einem Teller, der genau passt, abdecken. Den Teig 30 bis 60 Minuten ruhen lassen.

Den Teller von der Schüssel nehmen, das Salz hinzufügen, den Knethaken wieder anmontieren und den Teig 3 Minuten lang auf Stufe 2 vermischen. Ob der Teig so weit ist, lässt sich daran erkennen, dass er fester und geschmeidiger geworden ist und als

Masse am Knethaken klebt, wenn er gegen die Seiten der Schüssel schlägt.

Den Teig nun in eine gefettete Schüssel geben, mit einem Teller abdecken und für die Stockgare 2½ Stunden beiseitestellen.

Weiter geht es wie im Rezept für das Airfield-Sauerteigbrot.

KAPITEL 6

Molkereiprodukte: Das Grundnahrungsmittel schlechthin

Seit sechzehn Jahren breche ich das Gesetz. Und zwar immer dann, wenn ich aus meiner Heimat Maryland mit dem Transporter nach Pennsylvania fahre, wo ich beim Wawa anhalte, um Eis zu kaufen, bevor ich den Wagen die Zufahrt zur Amish-Farm hinunterrollen lasse. Dort hole ich meine 30 Liter Rohmilch ab, und dann geht's wieder heim. Maryland gehört zu den vielen US-Staaten, in denen Rohmilch für den menschlichen Verzehr verboten ist. Um meine Familie trotzdem mit der nach meiner Ansicht nahrhaftesten und unbedenklichsten Milch versorgen zu können, muss ich also etwas Illegales tun.

Die Rohmilch-Debatte ist in den USA in vollem Gange – und das ist auch gut so. Was in milchproduzierenden Gemeinschaften mehr als 10 000 Jahre lang die Norm war, ist heute nicht nur undurchsichtig, sondern vielerorts illegal. Rohmilch ist frisch, voller Nährstoffe und voller nützlicher Bakterien, die verschiedene Fermentierungen in Gang setzen und fördern, sodass eine ganze Reihe von Nahrungsmitteln unbedenklich, nährstoffreich und bioverfügbar werden. Dennoch glauben die meisten Menschen, dass Milch nur dann gefahrlos getrunken werden kann, wenn sie pasteurisiert ist. Und das heißt nichts anderes als befreit von allem, was lebt, also auch von Bakterien und Enzymen. Auf den ersten Blick erscheint das logisch, schließlich will niemand gefährliche Bakterien zu sich nehmen. Doch warum hat sich Rohmilch dann fast 10 000 Jahre lang als gesunde und verlässliche Nahrungsquelle bewährt?

Wie konnten wir uns nur so weit von unserem ererbten Verhältnis zu Milch und Milchprodukten entfernen? Wie kommt es, dass wir uns heutzutage sogar fragen, ob Milch überhaupt ein gesunder Bestandteil unserer Ernährung ist? Und wie können wir die traditionellen Verfahren wieder neu erlernen, um die Milch – und all die wundervollen Sachen, die sich aus ihr machen lassen – so unbedenklich und nahrhaft wie möglich zu machen?

Um diese Frage beantworten zu können, müssen wir bei der Geburt ansetzen. Seit mindestens 200 Millionen Jahren – genauer: seit unsere frühesten Säugetiervorfahren das Licht der Welt erblickten – nehmen Neugeborene und Kleinkinder Milch zu sich. Diese Milch gilt zu Recht als wohltuendes Kraftpaket, weil sie uns in einer ernährungsphysiologisch kritischen Zeitspanne stärkt. Was wir nicht bedenken: Diese Milch, in der es vor nützlichen Bakterien nur so wimmelt, fermentiert bereits, während sie getrunken wird. In dem kleinen menschlichen Körper trifft sie auf eine ganze Reihe von Enzymen, die sie chemisch und physikalisch verändern: Laktase hilft bei der Verdauung von Laktose, dem in der Milch vorkommenden Zucker. Mithilfe von Lipase wird das Fett abgebaut. Und durch chymosinartige Enzyme wiederum wird die Milch dicker, sodass sie länger im Verdauungssystem bleibt und der Körper mehr Zeit für die Aufnahme der Nährstoffe hat. Ohne allzu plastisch werden zu wollen: Haben Sie schon einmal bemerkt, dass es stark nach herzhaftem Provolone-Käse riecht, wenn ein Baby Milch aufstößt? Das liegt daran, dass es sich im Grunde um Käse handelt. Während die Muttermilch verdaut wird, findet eine bakterielle Fermentierung statt, sodass die Milch in das unbedenklichste, nahrhafteste Nahrungsmittel überhaupt umgewandelt wird. (Denken Sie daran, wenn wir uns mit der Käseherstellung befassen.) Im

Laufe des Erwachsenwerdens verliert unser Körper einige der Enzyme, die Milch leichter verdaulich machen. Mehr als 65 Prozent der Weltbevölkerung entwickelt nach der Kindheit eine Laktoseunverträglichkeit, die sich in Form von Bauchschmerzen, Völlegefühl, Blähungen und Durchfall bemerkbar macht. Wie bei Weizengluten und Brot ist der Verzicht auf Milch und Molkereiprodukte die gängige Lösung. Ich halte das für den falschen Ansatz. Vielmehr sollten wir an Milch und Molkereiprodukte auf die gleiche Weise herangehen, wie wir auch an alle anderen unserer ererbten Nahrungsmittel herangegangen sind. Wir sollten also nicht fragen, *ob* wir sie essen sollten, sondern *wie*.

Es kann eigentlich kein Zweifel daran bestehen, dass frühe Jäger und Sammler, die alle Teile eines Tieres nutzten, auch die Milch aus den Milchdrüsen der säugenden Tiere tranken, die sie getötet hatten. Wir wissen, dass unsere Vorfahren vor mindestens 49 000 Jahren an solche Milch herankamen, weil die Bilder in der Witwatersrand-Höhle in Johannesburg aus dieser Zeit stammen – und für diese Bilder wurde das natürliche Pigment Ocker mit Milch gemischt, die aller Wahrscheinlichkeit nach von einem säugenden Rind herrührt. In den Annalen der Archäologie sind eindeutige Belege für den Verzehr von Milch durch Jäger und Sammler allerdings schwer auszumachen. In historisch-ethnologischen Studien hingegen werden wir zumindest indirekt fündig und kommen unseren Vorfahren in dieser Hinsicht auf die Spur. So wird beispielsweise von den Hare aus dem Nordwesten Kanadas, die auch unter dem Namen Kawchottine bekannt sind, berichtet, »dass sie eine Vorliebe für die Milchdrüsen der Elche [hatten], wenn das Weibchen im Sommer säugt«, wie die Anthropologin Hiroko Hara schreibt. Ähnlich gut mundeten den Chippewa die Euter von »milchgebenden Hirschkühen«, und zwar so gut, dass sie diese gleich an Ort und Stelle verzehrten, sobald ein entsprechendes Tier erlegt war. Die Ethnologin Lorna Marshall hat dokumentiert, dass die !Kung-Buschleute in der Kalahari die Euter ihrer Jagdbeute den Älteren aus ihrem Stamm zu essen gaben, weil sie so weich waren. In der ethnografischen Dokumentation *Food and Emergency Food in the Circumpolar Area* von 1969 verzeichnet die Anthropologin Kerstin Eidlitz Kuoljok, dass die Iglulik-Inuit die Mägen von Robbenbabys kochten, wenn sie nach dem Säugen voller Milch waren, und dass das Ganze wie Käse schmeckte. John J. Honigmann zufolge tranken die Kaska im Nordosten von British Columbia und im Südosten des Yukon Elchmilch. (Ich habe selbst schon einmal Hirschmilch getrunken. Ein sehr fetthaltiger Genuss. Während Kuhmilch im Durchschnitt vier Prozent Fett enthält, sind es bei der Hirschmilch zwischen 10 und 20 Prozent.)

Den verschiedenen Studien zufolge wird Milch für die Jäger und Sammler vermutlich ein lohnendes, wenn auch unkalkulierbares Nebenprodukt der Jagd gewesen sein, das sich nicht sonderlich auf ihre Ernährungsweise ausgewirkt hat. Die archäologischen Aufzeichnungen legen nahe, dass wir erst vor 8000 bis 10 000 Jahren anfingen, regelmäßig Milch von anderen Säugetieren zu konsumieren, als unsere Vorfahren erstmals milchproduzierende Tiere domestizierten. Höchstwahrscheinlich wurde die Milch damals noch nicht getrunken, sondern als Ausgangsstoff für eine Reihe anderer Produkte verwendet: Joghurt, Butter, Kefir, Käse etc. Wie bei den Vorgängen im Magen eines Säuglings vollzieht sich die Lacto-Fermentation (Milchsäuregärung) auf natürliche Weise, wenn Milch nicht kühl gelagert, sondern einfach stehen gelassen wird. Und da wir wissen, dass unsere frühen Vorfahren keine Kühlschränke hatten, können wir wohl davon ausgehen, dass ihnen das aufgefallen ist. Lacto-Fermentation findet statt, wenn Laktobazillen, sogenannte freundliche Bakterien, den Zucker in Nahrungsmitteln zu Milchsäure abbauen. Bei Milchprodukten verwenden diese Bakterien Laktase – das Enzym, das viele Menschen mit der Zeit nicht mehr produzieren können –, um den Milchzucker (die Laktose) abzubauen.

Heraus kommt ein anderes Nahrungsmittel. Fermentation reduziert beziehungsweise beseitigt also Laktose; sie vermehrt nützliche Bakterien und Hefen (die man Probiotika nennt); sie lässt den Säuregehalt ansteigen, was Pathogene abwehrt; sie verdaut die Milch vor, sodass sie sich leichter metabolisieren lässt; sie steigert die B-Vitamine und verbessert Aroma, Geschmack und Konsistenz.

Kefir liefert ein gutes Beispiel für die Probiotika, die in einem fermentierten Milchprodukt stecken können. Auch wenn es zu Schwankungen kommt, je nachdem wie der Kefir gemacht wird, herrschen in ihm doch mindestens sieben Bakterienarten vor – darunter *Lactobacillus acidophilus* und *Lactobacillus kefiranocaciens* – sowie zwei Dutzend Hefearten.

Von einer ganz praktischen Warte aus betrachtet, ermöglichte die Lacto-Fermentation unseren Vorfahren, ein verderbliches Nahrungsmittel in lagerfähige, nährstoffreiche und bioverfügbare Produkte zu verwandeln, die allesamt appetitlich waren und sich doch hinsichtlich Geschmack, Geruch und Konsistenz unterschieden. Diese Butter, Käse, Kefir und Joghurts wurden für die Menschen auf der ganzen Welt sowohl in ernährungsphysiologischer als auch in kultureller Hinsicht wichtige Nahrungsquellen. Tatsächlich ist der früheste archäologische Beleg für die Herstellung von Käse eine 7500 Jahre alte Käseabtropfform aus Keramik mit den Löchern, durch welche die Molke, ein Nebenprodukt bei der Käseherstellung, ablaufen konnte. Als Archäologen die Form untersuchten, konnten sie Milchfette und -lipide daran nachweisen. Traditionelle Kulturen nutzen noch heute gefahrlos Rohmilch. Erinnern Sie sich an die Samburu aus der Einleitung? Sie vermischten die frische Milch mit Blut und machten sie so zu einem gut haltbaren und transportablen hochwertigen Nahrungsmittel. Und in Kapitel 8 werde ich Sie ins kenianische Tiefland mitnehmen, damit Sie erleben können, wie aus fermentierter Dickmilch und Asche ein Joghurt namens Mursik entsteht.

Diese traditionellen Technologien und Prozesse gehen aber selten schnell. Sie sind arbeits- und zeitintensiv. Und wir haben sie, wie wir es schon bei anderen Nahrungsmitteln gesehen haben, zu unserem Nachteil aufgegeben, als die Bevölkerung und der Milchbedarf zunahmen. Die Milchbetriebe, die Mitte des 19. Jahrhunderts den Markt in den USA mit gepanschter Milch versorgten, sind dafür eines der ungeheuerlichsten Beispiele. Diese Betriebe, die einzig und allein auf Gewinnsteigerung abzielten, wurden in der Nachbarschaft von Destillerien angesiedelt, damit die von der Alkoholproduktion übrig gebliebene Getreidemaische (bis heute Schweinefutter) an die Kühe verfüttert werden konnte. Die unter haarsträubenden Bedingungen gehaltenen und mit völlig artfremden Abfallprodukten gefütterten Kühe gaben eine bläuliche, faulige Milch, die von den Erzeugern mit allem gepanscht wurde, was sie finden konnten, mit Melasse (Nebenerzeugnis der Zuckerproduktion), mit Pariser Gips, auch mit Tierhirnen, um ihrer »Milch« ein natürlicheres Aussehen, eine cremigere Oberfläche und dickflüssigere Konsistenz zu verleihen. Vermarktet wurde das Gebräu als Milch frisch vom Lande, die allerdings Tausende Menschen, vor allem Kinder, krank machte oder sogar tötete. Die *New York Times* sprach von jährlich 8000 Todesfällen, die auf diese »Milch« zurückzuführen seien. Das führte verständlicherweise zu einem nationalen Aufruhr und der Forderung nach einer besseren Regulierung der Milchproduktion. Im Laufe der 1920er-Jahre hatten die Behörden eine neue Technologie, die sogenannte Pasteurisation, eingeführt, bei der durch Hitzeeinwirkung Pathogene und Bakterien in der Milch abgetötet werden und ihre Haltbarkeit erhöht wird. Dieses Verfahren setzte sich endgültig in den 1950er-Jahren durch, sodass die massenproduzierte Milch durchweg für den gefahrlosen Verzehr tauglich gemacht wurde.

Dennoch belasten irrige Auffassungen zum Thema Milch – sei sie nun pasteurisiert oder roh – weiterhin unser Verhältnis zu diesem Grundnahrungsmittel. Von den 1970er- bis in die 1990er-Jahre warnten Regierungsbehörden, Ernährungswissenschaftler und Ärzte immer wieder vor dem Verzehr von Vollmilch, da sie ihren hohen Gehalt an gesättigten Fettsäuren mit Übergewicht, Herzerkrankungen und einer Vielzahl von anderen Krankheiten in der modernen westlichen Kultur in Verbindung brachten. Ihr Lösungsvorschlag: das Milchfett weitgehend abschöpfen und den Rest dann homogenisieren, sodass der Konsument sich nicht mehr mit einer Rahmschicht (Fett) auf der Milch herumschlagen muss. Bis heute wird in staatlichen Ernährungsleitlinien fettarme beziehungsweise fettfreie Milch empfohlen und die gesunden Fette in Vollmilch und Rahm werden damit dämonisiert. Derweil spricht sich die US-Gesundheitsbehörde Centers for Disease Control in aller Deutlichkeit gegen die Verwendung von Rohmilch aus. Sie führt knapp 2000 Krankheiten und 144 Krankenhauseinweisungen in den Jahren 1993 bis 2012 auf den Verzehr von Rohmilch zurück und proklamiert, dass von allen Nahrungsmitteln, die krank machen können, »Rohmilch eines der risikoreichsten« sei. Großangriffe auf naturbelassene, unbearbeitete Rohmilch sind zwar vielerorts auf der Welt an der Tagesordnung. Doch nimmt es wohl nirgendwo so extreme Formen an wie in den USA, wo bewaffnete Polizeirazzien in kleinen Milchbetrieben schon mit Verhaftungen, Geldstrafen und der Schließung traditionsreicher Familienhöfe endeten, nur weil die Bauern frische Milch an Kunden verkauft haben, die wiederum das ihrer Ansicht nach gesündeste Nahrungsmittel für ihre Familie haben wollten.

Ich will hier nicht behaupten, dass es eine schlechte Sache sei, Milch und Milchprodukte durch Pasteurisierung sicherer zu machen. Es steht außer Frage, dass die Molkereiindustrie den Bedarf am Massenprodukt Milch nicht mit den arbeitsintensiven, zeitaufwendigen Methoden unserer Vorfahren hätte unbedenklich und nahrhaft machen können. Aber inzwischen haben wir eine Art

»Frankensteinmilch« erschaffen. Während die Behörden noch darüber diskutieren, in welchem Ausmaß Pasteurisierung verschiedene Bestandteile in der Milch zerstört, können wir mit Sicherheit sagen, dass sie Enzyme wie Laktase genauso wie pathogene und freundliche Bakterien (zum Beispiel die Laktobazillen) vernichtet. Die Vitamine A, B_{12}, C und D sind bereits so weit verringert, dass die Milch sogar wieder künstlich mit ihnen angereichert werden muss. Und schließlich denaturisiert die Pasteurisation die Proteine in Rohmilch dermaßen, dass es schwierig bis unmöglich ist, Käse damit herzustellen. Casein beispielsweise flockt in ultrahocherhitzter Milch (H-Milch) nicht richtig aus. Die meisten heutigen fermentierten Milchprodukte aus dem Supermarkt, die mit ihrer probiotischen Wirkung auf die Darmgesundheit werben, verwenden diese pasteurisierte Milch. Um die Fermentierung dennoch in Gang zu setzen (welche sich in nicht pasteurisierter Milch voller freundlicher Bakterien auf natürliche Weise vollzieht), fügen die Hersteller im Labor produzierte Bakterienkolonien hinzu. Und die Homogenisierung von Milch soll lediglich verhindern, dass sich das Fett absetzt und Rahm nach oben steigt, damit wir von der übermenschlichen Anstrengung entbunden werden, die Milchpackung zu schütteln, bevor wir sie öffnen.

Nachdem meine Familie und ich nach Maryland gezogen waren, probierte ich, irgendwo Rohmilch aufzutreiben. Ich war mir sicher, dass es in dieser landwirtschaftlich geprägten Region jede Menge Milchbauernhöfe geben würde, wo ich auch Rohmilch bekäme. Doch mit dieser Annahme lag ich gründlich daneben. Ein fortschrittlicher Bauer, mit dem ich sprach, konnte nur darüber lachen, dass ich davon ausging, er nehme die Milch, die seine Kühe geben, in irgendeiner Form zu sich. Stattdessen wird die Milch seiner Kühe zu einer zentralen Verarbeitungsanlage gebracht, wo man sie mit der Milch anderer Höfe vermischt. Die Milch wird auseinandergenommen, pasteurisiert, homogenisiert, und die verschiedenen

Bestandteile werden dann wieder zusammengefügt, um den minimalen gesetzlichen Standards zu genügen. Schließlich wird die Milch, je nach gewünschtem Endprodukt, mit einer Reihe von Zusätzen, Stabilisatoren, Vitaminen, Süßungsmitteln und Aromen angereichert. Die Packungen mit dieser »Frankensteinmilch« werden dann in den Supermärkten von Virginia verkauft. Der Bauer erzählte, dass seine Familie – obwohl sie auf einem der größten Milchbauernhöfe der Region lebt – Milch trinke, die von Kühen in Virginia stammt und hier in Maryland im Supermarkt gekauft werde!

Schließlich landete ich bei einem Amish-Farmer in Pennsylvania, der bereit war, mir Rohmilch zu verkaufen. Christina, die Kinder und ich besuchten seinen Hof, wo wir uns mit ihm und seiner Familie unterhielten und mit eigenen Augen sehen konnten, dass ihnen ihre Tiere wirklich am Herzen liegen und dass sie Sicherheitsprotokolle für ihre Milch führen. Die investierte Zeit und Mühe bei der Rohmilchsuche vermittelten mir nicht nur ein sicheres Gefühl im Hinblick auf meine künftigen Einkäufe auf dieser Farm, sie sorgten auch für eine bereichernde persönliche Beziehung und für eine direkte Verbindung zu unserem Nahrungsmittel.

Dennoch kann ich nachvollziehen, dass Rohmilch zu trinken für manche Menschen ein zu großer Schritt aus ihrer Wohlfühlzone wäre. Abgesehen davon, dass Rohmilchtrinken dort, wo wir leben, illegal ist. Ich werde auch nicht darauf bestehen, dass Sie für Ihre Ernährung ausschließlich Rohmilch verwenden. Vielmehr werde ich Ihnen Vorschläge für die zweitbeste Lösung machen. Nur eins möchte ich klarstellen: Unsere Vorfahren haben sich erfolgreich natürlicher Fermentationstechnologien bedient (und traditionelle Kulturen tun das noch heute), um aus unbehandelter Milch eine breite Palette von nahrhaften, unbedenklichen, nachhaltigen Nahrungsmitteln zu machen, und es liegt fraglos im Rahmen Ihrer Möglichkeiten, das Gleiche in Ihrer Küche zu tun.

Für mich findet das seinen schönsten Ausdruck in Käse, was sehr stark mit meinen italienischen Wurzeln zu tun hat. Schon mein Vater konnte seinem Provolone nicht widerstehen. Ich kann mich gut an die Käseplatte erinnern, die bei jeder Familienfeier eine herausragende Rolle spielte, und höre noch meinen Vater rufen: »Provolone, sleep alone!«, während er sich einen Käsewürfel nach dem anderen in den Mund steckte. Einige meiner schönsten Kindheitserinnerungen drehen sich um den Auberginen-Parmesan-Auflauf, den ich mit meiner italienischen Großmutter gebacken habe, und um Grannys herrliches getoastetes Käsesandwich: dicke Scheiben herzhaftes Brot, außen dick mit Butter beschmiert, dazwischen Mayonnaise, etwas Currypulver und ganz viel reifer Cheddar-Käse. Grannys Sandwichs hatten nicht die geringste Ähnlichkeit mit den Sandwichs, die meine Freunde von zu Hause mitbekamen und die aus weichem Weißbrot, Margarine und Scheibenkäse bestanden. Grannys Sandwichs hatten Charakter.

Kurzum: Ich liebe Käse. Aber als ich herausfinden wollte, wie ich ihn am besten selbst machen könnte, rannte ich gegen eine Mauer. Wilde Fermentierung, die nur die natürlich vorkommenden Hefen und Bakterien in unserer Umgebung nutzt, schien zwar bei allem anderen, was ich anging – von Sauerteig bis Alkohol –, zu funktionieren, aber über ihre Verwendung in der Käseherstellung war nirgendwo etwas in Erfahrung zu bringen. Es war irritierend, denn jedes Rezept verlangte von mir, dass ich gefriergetrocknete Kulturen kaufte, Dutzende davon speziell für die unterschiedlichen Käsesorten und nur bei einer Handvoll Lieferanten erhältlich. Auch Lab, die Hauptzutat bei der Käseherstellung, musste ich kaufen – und auch diese Lieferkette gab mir Rätsel auf. Lab, genauer das Enzym Chymosin, wird auf natürliche Weise im Magen von Kälbern produziert, also sollte man doch annehmen, dass in dem hiesigen Milchkreislauf jede Menge Lab abfallen würde. Tatsächlich ist es aber so, dass die Mägen von männlichen Kälbern nach der Schlachtung als unbrauchbar weggeworfen werden, wie so viele der nährstoffreichen Teile von Tieren, die die moderne Verarbeitungsmaschinerie durchlaufen. So bleibt den meisten Käsern nichts anderes übrig, als Lab zu kaufen. Dieses Lab stammt überwiegend von Kälbern, die in Neuseeland geschlachtet werden. Ihre Mägen werden zur Weiterverarbeitung nach Australien verschifft, und von dort wird das Lab in die ganze Welt verkauft, und zwar in Pulver-, Flüssig- oder Pastenform. Das ganze System ergab für mich überhaupt keinen Sinn. Woher bekamen denn die Käsemacher, die keine gefriergetrockneten Kulturen kaufen konnten, die Bakterien für ihren Käse? Wo war die wilde Fermentation für Milchprodukte abgeblieben?

Ich fand die Antwort an einem äußerst ungewöhnlichen Ort: etwa zwei Autostunden von Reykjavik entfernt in einem Lagerraum für Kartoffeln neben einem Töpferei-Café. Ich war dort, um an einem fünftägigen Käsereiseminar mit dem »Guerilla-Käsemacher« David Asher teilzunehmen. Asher ist auch der Autor des Buches *Die Kunst der natürlichen Käseherstellung*. Sein Seminar hatte Teilnehmer aus aller Welt angelockt, aus den USA, Kanada, Island, Irland und Kenia. Nach Tagen voller Theorie waren wir dazu übergegangen, den Käse an seiner ursprünglichen Quelle ausfindig zu machen, in der vierten Magenkammer – dem Labmagen – eines frisch geschlachteten Kalbs. Wie bei menschlichen Babys ist die Milch, die ein Kalb von seiner Mutter trinkt, reich an nützlichen Bakterien und bereits im Fermentieren begriffen. Indem es seinen Hals reckt, positioniert das Kalb seinen Verdauungstrakt so, dass die Milch direkt in diesen vierten Magen fließt, weil die anderen noch nicht vollständig entwickelt sind. Sobald die Milch in den vierten Magen gelangt, kommt sie dort mit Chymosin in Berührung, dem Enzym, das die Milch zum Gerinnen bringt und ihr hilft, länger im Verdauungstrakt des Kalbs zu verbleiben. Dort fermentiert sie weiter und wird chemisch wie physikalisch abgebaut, wodurch das Jungtier all ihre kostbaren Nährstoffe aufnehmen kann. Als wir den Labmagen herausnahmen, sahen wir, dass er gefüllt war und der Inhalt überwiegend halbfest. Das ist im Prinzip die ursprünglichste Form von Käse. Nachdem wir den Inhalt abgeseiht und ein bisschen was davon probiert hatten, wuschen wir den Magen aus und bestreuten ihn mit Salz, um den Haltbarmachungsprozess zu starten. Was im Sieb zurückblieb, war der Käse, den der Kalbmagen auf natürlichem Wege produziert hatte.

In diesem Augenblick empfand ich eine tiefe Verbindung mit der Vergangenheit. Es war leicht zu erkennen, dass unsere Vorfahren zwei und zwei zusammengezählt haben müssen, als sie dieses Phänomen beobachteten, nachdem sie ein Kalb geschlachtet und den Inhalt seines Magens gesehen hatten. Ihnen wird klar geworden sein, dass an diesem Magen etwas Besonderes war, und dann mussten sie ja eigentlich nur ein Stück davon in frische Milch legen und den Prozess außerhalb des Tierkörpers nachvollziehen. Die natürlichen Mikroorganismen der Rohmilch werden die Fermentierung vorangetrieben haben, und sie konnten mithilfe des Labs aus dem Tiermagen die Molke vom Käsebruch trennen. Während der Fermentierungs- und Reifestadien gelang es ihnen, die Variablen so zu steuern, dass sie unterschiedliche Ergebnisse erhielten. Die jeweiligen Methoden, mit denen verschiedene Kulturen das im Lauf der Zeit bewerkstelligten, brachten die immense Vielfalt an Käsesorten hervor. Nur ein Beispiel: In Italien gibt es über 350 Käsesorten, die sich in ungefähr 1000 Unterarten aufgliedern.

Um nachzuvollziehen, was auf natürlichem Weg im Magen eines Kalbs abläuft, braucht man lediglich Lab, Milch, Salz und einen Käsebereiter – einen Topf oder eine Schüssel –, der im Grunde den Kälbermagen ersetzt. Im ersten Schritt wird die Milch (idealerweise Rohmilch) in einem Topf auf dem Herd erwärmt und die Temperatur bei circa 37 °C gehalten (was in etwa der Körpertemperatur eines Kalbs entspricht). Wenn Ihnen keine Rohmilch zur Verfügung steht, müssen Sie Ihrer pasteurisierten Milch eine Kolonie von lebenden, nützlichen Bakterienkulturen hinzufügen, um die Fermentation anzukurbeln. Das klappt mit Kefir (im Verhältnis: 2 Prozent Kefir auf 100 Prozent Milch) oder mit gefriergetrockneten Käsekulturen, die man online kaufen kann.

In die fermentierende Milch wird dann Lab gegeben, das wiederum – wie im Kälbermagen – die Milch gerinnen lässt. Auf diese Weise entsteht der sogenannte Käsebruch. Hat der Käsebruch die Konsistenz von Wackelpudding erreicht, haben Sie die elementarste Form von Käse vor sich. Seriöse Käser durchschneiden den Käsebruch mit einem Messer, um ihn von der Molke zu trennen, und machen sich in puncto Zeit, Temperatur, Feuchtigkeitsgrad, Größe des Käsebruchs und Druck an die Feinabstimmung. So kommt am Ende eine von zig Käsesorten dabei heraus; die Palette reicht vom weichen, milchigen Chèvre bis zum harten, kräftigen Parmesan.

Wie im modernen Nahrungsmittelsystem üblich, greifen auch einige Käsemacher auf Abkürzungen zurück, indem sie den traditionellen Prozess umgehen. Am schlimmsten ist das beim Mozzarella. Vielleicht kennen Sie auch jemanden, der eine Laktoseunverträglichkeit hat und trotzdem problemlos hochwertigen Mozzarella essen kann. Das liegt daran, dass traditioneller Mozzarella acht Stunden braucht, bis er den notwendigen pH-Wert (5,2) erreicht hat, um ihn ziehen und dehnen zu können. Das dauert vielen Käseherstellern zu lange, weshalb sie den pH-Wert mit Essig oder Milchsäure beeinflussen und so den Prozess beschleunigen, indem sie die Zeit für die Fermentierung einsparen. Ohne Fermentierung aber bleibt die Laktose intakt. Das Endprodukt mag genauso aussehen und schmecken wie das Original, aber wer eine Laktoseunverträglichkeit hat, merkt den Unterschied sofort. »Fake«-Mozzarella ist glücklicherweise relativ leicht zu enttarnen: Man muss nur das Etikett mit den Inhaltsstoffen lesen. Echter Mozzarella sollte nur Milch, Lab und Salz enthalten. Auch lebende, aktive Bakterienkulturen können drin sein, sofern er nicht aus Rohmilch hergestellt wurde, aber keinesfalls säurehaltige Zusätze wie Essig, Milchsäure oder Zitronensäure. Steht das auf dem Etikett, handelt es sich nicht um echten, sondern um »Fake«-Mozzarella.

Apropos: Bei vielen Produkten in unseren Supermarktregalen steht das Wort *Käse* drauf, ohne dass es sich um Käse im traditionellen Sinn, also aus hochwertiger fermentierter Milch handelt. Den Kategorien der US-amerikanischen Lebensmittelbehörde FDA zufolge sind alle Schmelzkäseprodukte und Analogkäse mit Zusatzstoffen, Emulgatoren, Chemikalien und industriellen Verfahren bearbeitet worden. Man sollte sie tunlichst meiden, da sie weder den Fermentationsprozess, der ein Produkt für Menschen mit Laktoseunverträglichkeit unbedenklich macht, durchlaufen noch den gleichen Nährwert wie traditionell hergestellter Käse haben.

Manch einer wird ins Feld führen, dass unser Körper doch naturgemäß die Milch, die ihn als Säugling am Leben erhalten hat, irgendwann nicht mehr braucht – und auch gar nicht mehr verträgt – und dass wir sie deshalb aus unserer Ernährung ausklammern sollten. Dem möchte ich entgegenhalten, dass wir lieber unsere Beziehung zu diesem so grundlegenden Nahrungsmittel überdenken und anpassen sollten. Wilde Fermentation von Milchprodukten verbessert ihre Haltbarkeit, ihren Geschmack, ihre Konsistenz und ihren Geruch. Wir lieben doch alle die Cremigkeit von Butter, die Schärfe von Käse und die Säure von Joghurt. Was aber noch wichtiger ist: Sie steigert den gesundheitlichen Nutzen von Milch um ein Vielfaches, intensiviert ihre Nährstoffdichte und die Wirkung von nützlichen Bakterien und Probiotika, während sie den Milchzucker verringert. Genau genommen verschwindet Laktose sogar fast vollständig, wenn sie lange genug fermentiert wird. Insofern kann jemand mit einer Laktoseunverträglichkeit durchaus reifen Käse essen, aber nicht gefahrlos ein Glas pasteurisierte Milch trinken. Und das schafft nicht nur ein drei Jahre alter Cheddar. Selbst Joghurt, der

24 Stunden kultiviert wurde, hat seinen gesamten Milchzucker verbraucht.

Es gibt also keinen Grund, die Fermentation nicht in Ihrer Küche zu bewerkstelligen und auf köstliche, gesunde Butter, Käse und Joghurts zu verzichten. Das Einzige und zugleich Allerwichtigste, an das Sie denken müssen, ist, mit der reinsten und frischsten Milch anzufangen, die Sie kriegen können. Am besten natürlich mit Rohmilch, aber falls Sie nur pasteurisierte zur Verfügung haben, können Sie diese immer noch mithilfe der Technologien aus diesem Buch in eine Form zurückverwandeln, in der sie lebendig, nährstoffreich und beinahe ebenso gesund ist wie fermentierte Rohmilch, sprich: Sie können sie, wie Käseexperte David Asher es ausdrückt, »entpasteurisieren«.

Wenn Sie frische Rohmilch haben, erzeugen Sie eine Dick- oder auch Sauermilchkultur. Dazu wird Rohmilch einfach bei Zimmertemperatur zum Fermentieren stehen gelassen. Die können Sie dann als Bakterienquelle verwenden, sei es, um Milch zu impfen, damit daraus verschiedene Käsesorten entstehen können, oder um Rahm für Crème fraîche und Butter zu impfen. Ich habe immer drei Milchkulturen gleichzeitig in Gang: eine Dickmilchkultur, eine Kefirkultur und eine Heirloom-Joghurtkultur. Das mag extrem klingen, tatsächlich aber sind nur ein-, zweimal die Woche wenige Minuten nötig, um diese Kulturen zu pflegen – und die Vielfalt, die sie ermöglichen, ist schier grenzenlos. Wenn ich die Kulturen auffrische, gebe ich die Reste zusammen mit frischem Obst, manchmal auch etwas Honig in den Standmixer und mache daraus einen Frühstücksshake für die Kinder, auf den sie sich jede Woche freuen. Ich empfehle Ihnen, Joghurt, Kefir und Butter auf jeden Fall immer selbst zu machen. Es gibt nämlich nichts im Supermarkt zu kaufen, was mit dem, was man zu Hause herstellt, mithalten kann.

Obwohl Käse meine Leidenschaft ist, verstehe ich, dass Sie möglicherweise nicht die Zeit oder die Lust haben, den ganzen Käse, den Ihre Familie konsumiert, selbst zu machen, vor allem angesichts der wachsenden Anzahl ausgezeichneter lokaler Käseproduzenten. Dennoch: Wenn Sie zumindest einmal selbst Käse gemacht und das Verfahren verstanden haben, wird Ihnen das helfen, im Supermarkt die bessere Wahl zu treffen und die Käseproduzenten zu unterstützen, die es richtig machen.

TIPPS UND REZEPTE

Der Milchkauf

In unseren Supermärkten gibt es immer mehr Milchprodukte – aber, wie es scheint, nur nicht die Milch, die schon unsere Vorfahren tranken. Hier mein Leitfaden für die gesündeste Wahl, beginnend mit der Nummer 1: A2-Milch. Das A2-Protein macht die Milch für uns Menschen besser verdaulich. Zu finden ist sie in den meisten Bioläden, aber auch in gut sortierten Supermärkten. Was Sie aber meiden sollten, ist H-Milch.

1. Rohmilch. Offiziell darf sie nicht verkauft werden, unter Auflagen gibt es aber die »Milch ab Hof«, also hochwertige, rohe und nichtpasteurisierte Vollmilch von einem kleinen Milchhof mit Weidehaltung. Allerdings sollten Sie den Bauern kennen und der Bauer Sie. *Ist die Quelle nicht bekannt, kaufen Sie keine Rohmilch!*
2. Bei Niedrigtemperatur pasteurisierte, nichthomogenisierte Bio-Vollmilch von einem kleinen Milchhof.
3. Pasteurisierte, nichthomogenisierte Bio-Vollmilch.
4. Pasteurisierte und homogenisierte Bio-Vollmilch.

Standardausrüstung zum Fermentieren von Milchprodukten

Zubehör:

Schüsseln in verschiedenen Größen aus Edelstahl, Glas oder Plastik (verwenden Sie kein Aluminium, da es negativ auf den niedrigen pH-Wert des fermentierenden Milchprodukts reagiert)
1-Liter-Einmachglas
Mull- oder Seihtuch
Siebe in verschiedenen Größen aus Edelstahl oder Plastik
Digitalthermometer, möglichst wasserdicht

Optional:

Ricotta-Form
Küchenwaage
Joghurtbereiter, Dehydrator, Sous-Vide-Einhängethermostat oder Kühlbox

Anmerkung zum Lab:
In den folgenden Rezepten wird oft Lab verwendet. Für die Käseherstellung können Sie zwischen tierischem Lab, Gemüse-Lab und mikrobiellem Lab wählen. Ich nehme zum Käsemachen immer tierisches Lab, weil es der Tradition entspricht und die besten Resultate liefert. Von einer philosophischen Warte aus betrachtet, gibt es mir das gute Gefühl, einen Schritt näher an einem Verfahren zu sein, dessen sich unsere Vorfahren über Generationen bedient haben.

Kefir

Ergibt etwa 1 Liter

Kefir ist von allen fermentierten Milchprodukten am leichtesten herzustellen, ohne spezielle Gerätschaften und mit Milch aus dem Supermarktregal. Es sollte allerdings möglichst frische, besonders hochwertige Biomilch sein. Rohmilch ist natürlich am besten, aber pasteurisierte Milch geht auch (mit H-Milch funktioniert es allerdings nicht). Der Milch hinzugefügte Kefirkörner liefern die für eine Fermentation erforderlichen Bakterien. Verwenden Sie bei der Herstellung Geräte aus Plastik oder Edelstahl, da andere Metalle negativ mit den Kefirkörnern reagieren. Falls Sie niemanden kennen, der Ihnen mit Starter-Körnern aushelfen kann, können Sie diese auch online bestellen.

Zutaten:

2 EL Kefirkörner
3½ Tassen Milch

Zubereitung:
Die Kefirkörner in einem Einmachglas mit der Milch vermischen. Abdecken und an einem warmen Ort in der Küche 24 Stunden stehen lassen. Das Glas öffnen und den Inhalt in Augenschein nehmen. Der Kefir sollte angedickt sein und ein angenehmes, leicht hefiges, joghurtartiges Aroma haben. Durch das Glas sollten keine Bläschen und auch keine Abtrennung der Molke zu sehen sein. Probieren Sie ein bisschen. Schmeckt es angenehm säuerlich? Gut!

Nun ein grobmaschiges (bis zu 3 Millimeter) Sieb in eine Schüssel hängen und den Inhalt des Glases hineinschütten. Den Kefir ganz vorsichtig mit einem Silikonspatel durch das Sieb führen und dabei darauf achten, dass die Kefirkörner, die im Sieb zurückbleiben, keinen Schaden nehmen.

Durchgeseihter Kefir kann sofort verzehrt, als Zutat für eine Reihe von Rezepten (zum Beispiel für den Tonerde-Smoothie auf Seite 320) verwendet oder bis zu 2 Wochen lang im Kühlschrank aufbewahrt werden.

Anmerkung:
Für eine zweite Runde das Glas ausspülen. (Viele Menschen benutzen das Glas aber auch einfach weiter, ohne es zu reinigen.) Die Körner wieder ins Glas geben und noch einmal 3½ Tassen Milch hinzufügen. Wieder an den warmen Ort stellen und 24 Stunden fermentieren lassen. Diesen Vorgang, falls gewünscht, täglich wiederholen, oder, wenn genügend Kefir vorhanden ist, das Glas samt Inhalt am Ende einer 24-stündigen Fermentation (also vor dem Abgießen) bis zu einer Woche lang in den Kühlschrank stellen. Für eine weitere Fermentation das Glas aus dem Kühlschrank nehmen, abgießen, auffrischen und wie oben beschrieben fermentieren.

Mesophiler Joghurt

Ergibt etwa 2 Liter

In den 1970er-Jahren startete die Firma Danone eine umfangreiche Werbekampagne, um auch den Amerikanern ein eigenartiges saures, fermentiertes Milchprodukt mit Namen Joghurt schmackhaft zu machen. Die äußerst erfolgreiche Kampagne lenkte den Blick auf die Kaukasusregion der damaligen Sowjetrepublik Georgien, die mit einer ausgesprochen hohen Zahl von Hundertjährigen aufwarten konnte. Es wurde zu verstehen gegeben, dass die Langlebigkeit auf vermehrten Verzehr von Joghurt zurückzuführen sei.

Die Joghurtkultur in dieser Region heißt Matsoni und ist ein mesophiler Joghurt, was bedeutet, dass er bei Zimmertemperatur fermentiert. Da man ihn nicht wie die meisten anderen Joghurts auf 43 °C halten muss, ist dafür keine besondere Ausrüstung und auch nicht viel Aufwand erforderlich. Er eignet sich daher besonders gut für Neulinge auf diesem Gebiet.

Für dieses Rezept benötigen Sie einen traditionellen mesophilen Joghurt (zum Beispiel Matsoni), der die richtigen Bakterien für eine Aktivierung der Fermentierung liefert. Ist davon nichts mehr vorhanden, kann man entsprechende Starterkulturen auch online kaufen. Die Milch wiederum sollte möglichst frisch und besonders hochwertige Biomilch sein, am besten natürlich Rohmilch, aber pasteurisierte Milch tut's auch (mit H-Milch funktioniert es nicht).

Zutaten:

7⅔ Tassen Milch

⅓ Tasse mesophiler Joghurt

Zubereitung:
Die Milch in einen Stieltopf gießen und langsam erwärmen. Dabei gelegentlich umrühren, damit sie nicht anbrennt und sich keine Haut bildet. Bei einer Temperatur von etwa 24 °C ist sie fertig.

Den Starterjoghurt in ein 2-Liter-Einmachglas geben (oder gleichmäßig auf 2 1-Liter-Gläser aufteilen). Ungefähr ½ Tasse von der warmen Milch in das Glas schütten. Dann Joghurtkultur und Milch glatt rühren, damit sich die Kultur gleichmäßig verteilt und nicht klumpt.

Nun die restliche Milch ins Glas gießen, gleichmäßig unterrühren, abdecken und an einem warmen Ort in der Küche stehen lassen. Wichtig: Das Glas darf nicht bewegt werden, während der Joghurt reift, sonst löst sich Molke ab und der Joghurt dickt nicht richtig.

Nach 8 bis 12 Stunden den Reifevorgang prüfen. Dazu den Deckel abnehmen und das Glas vorsichtig etwas kippen. Wenn der Joghurt sich ein wenig von der Seite löst und gedickt aussieht, ist er fertig. Den Deckel wieder draufsetzen und das Glas in den Kühlschrank stellen. Ist der Joghurt noch nicht so weit, lassen Sie ihn weiter fermentieren, bis er dick wird.

Sie können ihn dann entweder gleich essen oder ihn bis zu 2 Wochen lang im Kühlschrank aufbewahren.

Aber aufgepasst: Nicht alles aufessen! Etwas sollte für die nächste Ladung übrig bleiben. Bewahren Sie den frischen Joghurt an besten in einem entsprechend beschrifteten 250-Milliliter-Glas auf. So isst ihn hoffentlich niemand auf, und er steht bereit, wenn Sie das nächste Mal Joghurt machen wollen.

Thermophiler Joghurt

Ergibt etwa 2 Liter

Wenn man Joghurt aus dem Supermarkt benutzt, um Milch zu fermentieren und Joghurt zu machen, muss man während der gesamten Fermentierphase irgendwie 43 °C aufrechterhalten. Denn Joghurt aus dem Laden ist meistens thermophil, das heißt, er fermentiert bei einer höheren Temperatur als mesophiler Joghurt. Allerdings stammen die Bakterien in vielen gekauften Joghurts aus im Labor gezüchteten Kulturen, die nicht längerfristig zu Hause gepflegt werden können.

Traditionelle Kulturen sind aus natürlichen Bakterienkolonien, die harmonisch nebeneinander existieren und unbegrenzt für neuen Joghurt zur Verfügung stehen. Für dieses Rezept braucht man also einen traditionellen thermophilen Joghurt, der die richtigen Bakterien für eine Aktivierung der Fermentation liefert. Ist davon nichts mehr vorhanden, kann man ihn online kaufen.

Die Milch hingegen sollte möglichst frische und besonders hochwertige Biomilch sein, am besten Rohmilch, aber pasteurisierte Milch tut's auch (mit H-Milch funktioniert es nicht).

Zutaten:

- 7⅔ Tassen Milch
- ⅓ Tasse thermophiler Joghurt

Zubereitung:

Die Milch in einem Topf langsam erwärmen. Soll die verwendete Rohmilch roh bleiben, sollte sie nur bis auf 43 °C erhitzt werden. Andernfalls lassen Sie die Milch 82 °C warm werden, wobei Sie sie immer wieder umrühren müssen, damit sie nicht anbrennt und sich keine Haut bildet.

Während die Milch heiß wird, im Spülbecken oder in einer Schüssel, in die der Kochtopf passt, ein Eisbad vorbereiten. Wenn die Milch 82 °C heiß ist, den Topf mit der Milch ins Eisbad setzen und weiterrühren, bis die Temperatur auf 43 °C gesunken ist.

Den Joghurt in ein 2-Liter-Einmachglas füllen (oder gleichmäßig auf 2 1-Liter-Gläser aufteilen). Ungefähr ½ Tasse von der warmen Milch in das Glas schütten. Joghurtkultur und Milch glatt rühren, damit sich die Kultur gleichmäßig verteilt und nicht klumpt.

Die restliche Milch ins Glas gießen, gleichmäßig unterrühren, abdecken und bei 43 °C ruhen lassen.

Es gibt mehrere Methoden, wie Sie die notwendige Temperatur aufrechterhalten können: 1. mithilfe eines Joghurtbereiters, 2. indem Sie das Ganze in ein großes Dörrgerät ohne Fächer stellen, 3. indem Sie das Glas in ein Wasserbad samt Sous-Vide-Einhängethermostat oder in eine Kühlbox mit 43 °C warmem Wasser stellen, das bis knapp unter den Rand des Glases reicht.

Wichtig: Das Glas darf während der Fermentation nicht bewegt werden, weil sich die Molke sonst ablöst und der Joghurt nicht richtig dickt.

Nach 8 bis 12 Stunden den Reifevorgang prüfen. Dazu den Deckel abnehmen und das Glas vorsichtig ein wenig kippen. Wenn der Joghurt sich etwas von der Seite löst und gedickt aussieht, ist er fertig. Den Deckel wieder draufsetzen und das Glas in den Kühlschrank stellen. Ist der Joghurt noch nicht so weit, ihn noch ein paar Stunden bei 43 °C fermentieren lassen, bis er dick wird.

Dann kann man ihn gleich essen oder ihn bis zu 2 Wochen lang im Kühlschrank aufbewahren.

Aber denken Sie dran: Nicht alles aufessen! Etwas sollte für neuen Joghurt übrig bleiben. Dafür sollte man frischen Joghurt in einem entsprechend beschrifteten 250-Milliliter-Glas im Kühlschrank aufbewahren. So stellen Sie sicher, dass niemand den Inhalt aufisst und er bereitsteht, wenn Sie das nächste Mal Joghurt machen wollen.

Fermentierter Rahm (Sahne/Crème fraîche)

Ergibt etwa 1 Liter

Wenn er auf traditionelle Art gemacht wird, dann ist fermentierter Rahm ein köstliches, nahrhaftes, probiotisches Nahrungsmittel. Er lässt sich leicht herstellen und ist in der Küche vielfältig verwendbar. Herzhafte ebenso wie süße Gerichte versorgt er mit Nährstoffen und verleiht ihnen zusätzliches Aroma. Er schmeckt zu Tacos, eignet sich als Zutat im Blauschimmelkäse-Dressing und harmoniert sogar mit Obst.

Die Fermentierung von Rahm ist überdies der erste Schritt hin zur fermentierten Butter (Seite 259). Ich mache deshalb normalerweise die doppelte Menge von diesem Rezept, verarbeite die Hälfte zu Butter und bewahre die andere Hälfte in einem Einmachglas im Kühlschrank auf.

Man kann dazu Rahm aus dem Supermarkt nehmen, es sollte dann allerdings der frischste und hochwertigste Biorahm sein. Rohrahm wäre natürlich am besten, aber pasteurisierter tut's auch (nur mit der H-Version funktioniert es nicht). Wenn kein Kefir oder mesophiler Joghurt als Starter mehr übrig ist, kann man auch Starterkulturen online kaufen.

Zutaten:

1 l Rahm
2 EL Kefir (Seite 250), mesophiler Joghurt (Seite 252), notfalls auch thermophiler Joghurt

Zubereitung:
Den Rahm in einem Stieltopf langsam erwärmen und dabei gelegentlich umrühren, damit er nicht anbrennt und sich keine Haut bildet. Bei einer Temperatur von etwa 24 °C ist er fertig.

Den Kefir beziehungsweise den Joghurt in ein 1-Liter-Einmachglas geben. Etwa ½ Tasse von dem warmen Rahm in das Glas gießen. Joghurtkultur und Sahne glatt rühren, damit sich die Kultur gleichmäßig verteilt. Den restlichen Rahm in das Glas gießen, unterrühren, abdecken und 12 bis 24 Stunden an einem warmen Ort in der Küche stehen lassen. Es ist sehr wichtig, dass das Glas nicht bewegt wird, während der Rahm fermentiert.

Nach 12 Stunden mit einem Teelöffel etwas aus dem Glas schöpfen. Es sollte so weit gedickt sein, dass der Abdruck des Löffels bleibt. Jetzt mal probieren. Soll der Rahm dicker sein oder mehr Aroma entwickeln, wieder abdecken und an einem warmen Ort noch einmal bis zu 12 Stunden weiterfermentieren lassen. Sobald es leicht säuerlich schmeckt und ein komplexes Aroma hat, ist die Crème fraîche perfekt.

Sind Sie mit Konsistenz und Geschmack zufrieden, das Glas abdecken und in den Kühlschrank stellen (wo sich die Crème fraîche bis zu 2 Wochen lang hält) oder den fermentierten Rahm zu fermentierter Butter weiterverarbeiten (Seite 259).

Fermentierte Butter

Ergibt etwa 1½ Tassen

Bevor es Kühlschränke gab, war Butter ein fermentiertes Nahrungsmittel. Bauern melkten ihre Kühe, schütteten die Milch zusammen und ließen sie stehen, bis sich das Fett absetzte und an der Oberfläche schwamm. Dieser Rahm wurde abgeschöpft und beiseitegestellt, denn die Butterherstellung per Hand ist eine mühselige Angelegenheit, da musste schon eine gehörige Menge an Rahm zusammenkommen, damit es sich lohnte. Jeden Tag wurde weiterer Rahm abgeschöpft und hinzugefügt. Tage später hatte der Bauer dann schließlich genügend Rahm zusammen und konnte ans Buttern gehen. Da Milch und Rahm roh waren und es keine Kühlung gab, fermentierte der Rahm die ganze Zeit über.

Rahm (Sahne) zu fermentieren, bevor er zu Butter verarbeitet wird, bietet mehrere Vorteile: Der Akt des Verquirlens bricht die Membran auf den Fettkügelchen auf, sodass sie sich zu einer Masse verbinden. Beim Fermentieren wird die Membran durch den chemischen Vorgang aufgebrochen, was das Verquirlen leichter und schneller macht. Außerdem verbessert die Fermentation den Geschmack, verringert den pH-Wert, wodurch ein sichereres Milieu entsteht, und erhöht den Probiotika-Gehalt der Butter.

Wenn Sie keinen Standmixer verwenden, sondern mit der Hand arbeiten, beachten Sie bitte die Anmerkung weiter unten.

Zutaten:

1 l fermentierter Rahm (Seite 257)
½ TL Meersalz (wahlweise)

Zubereitung:
Den fermentierten Rahm bis zur Hälfte (!) in die Schüssel des Standmixers mit Schneebesenfunktion gießen. Da sich der Rahm ausdehnt, wenn er sich mit Luft füllt, braucht er ausreichend Platz. Wenn Ihr Mixer einen Spritzschutz hat, sollten Sie den jetzt unbedingt benutzen. Denn sobald sich die Buttermilch vom Butterfett löst, gerät die Mischung aus dem Gleichgewicht und spritzt durch die Gegend. Manche Leute wickeln sogar die ganze Maschine in ein Tuch ein, um eine Schweinerei zu vermeiden.

Den Mixer auf niedrigster Stufe einschalten. Die Geschwindigkeit nach und nach erhöhen. Finden Sie die goldene Mitte, die ein Verquirlen auf möglichst hoher Stufe ermöglicht, ohne dass fermentierter Rahm durch die Gegend fliegt. Seien Sie wachsam. Nach ein paar Minuten macht der Rahm verschiedene Stadien durch: von Rahm zu geschlagener Sahne bis zur Aufspaltung in Butter und Buttermilch. Dass die Aufspaltung bevorsteht, erkennt man daran, dass kleine Butterperlen auftauchen. Sobald sie sich zeigen, sofort auf die niedrigste Stufe herunterschalten – andernfalls steht Ihnen mühsames Aufwischen bevor. Nun noch etwa 30 Sekunden auf niedrigster Stufe weiterschlagen. Das vertreibt noch etwas mehr von der Buttermilch und macht den restlichen Vorgang leichter.

Den Schneebesen abmontieren und mit einem Silikonspatel so viel Butter wie möglich von ihm abschaben. Eine große Schüssel ins Spülbecken stellen und ein ebenfalls recht großes, mit einem Mulltuch ausgelegtes Sieb hineinsetzen. Den Inhalt der Rührschüssel mit dem Spatel in das Sieb befördern, damit die Buttermilch in die Schüssel ablaufen kann. Die aufgefangene Buttermilch in ein Glas gießen, abdecken und in den Kühlschrank stellen. Dort ist sie bis zu einer Woche haltbar.

Alles, was an Buttermilch noch übrig ist, muss entfernt werden, um die Haltbarkeit der Butter zu erhöhen. Dazu das Sieb mit dem Butterfett unter den Wasserhahn halten und kaltes Wasser durchlaufen lassen. Dadurch wird gleichzeitig das Butterfett gekühlt, was es fester und besser zu handhaben macht.

Ist die Butter ausreichend gereinigt, kommt sie in eine große Schüssel. Geben Sie frisches kaltes Wasser in die Schüssel mit der Butter. Mit dem Spatel oder mit den Händen die Butter kneten, sodass noch vorhandene Buttermilch herausgepresst wird. Die austretende Buttermilch trübt das Wasser ein. Wenn das geschieht, das trübe Wasser weggießen und frisches Wasser einfüllen, so oft, bis das Wasser klar bleibt.

Jetzt können Sie die Butter, wenn Sie mögen, mit Salz bestreuen, das Salz einmassieren, abschmecken und eventuell nachsalzen. Salzen erhöht die Haltbarkeit, weil es Feuchtigkeit entzieht. Die gesalzene Butter etwa 15 Minuten in der Schüssel ruhen lassen. Flüssigkeit, die sich unten in der Schüssel sammelt, abgießen und die Butter trocken tupfen. Die Butter lässt sich in einem Behälter mit Deckel mehrere Tage lang bei Zimmertemperatur aufbewahren, in einer Butterglocke mehrere Wochen. Man kann sie auch in Wachs- oder Pergamentpapier gewickelt oder in einem luftdichten Behälter mehrere Wochen im Kühlschrank und mehrere Monate im Gefrierschrank aufbewahren.

Anmerkung:
Wenn Sie keinen Standmixer haben, tut's auch ein Handrührgerät oder eine Küchenmaschine. Als Ersatz fürs Fitnesstraining können Sie Butter sogar durch Schütteln in einem Glas herstellen! Es muss aber ein großes Glas sein, denn der fermentierte Rahm sollte es nur zu zwei Dritteln füllen, damit ausreichend Platz fürs Schütteln bleibt. Bei einem kleineren Glas sollte man entsprechend weniger Rahm nehmen. Den Deckel fest verschrauben und dann das Glas auf und ab schütteln, bis sich das Butterfett von der Buttermilch löst. Je nach Rahmmenge, Grad der Fermentation und Schwung beim Schütteln kann dieser Vorgang bis zu 30 Minuten dauern.

Blüte der Milch (Mozzarella)

Ergibt 4 faustgroße Kugeln

Hochwertiger Käse lässt sich leicht auch in der heimischen Küche herstellen. Wenn Sie jetzt denken: »Das übersteigt meine Fähigkeiten«, dann bedenken Sie, dass unsere Vorfahren über Jahrtausende Käse gemacht haben, und zwar mit nichts anderem als Tontöpfen, einem offenen Feuer und einem aus Schilf geflochtenen Abtropfbehälter.

Das folgende Rezept ist für Mozzarella oder genauer für Fior di latte, was aus dem Italienischen übersetzt Blüte der Milch heißt. Traditionell wird Mozzarella aus Büffelmilch gemacht, Fior di latte hingegen ist aus Kuhmilch. Beide gehören aber zu einer sehr interessanten Käse-Familie, der sogenannten Pasta Filata. Dieser gestreckte Käsebruch beginnt, wie eigentlich jeder echte Käse, mit der Fermentation. Die Milch fermentiert, weil sie entweder roh ist oder mit einer fremden Bakterienquelle geimpft wird. Die Impfung erfolgt auf verschiedene Weise: 1. durch die Verwendung von Käsereigeräten, an denen noch Reste von der vorherigen Verarbeitung haften, 2. mittels gezielter Zugabe von Bakterien aus Molke, die aus der Käseherstellung übrig geblieben ist, oder 3. durch den Einsatz von Kefir, Joghurt, Dickmilch beziehungsweise einer gefriergetrockneten Kultur mit einem isolierten Bakterienstamm eigens für den gewünschten Käse.

Da der Käsebruch in diesem Rezept auf besondere Art geschnitten und erhitzt wird, entsteht ein feuchtigkeitsärmerer, festerer Käse, als man es von frischem Mozzarella erwarten würde. Das ist natürlich Absicht. Denn mit frischem Mozzarella kann man nicht viel machen, außer ihn in Scheiben zu schneiden, um ihn dann mit

Tomaten und Basilikum zu essen – und er lässt sich auch nicht gut aufbewahren. Unsere Version ist da um einiges vielseitiger. Man kann ihn frisch verzehren, schmelzen oder sogar zum Aufbewahren einfrieren. Ist erst einmal der Käsebruch entstanden und der Fermentierprozess abgeschlossen, kann man die »Blüte der Milch« mithilfe unterschiedlicher Techniken in eine Vielzahl ebenso origineller wie köstlicher Käse ziehen, zum Beispiel Quesillo (Seite 272) und Fadenkäse (Seite 271).

Die Milch für dieses Rezept sollte besonders frische und hochwertige Biomilch sein, am besten natürlich Rohmilch, aber pasteurisierte tut's auch (mit H-Milch funktioniert es nicht). Dieses Rezept geht von pasteurisierter Milch aus, was den Zusatz von Kefir oder einer anderen Kultur mit Lebendbakterien erforderlich macht, um den Fermentierprozess in Gang zu setzen.

Man kann auch lebende Molke verwenden oder, noch besser, Dickmilch, wenn vorhanden. Notfalls gehen auch gefriergetrocknete Kulturen. Die sind allerdings teuer und haben eigentlich nichts zu suchen in einer Küche, die sich der Wiederannäherung an unsere Nahrungsmittel und die Essgewohnheiten unserer Vorfahren verschrieben hat.

Eine letzte Bemerkung, bevor es losgeht: Im Internet kursiert ein Rezept für Mozzarella in 30 Minuten. Hier wird mit Essig, Zitronensaft oder Zitronensäure gearbeitet, um den pH-Wert zu senken und den für das Ziehen notwendigen Wert von 5,2 zu erreichen. Das sollten Sie nicht benutzen. Sonst ist es, als würden Sie Hefe- statt Sauerteigbrot backen oder Essig- statt lacto-fermentierte Gurken machen. Das Endprodukt mag der authentischen Version ähnlich sehen, aber in puncto Geschmack und Nährwert kann es nicht mit ihr mithalten. Und für Menschen mit Laktoseunverträglichkeit ist diese abgekürzte Zubereitung überdies wie ein Glas Milch zu trinken, da noch die gesamte Laktose vorhanden ist.

Zutaten:

3,8 l Milch
⅓ Tasse Kefir (Seite 250), thermophiler Joghurt (Seite 254) oder eine gefriergetrocknete thermophile Kultur (Menge entsprechend den Herstellerangaben)
¼ Tasse kaltes Wasser
Lab (in flüssiger, Pulver- oder Tablettenform; Menge entsprechend den Herstellerangaben)
Meersalz

Schritt 1: Fermentation der Milch und Erzeugung des Käsebruchs
Die Milch in einen Topf mit schwerem Boden gießen und ganz allmählich auf etwa 38 °C erwärmen. Gelegentlich umrühren, damit sie nicht anbrennt und sich keine Haut bildet. Die Herdplatte ausschalten.

Kefir beziehungsweise Joghurt (sofern eines davon verwendet wird) in eine mittelgroße Schüssel gießen. Etwa 1 Tasse von der warmen Milch dazugeben und das Ganze zu einer glatten Masse aufschlagen. Die Mischung zurück in den Topf geben und mit der restlichen warmen Milch verrühren.

Bei Verwendung einer gefriergetrockneten Kultur wird die Menge der Packungsangabe entsprechend bemessen. Diese gleichmäßig über die erwärmte Milch im Topf streuen, sie nun erst einmal ungestört 5 Minuten lang hydratisieren lassen, bevor sie unter die Milch gerührt wird.

Die Milch abgedeckt etwa 1 Stunde lang im Topf ruhen lassen, damit sie anfangen kann zu fermentieren.

Nach Ablauf der Stunde das kalte Wasser in eine kleine Schüssel gießen. Die für 3,8 Liter Milch benötigte Menge an Lab hinzufügen (entsprechend den Herstellerangaben, da die Dosierung je nach Art und Stärke des Labs variiert). Lab in Pulver- oder Tablettenform erst vollständig im Wasser auflösen, dann umrühren.

Die erwärmte Milch mit einem Löffel so rühren, dass sie in eine Strudelbewegung gerät, dann die Labmischung hinzufügen und dabei weiterrühren. Lab ist kräftig und muss so schnell wie möglich gleichmäßig verteilt sein, bevor Käsebruch entsteht. Den Topf abdecken und ungestört 30 bis 60 Minuten ruhen lassen.

Schritt 2: Schneiden des Käsebruchs

Nach 30 Minuten mit der Spitze eines scharfen Messers ein kleines Stück Käsebruch aus der eingedickten Masse herausschneiden, was eine kleine Delle hinterlässt. Wenn die Ränder einigermaßen fest bleiben, kann man den Käsebruch schneiden. Werden sie jedoch schnell rund und/oder die Delle verschwindet wieder, dann braucht es noch etwas Zeit. Alle 15 Minuten überprüfen, ob es so weit ist.

Nun den Käsebruch energisch mit einem Schneebesen bearbeiten, bis er aussieht wie eine Ansammlung von Reiskörnern. Den Herd auf mittlere Hitze schalten und kontinuierlich mit einem Löffel durchrühren, damit der Käsebruch nicht am Topfboden kleben bleibt oder zusammenklumpt, bis die Flüssigkeit (Molke) eine Temperatur von etwa 49 °C erreicht hat. Den Herd ausschalten und etwa 15 Minuten warten, bis der Käsebruch sich am Topfboden abgesetzt hat.

Schritt 3: Trennung von Käsebruch und Molke

Mit einer kleinen Schüssel oder einer Schöpfkelle so viel Molke wie möglich herausholen und in ein anderes Gefäß geben. Das Käsebruchbett unten im Topf darf dabei auf keinen Fall aufgewühlt werden. Mit der Unterseite eines Siebs lässt sich der Käsebruch gut an Ort und Stelle halten, während man die Molke abschöpft.

Ein Sieb mit einem Mulltuch auslegen und in eine große Schüssel stellen. Mithilfe einer Käseabtropfform oder eines Schaumlöffels den Käsebruch ins Sieb befördern. Die Enden des Mulltuchs zusammenschlagen und den Käsebruch samt Tuch wieder in den Topf legen. Vorsichtig etwas von der Molke in den Topf gießen und dabei darauf achten, dass der Käsebruch so gerade, aber vollständig damit bedeckt ist. Die Molke gilt an diesem Punkt als »Süßmolke«, da sie noch nicht allzu lange fermentiert hat. Die restliche Molke kann dann für die gesättigte Salzlake (siehe unten) oder für Ricotta (Seite 274) verwendet werden. (Wenn Sie nicht gerade eine Riesenmenge an Käse machen, wird die übrig gebliebene Molke nicht für die Salzlake *und* den Ricotta ausreichen. Salzlake lässt sich über mehrere Wochen im Kühlschrank aufbewahren und dann wieder verwenden. Die Molke kann dann für die nächste Ricotta-Herstellung genommen werden.)

Der Käsebruch braucht zwischen 4 und 8 Stunden zum Fermentieren, bis er gedreht werden kann. Während dieser Zeit müssen Käsebruch und Molke auf Körpertemperatur (etwa 37 °C) gehalten werden. In regelmäßigen Abständen nachschauen und zur Molke gegebenenfalls ein paar Tassen warmes Wasser hinzufügen.

Schritt 4: Herstellung der gesättigten Salzlake

Nachdem der Mozzarellakäse gedehnt und geformt wurde (siehe Schritt 6), wird der noch warme Käse sofort in eine Salzlake gelegt, damit er abkühlt, fest wird und Salz aufnimmt. Für diese Käseart eignet sich eine gesättigte Salzlake am besten, was bedeutet, dass sie die Höchstmenge an Salz (26 Prozent) enthält. Die konkrete Salzmenge lässt sich errechnen, indem man das Gewicht der Molke mit 0,26 multipliziert. Falls Sie keine Waage zur Hand haben, fügen Sie der Molke auf Zimmertemperatur ¼ Tasse Salz hinzu und rühren Sie um. Dann weiter jeweils ¼ Tasse hinzufügen und umrühren, bis sich auf dem Boden des Gefäßes Salz sammelt, was anzeigt, dass die Lösung »gesättigt« ist. Wenn Sie nicht genug Molke für eine Salzlake haben, die 4 faustgroße Käsekugeln vollständig abdeckt, können Sie auch eine geeignete Lake aus einer Mischung aus Wasser und Molke oder nur aus Wasser herstellen.

Die Salzlake lässt sich abgedeckt mehrere Wochen im Kühlschrank aufbewahren.

Schritt 5: Testen des Käsebruchs

Hat der Käsebruch 4 Stunden fermentiert, Wasser auf 82 °C erhitzen. Ein Stück Käsebruch – etwa 2,5 Quadratzentimeter und 30 Millimeter dick – abschneiden. In eine mittelgroße Schüssel legen und mit so viel heißem Wasser übergießen, dass es komplett bedeckt ist. Den Käsebruch 1 bis 2 Minuten warm werden lassen und ihn dann mit einem Löffel aus dem Wasser ziehen. Wenn er bereit ist, sollte er sich jetzt dehnen lassen: Den erwärmten Käsebruch an einem Ende vom Löffel heben. Lässt er sich leicht in lange Fäden ziehen, ohne zu reißen, ist er bereit für den nächsten Schritt (siehe Abbildung 1). Reißt er hingegen leicht, braucht er noch mehr Zeit zum Fermentieren. Alle 30 Minuten neu prüfen, bis der Test bestanden ist.

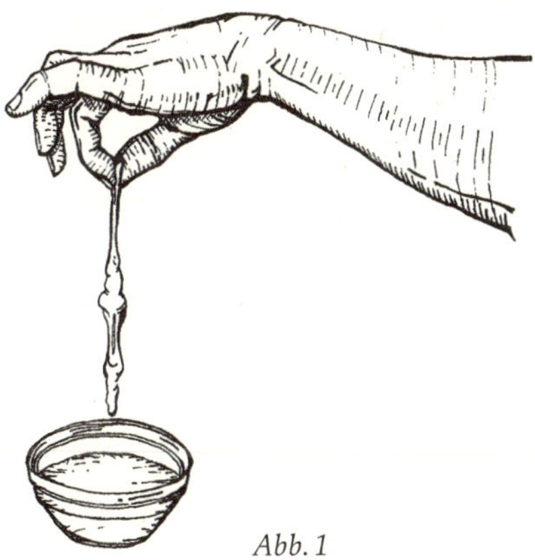

Abb. 1

Schritt 6: Dehnen des Käsebruchs

Wasser auf 82 °C erwärmen. Den Käsebruch mit einem Messer erst in Quadrate und dann in etwa 6 Zentimeter dicke Scheiben schneiden, diese in eine mittelgroße Schüssel legen. Etwas heißes Wasser von der Seite in die Schüssel gießen (nicht unmittelbar auf den Käsebruch!), bis die Scheiben bedeckt sind. Dem Käsebruch ein paar Minuten zum Warmwerden geben.

Mit einem Löffel vorsichtig die Stücke bewegen, bis sie zu einer festen Masse verschmelzen (siehe Abbildung 2). Die Masse aus dem Wasser ziehen, sie ein wenig dehnen, übereinanderschlagen und ins Wasser zurücklegen. Sobald sie wieder warm ist, noch einmal aus dem Wasser holen, dehnen, falten und zurück ins heiße Wasser. Diesen Vorgang mehrmals wiederholen, damit die Käsebruchstücke auch alle in der festen, seidigen und glänzenden Masse aufgehen. Den Käse aber bitte nicht überstrapazieren, sonst wird er zäh und trocknet aus. Wenn während des gesamten Vorgangs das den Käsebruch bedeckende Wasser abgekühlt ist, kippen Sie die Schüssel vorsichtig, um das Wasser abzugießen, ohne dass der Käsebruch aufgewühlt wird. Dann heißes Wasser nachgießen.

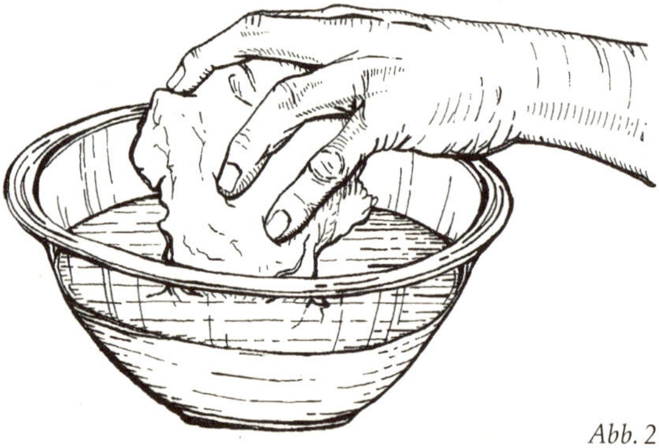

Abb. 2

Wenn Sie merken, dass die Masse einheitlich glatt ist: Aus dem Wasser ziehen, dehnen und zu Dritteln übereinanderschlagen (siehe Abbildung 3). Mit zusammengedrücktem Daumen und Zeigefinger von oben aus den Käse so nach unten ziehen, dass er um den Ball herum eine Haut bildet. Am unteren Ende den Käse straff zusammenziehen und festdrücken (siehe Abbildung 4). Der Druck und die Restwärme sollten die Enden verschweißen.

Schließlich noch die Käsekugel von den wenigen Käseresten an den Fingern befreien. Dazu fest ziehen. Mozzarella geht auf das italienische Wort *mozzare* zurück, was so viel bedeutet wie »trennen« und sich auf ebendiesen Vorgang bezieht.

Nun den Käseball in die gesättigte Salzlake legen und ihn darin 2 Stunden lang abkühlen und laugen.

Anschließend auch aus den übrigen 3 Portionen Käsebruch Kugeln formen und 2 Stunden lang in die Salzlake legen.

Danach kann der Mozzarella frisch gegessen werden oder, fest eingewickelt beziehungsweise in einem luftdichten Behälter verstaut, im Kühlschrank bis zu einer Woche und im Gefrierschrank mehrere Monate lang aufbewahrt werden.

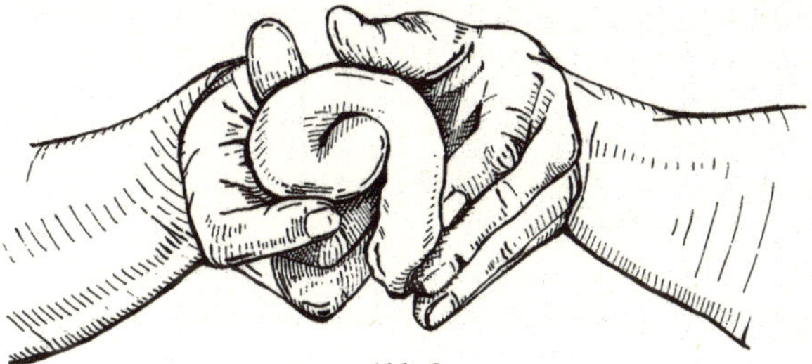

Abb. 3

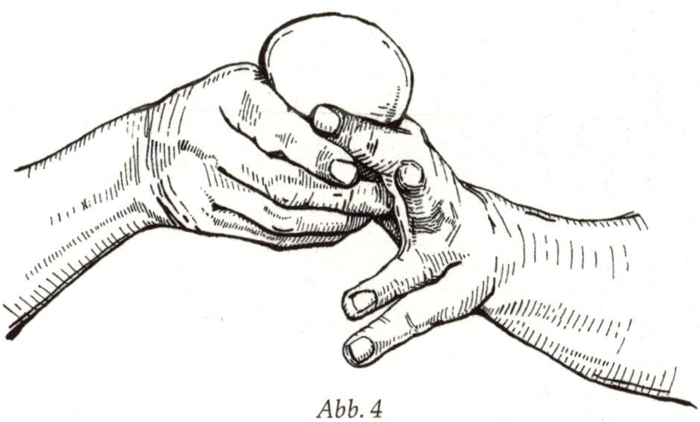

Abb. 4

Stracciatella

Ergibt etwa 2 Tassen

Dieser Käse ist leicht zu machen und überdies eine köstliche Möglichkeit, übrig gebliebenen Mozzarella zu verwerten. Er ist eine Bereicherung für jede Käseplatte, passt aber auch gut zu frischen Tomaten und Sauerteigbrot sowie als Beilage zum Abendessen. *Stracciare* heißt auf Italienisch »zerreißen«, denn die Zubereitung erfolgt durch Ziehen und Reißen von Mozzarella, dem man dann noch Rahm hinzufügt. In diesem Rezept wird fermentierter Rahm verwendet, um den Nährwert und das Aroma zu steigern.

Zutaten:

1 faustgroße Mozzarellakugel (Seite 262)
1 Tasse fermentierter Rahm (Seite 257)

Zubereitung:

Den Mozzarella in dünne Fäden reißen und diese in eine Schüssel legen. Den fermentierten Rahm hinzugeben und verrühren. Sofort servieren oder in einem luftdichten Behälter bis zu einer Woche im Kühlschrank aufbewahren. Beim Servieren sollte der Stracciatella allerdings Zimmertemperatur haben.

Fadenkäse (Filata)

Ergibt etwa 12 Sticks

Die Sticks eignen sich perfekt für die Lunchbox oder auch als Snack für unterwegs. Da Sie sie selbst machen, können Sie die Qualität der verwendeten Milch bestimmen und nach einem traditionellen Käseherstellungsprozess vorgehen, der aus dieser Milch die nährstoffreichsten und köstlichsten Käsesticks überhaupt macht.

Zutaten:

227 g Mozzarella-Käsebruch, bereit zum Ziehen
gesättigte Salzlake

Zubereitung:
Den Anweisungen im Mozzarella-Rezept bis Schritt 5 folgen (Seite 262). Den Käsebruch wie angegeben aufschneiden und in 82 °C warmem Wasser erhitzen. Ihn dann aber, statt ihn zu einer Kugel zu formen, zu einem langen Strang von knapp 2 Zentimeter Durchmesser ziehen. Den Strang in 10 bis 13 Zentimeter lange Stücke schneiden und diese dann für 10 bis 15 Minuten in die gesättigte Salzlake legen, damit sie abkühlen und das Salz aufnehmen können.

Aus der Lake nehmen und trocken tupfen. In einem luftdichten Behälter sind die Sticks bis zu einer Woche im Kühlschrank haltbar.

Quesillo (Fadenkäse aus Oaxaca)

Ergibt 4 faustgroße Knäuel

Entgegen der landläufigen Meinung hat Cheddar-Käse in einem Taco oder einer Quesadilla nichts verloren. Traditionell wird dafür eine mexikanische Version des Pasta-Filata-Käses, Quesillo, genommen. Dieser Käse besteht aus einem langen dünnen Band, das gesalzen und dann wie Garn zu einem wunderschönen Knäuel gewunden wird. Diese imposanten Knäuel aus aufgewickeltem Käse sind nicht wegzudenken von den Märkten in Oaxaca, wo man den Käse als Knäuel oder nach Länge kaufen kann.

Zur Verarbeitung wickelt man einen Streifen Käse ab und reißt ihn dann in dünnere Fäden (so wie beim Stracciatella, siehe Seite 270). Dieser Schritt ist notwendig, denn die Konsistenz des Käses spielt eine entscheidende Rolle für das Geschmackserlebnis. Die Fäden können so gegessen werden, aber vor allem in Quesadillas oder auf Tacos.

Zutaten:

1 Tasse koscheres Salz
1 Pfund Mozzarella-Käsebruch, fertig zum Ziehen

Zubereitung:
Das Salz neben der Schüssel, in der der Käsebruch verarbeitet wird, auf ein Backblech mit Rand schütten.

Den Anweisungen im Rezept für Mozzarella bis Schritt 5 folgen (Seite 262). Den Käsebruch in 4 gleich große Portionen aufteilen. Jeweils eine davon, wie in Schritt 6 des Mozzarella-Rezepts (Seite 267) beschrieben, aufschneiden und in 82 °C warmem Wasser erhitzen. Dehnen, falten und dafür sorgen, dass die Käsebruchstücke auch alle in der festen, seidigen und glänzenden Masse aufgehen. Sobald sie einheitlich glatt ist, die Masse zu einem langen, etwa 2,5 Zentimeter breiten Streifen ziehen. Den Streifen auf das Backblech legen und ihn mit den Händen gleichmäßig salzen. Die richtige Menge entspricht dem, was haften bleibt.

Den Streifen aufwickeln wie ein Garnknäuel. Das Ende in eine Windung stecken, damit das Knäuel nicht wieder aufgeht.

Das Knäuel zum weiteren Abkühlen in eine Schüssel legen, damit es die Form behält. Auf die gleiche Weise aus den anderen 3 Käseportionen Knäuel formen und diese ebenfalls in die Schüssel legen. Sofort verwerten oder gut verpackt bis zu einer Woche im Kühlschrank aufbewahren.

Ricotta

Ergibt etwa 2 Tassen

Die beiden Hauptproteine in der Milch sind Casein und Molkenprotein. Das Casein wird während des Käseherstellungsprozesses von der Molke getrennt und bildet den Käsebruch. Die Molkenproteine aber bleiben in der Molke, woraus sowohl der italienische Ricotta als auch sein mexikanisches Gegenstück Requesón besteht. Wörtlich bedeuten die Wörter *ricotta* und *requesón* »nochmals gekocht«.

Traditionell werden diese beiden Käsesorten zubereitet, indem man die von der Herstellung des Pasta-Filata-Käses übrig gebliebene Molke noch etwas länger fermentieren lässt, um auf einen pH-Wert von 5,9 zu kommen. Anschließend wird sie fast bis zum Kochen erhitzt, sodass sich der Molkebruch ablöst. Der wird dann abgeschöpft und in speziellen Abtropfformen oder in einem Mulltuch abgeseiht.

Ricotta-Käse ist vielseitig. Man kann ihn frisch verzehren, Ricotta al forno daraus machen oder, getrocknet und gesalzen, Ricotta Salata.

Zutaten:

knapp 2 l frische Molke aus der Mozarella-Zubereitung (siehe Schritt 4 auf Seite 266)
1 Tasse Milch
1 Tasse Wasser
1 EL Meersalz

Zubereitung:
Alle Zutaten in einem großen Topf gründlich vermischen. Langsam auf ungefähr 93 °C erhitzen und nur umrühren, wenn es sich nicht vermeiden lässt, etwa um das Anbrennen zu verhindern. Der Ricotta-Käsebruch ist sehr empfindlich, weshalb es sich nachteilig auf das Ergebnis auswirken kann, wenn er aufgewühlt wird. Sobald sich der Käsebruch – der aussieht wie weicher, flockiger Hüttenkäse – oben absetzt, die Herdplatte ausschalten und das Ganze 15 Minuten stehen lassen. Dann abschöpfen und den Käsebruch in Ricotta-Abtropfformen oder ein mit einem Mulltuch ausgelegtes Sieb geben. Falls sich bei 93 °C der Käsebruch noch nicht oben abgesetzt hat, ist der pH-Wert vermutlich noch zu hoch. In dem Fall füge ich 1 Esslöffel Apfelessig oder Zitronensaft hinzu und rühre vorsichtig um. Taucht der Käsebruch dann immer noch nicht auf, das Ganze wiederholen, bis es so weit ist, und dann wie oben beschrieben abtropfen.

Der Ricotta kann sofort verwertet oder in einem abgedeckten Behälter bis zu einer Woche im Kühlschrank aufbewahrt werden.

KAPITEL 7

Insekten: Keine Plagegeister, sondern Proteine

Ich bemühte mich nach Kräften zu lächeln, während meine zehnjährige Tochter Alyssa sich über die kunterbunten Waffeln auf ihrem Teller hermachte. Als Beilagen gab es Bananen und Erdbeeren in Scheiben, Marshmallows, Schlagsahne und drei nicht minder farbenprächtige Eiskugeln, gekrönt von Waffelhörnchen mit dem spitzen Ende nach oben. Das Ganze war spektakulär angerichtet, wenn auch ein bisschen viel des Guten, aber ich konnte nicht leugnen, dass die umgedrehten Waffelhörnchen tatsächlich aussahen wie Einhornhörner.

Und um Einhörner drehte sich alles im Unicorn Café in Bangkok.

Ich hatte schon ziemlich seltsame Dinge an abgedrehten Orten gegessen, aber so etwas hatte ich noch nie erlebt. Wo man hinsah, überall nur Einhörner, in der Dekoration, auf den Tischen, im Essen – alle in glitzernden Pink-, Blau-, Lavendel- und Pfirsich-Pastelltönen. Bilder von der Einhorn-Galaxie und Tapeten in Regenbogenfarben schmückten die Wände, und im Raum verstreut stand ein buntes Aufgebot an rosa-, blau- und goldfarbenen Plüschmöbeln, gespickt mit unechten Edelsteinen. Plüscheinhörner galoppierten von der Decke hängend über unsere Köpfe hinweg, und während wir auf das Essen warteten, hatten wir die Möglichkeit, mit weiteren Plüscheinhörnern zu kuscheln und sogar einen Einhorn-

Overall überzuziehen (vorrätig in Erwachsenen- und Kindergröße). Ich hatte Alyssa gesagt, dass ich sogar bereit sei, einen Einhorn-Overall anzuziehen – aber es war ihr selbst peinlich, einen zu tragen, und noch viel peinlicher, ihren Vater darin zu sehen.

Aber versprochen ist versprochen, und als Vater schrecke ich nun mal nicht vor Bestechung zurück. In diesem Fall hatte ich mich ein paar Wochen zuvor einverstanden erklärt, jenen Ort in Thailand mit ihr zusammen aufzusuchen, den sie sich in den Kopf gesetzt hatte: das Unicorn Café – wenn Alyssa mir im Gegenzug versprach, alle Insektengerichte zu probieren, die uns vorgesetzt wurden.

Genau genommen hatte unser verschlungener Weg in dieses Einhorn-Mekka schon zwanzig Jahre früher begonnen: Christina und ich führten eine hitzige Auseinandersetzung über ein Paket, das soeben für mich angekommen war.

Christina: »Nein, diesmal bleibe ich hart. Nein, nein und nochmals nein. Ich erlaube es dir nicht, sie zu essen.«

Ich: »Wie meinst du das? Moment mal – willst du mir allen Ernstes vorschreiben, was ich essen darf und was nicht? Du begreifst es nicht. Wie kann ich meinen Studenten erzählen, wie wichtig Insekten in der prähistorischen Ernährungsweise waren, wenn weder sie noch ich schon mal welche gegessen haben? Und wie kann ich sie auffordern, es zu versuchen, wenn ich es nicht selbst getan habe?«

Das Paket, das von einer Firma namens Thailand Unique kam, war für Christina und mich aus mehreren Gründen eine große Sache. Zum einen war es voll mit essbaren Insekten, was für uns beide Neuland war. Wir waren jung verheiratet und lernten einander und uns selbst gerade erst so richtig kennen. Jedes Mal, wenn einer von uns etwas auf die Spitze trieb, erkannte der andere ein bisschen mehr, wen er da eigentlich geheiratet hatte. Und eine Kiste mit Insekten, das schien, nach allem, was ich schon auf die Spitze getrieben hatte, das Fass zum Überlaufen zu bringen. Zum anderen war es das erste Paket, das ich aus Übersee erhalten hatte, und somit ziemlich teuer. Dabei waren wir als Doktoranden knapp bei Kasse.

Ich war erstaunt gewesen, und das ist noch gelinde ausgedrückt, dass ich mir zum menschlichen Verzehr geeignete Insekten – was jedenfalls deutlich substanzieller ist als Skorpione in Lollis oder Ameisen mit Schokoladenüberzug als Geburtstagsgag – von so weit her besorgen musste. Aber ich war nun mal fest von meinem pädagogischen Ansatz überzeugt, dass die Studenten vollständig in das Thema eintauchen und dabei all ihre Sinne benutzen und ihre Komfortzone verlassen müssen, um etwas wirklich zu lernen. Mit diesen essbaren Insekten wollte ich in eine neue Unterrichtsreihe einsteigen, die sich mit aktuellen Fragen der menschlichen Ernährung, Gesundheit, Nahrungsmittelsicherheit und Nachhaltigkeit im Rahmen althergebrachter Ernährungsweisen befasste. Ich wollte meine jungen Erwachsenen aus dem modernen Westen an die völlig neue Erfahrung des Insektenessens – fachsprachlich Entomophagie genannt – heranführen, sie über den »Igitt«-Moment hinwegkommen und dann den Blick auf diese Praxis in der Ernährung ihrer Vorfahren, aber auch von Zeitgenossen in anderen Teilen der Welt richten lassen. Wie sonst sollten Menschen, die noch nie Insekten zu sich genommen hatten, eine sinnvolle Diskussion darüber führen? Das war meine Motivation, die ich Christina verständlich zu machen versuchte.

Am Ende konnte ich sie ebenso überzeugen wie meine Studenten, und wenige Monate später servierte ich sogar Insekten auf meiner Party nach dem Rigorosum.

Warum Insekten? Immerhin essen wir sie vermutlich schon seit mindestens sieben Millionen Jahren. In einer von wildem Gemüse und Obst geprägten Ernährung waren Insekten das erste von unseren Vorfahren verzehrte Nahrungsmittel, das sich annähernd als nährstoffreich bezeichnen lässt. Der Verzehr von Insekten vor Millionen von Jahren hat archäologisch keine Spuren hinterlassen, aber dass Insekten einen Teil der damaligen Ernährung ausgemacht haben, lässt sich aus Studien zu diversen Primaten ableiten, die als Ersatzgröße für diese Praxis dienen. Einem UNO-Bericht von 2013 zufolge[10] nehmen heute mindestens zwei Milliarden Menschen im Rahmen ihrer täglichen Kost Insekten zu sich. Über 1900 Insektenarten fallen darunter. Nach den verfügbaren Daten sind die am häufigsten verzehrten Insekten die Käfer (Coleoptera; 31 Prozent), Raupen (Lepidoptera; 18 Prozent) und Bienen, Wespen und Ameisen (Hymenoptera; 14 Prozent). Diese werden gefolgt von Heuschrecken und Grillen (Orthoptera; 13 Prozent), Schnabelkerfen, zum Beispiel Zikaden, Wanzen und Pflanzenläusen (Hemiptera; 10 Prozent), Termiten (Isoptera; 3 Prozent), Libellen (Odonata; 3 Prozent), Fliegen (Diptera; 2 Prozent) und anderen Ordnungen (zusammen 5 Prozent).

Darüber hinaus stellen die Autoren fest, dass Insekten in vielen Teilen der Welt ein gängiges Nahrungsmittel sind, während die Menschen in westlichen Ländern die Entomophagie mit Abscheu betrachten und den Verzehr von Insekten mit primitivem Verhalten assoziieren (was ich den »Igitt«-Faktor nenne). Diese Einstellung habe zur Vernachlässigung von Insekten in der landwirtschaftlichen Forschung geführt. Trotz historischer Bezüge zur Verwendung von Insekten als Nahrungsmittel finde das Thema Entomophagie erst seit Kurzem weltweit mehr Aufmerksamkeit. Um die bis 2030 schätzungsweise neun Milliarden Menschen auf der Erde ernähren zu können, müsse sich die Nahrungsmittelproduktion verdoppeln. Und die Autoren betonen, dass Land-, Wasser- und Meeresressourcen begrenzt sind, weshalb wir Wege finden müssen, nachhaltigere und effizientere Nahrungsmittel anzubauen, um den wachsenden Bedarf zu decken. Insekten sind da eine naheliegende Wahl. Sie be-

10 www.spiegel.de/wissenschaft/mensch/uno-empfiehlt-mehr-insekten-auf-den-teller-a-899496.html

nötigen weit weniger Ressourcen, um sich zu vermehren, als Rinder, Schweine und Geflügel – und als Protein-, Vitamin- und Mineralstoffquelle fallen sie weit mehr ins Gewicht, als ihre Körpergröße es vermuten lässt. Der WHO-Bericht hält fest: »Die Zusammensetzung von ungesättigten Omega-3- und Omega-6-Fettsäuren in Mehlwürmern ist vergleichbar mit der in Fisch (und höher als in Rindern und Schweinen), und der Protein-, Vitamin- und Mineralstoffgehalt von Mehlwürmern ist ähnlich dem in Fisch und Fleisch.«

Während sich die Gourmets unter unseren Vorfahren vermutlich nicht viel anders verhalten haben als ein Primat, der Ameisen mit einem Stöckchen aus dem Ameisenhügel fischt und genüsslich abschleckt, lassen uns die modernen Technologien Insekten auf vielfältige Weise konsumieren. Und ich kann nur sagen: Es lohnt sich. Laut dem UNO-Bericht stecken in 100 Gramm Mehlwurm 20 Gramm Protein und 13 Gramm Fett; in Ameiseneiern 14 Gramm Protein und 4 Gramm Fett; in Heuschrecken sogar satte 30 Gramm Protein sowie 3,8 Gramm Fett. Zum Vergleich: In der gleichen Menge mageren Rinderhacks stecken 26 Gramm Protein und 15,41 Gramm Fett (laut Nahrungsmitteldatenbank des US-Landwirtschaftsministeriums), in zwei Eiern sind 12 Gramm Protein und 10 Gramm Fett enthalten.

Entomo Farms in Ontario, Kanada, sind Vorreiter in der Erforschung von Grillen und Mehlwürmern als nachhaltige, gesunde Proteinquelle. Ihren Studien zufolge enthalten 100 Gramm Grillenmehl 65 Gramm Protein, während in 113 Gramm Rindfleisch nur 32 Gramm Protein stecken. Grillenmehl enthält alle neun essenziellen Aminosäuren, mehr Kalzium als Milch und mehr Eisen als Spinat. Im Grillenpulver von Entomo Farms steckt 30-mal mehr Vitamin B_{12} als in der entsprechenden Menge Rindfleisch. Außerdem liefert es ein besseres Verhältnis von Omega-6- zu Omega-3- Fettsäuren (3:1), als es bei getreidegefüttertem (Supermarkt-)Rindfleisch der Fall ist (20:1). Rindfleisch aus Weidehaltung wiederum entspricht mit 3:1 den Grillen. Omega-6- und Omega-3-Fettsäuren sind essenzielle Fettsäuren. Das heißt, unser Körper produziert sie nicht selbst; dabei stärken sie zum Beispiel das Immunsystem und verringern das Risiko von Herzkrankheiten. Wissenschaftler gehen davon aus, dass unsere Vorfahren eine Kost zu sich nahmen, in der das Verhältnis von Omega-6- zu Omega-3-Fettsäuren bei 1:1 lag, während heutige Gesundheitsexperten eine Ernährung mit einem Verhältnis von nicht mehr als 4:1 empfehlen. Tatsächlich aber weist die typische westliche Ernährungsweise ein Verhältnis zwischen 15:1 und 16,7:1 auf. Experten sind davon überzeugt, dass darauf viele gesundheitliche Probleme wie Herzkreislauferkrankungen, Krebs sowie Entzündungs- und Autoimmunkrankheiten zurückzuführen sind.

Neben der menschlichen Gesundheit würde auch die Gesundheit unseres Planeten von einer Ernährung auf Insektenbasis profitieren. Dem UNO-Bericht zufolge »stoßen [Insekten] bedeutend weniger Treibhausgase aus als die meisten Nutztiere (Methan beispielsweise wird von nur wenigen Insektenarten wie Termiten und Kakerlaken produziert)«. Auch die mit Nutzvieh in Verbindung gebrachten Ammoniak-Emissionen spielen bei der Insektenzucht keine Rolle. Insekten können zudem so gut wie überall gezüchtet werden, es sind also weder große Landflächen notwendig noch Rodungen, und der Wasserverbrauch hält sich ebenfalls in Grenzen. Man braucht 28 Liter Frischwasser, um zehn Gramm grillenbasiertes Protein zu erzeugen, während die gleiche Menge Geflügelprotein fast 200 Liter erfordert, Rinderprotein sogar 369 Liter.

Jarrod Goldin, Mitbegründer von Entomo Farms, schätzt, dass eine vierköpfige Familie jährlich 650 Liter Frischwasser sparen würde, wenn sie an einem Tag in der Woche Nahrungsmittel aus Insektenprotein statt rotes Fleisch äße. Die UNO-Organisation für Ernährung und Landwirtschaft (FAO) stellt überdies fest, dass Insekten aufgrund ihrer Physiologie sehr viel besser darin sind, Futter in Protein umzuwandeln, weshalb viel weniger Futter nötig ist, um vergleichbare Mengen an Protein von Insekten zu erhalten: »Grillen beispielsweise benötigen zwölfmal weniger Futter als Rinder, viermal weniger Futter als Schafe und nur halb so viel Futter wie Schweine und Masthähnchen, um die gleiche Menge an Protein zu erzeugen.«

Auch aus diesem Grund habe ich Entomophagie in meinen Lehrplan am Washington College aufgenommen. Ich habe sogar versucht, das Konzept einer breiteren Öffentlichkeit nahezubringen, indem ich Insektenkuchen-Basare im College veranstaltete, aber auch dort stieß ich auf festgefahrene westliche Vorurteile. Jahrelang fristeten unsere Kuchenbasare ein kümmerliches Dasein unter der Treppe zur Mensa. In der Mensa selbst Insekten zu servieren wurde uns nicht gestattet, aus Angst, das würde den Status der Collegekantine als gewerblicher Küchenbetrieb gefährden. Jedes Jahr aufs Neue rief ich bei der Gesundheitsbehörde an, um eine Genehmigung zu erwirken, und jedes Jahr aufs Neue erklärte man mir: Solange es eine Veranstaltung für einen geschlossenen Kreis sei, kein Geld eingenommen werde und wir uns nicht in den »richtigen« Koch- und Essbereichen des Colleges aufhielten, könne sie stattfinden. Was für eine Botschaft an unsere Studenten: Insekten – ein Nahrungsmittel, das Jahrmillionen zu unserer Ernährung gehörte und immer noch regelmäßig von Milliarden von Menschen weltweit verzehrt wird – sind kein »richtiges« Nahrungsmittel, das man deshalb nicht am gleichen Ort servieren darf wie das »richtige« Essen, das den Studenten vorgesetzt wird.

Nach etwa acht Jahren aber gelang uns endlich der Durchbruch. Die Inspektorin für Lebensmittelsicherheit fragte auf Bundesebene nach, ob Insekten in gewerblichen Küchenbetrieben zubereitet und in lizenzierter Gastronomie serviert werden dürften. Wegen der etwas eigentümlichen Anfrage hat die Antwort etwas auf sich warten lassen, doch dann erfuhr sie, dass Insekten von der FDA als allgemein sicheres Lebensmittel anerkannt werden. So konnten wir also Insekten genauso wie Salz und Pfeffer in der Mensa anbieten.

Daraufhin bauten wir uns mit tatkräftiger Unterstützung von engagierten Studenten und College-Mitarbeitern einen behelfsmäßigen Foodtruck aus Pappe, stellten Tacos nach Oaxaca-Art her (wobei wir allerdings keine Chapulines, also Heuschrecken, sondern Grillen verwendeten) und servierten sie in der Mensa. Wir luden Pat Crowley ein, den Gründer eines Unternehmens, das Proteinriegel aus Grillenmehl herstellt. Er sprach zu den Studenten und leitete sie bei der Herstellung ihres eigenen Grillenmehls an. Im darauffolgenden Jahr wurde es eine größere Veranstaltung. Wir übernahmen sogar eine der Essensausgabestellen in der Mensa und boten Insekten-Tacos als Wahlgericht an. Daneben organisierten wir eine Reihe von Veranstaltungen, zum Beispiel die Vorführung von zwei Dokumentationen über Entomophagie. Die ganze Sache erregte so viel Aufmerksamkeit, dass ein Fernsehsender mich einlud, eine Livesendung über die Herstellung und den Verzehr von Grillen-Tacos zu machen.

Alles schien perfekt: Ich brachte meinen Studenten im Rahmen ihrer Studien zu frühen Völkern und deren Essgewohnheiten das Konzept der Entomophagie nahe. Ich hatte alles, was ich finden konnte, zum Thema Entomophagie gelesen, mir alles im Internet Verfügbare dazu angesehen und sogar selbst ein bisschen experimentiert. Aber es fehlte ein Kontext. Um Insekten wieder ernsthaft auf unseren Speiseplan zu setzen und dieses Konzept unserer Kultur mit ihrer Insektenphobie in mehr als einer Hinsicht schmackhaft machen zu können, musste ich jene Kulturen und Menschen erleben, die heute noch regelmäßig Insekten essen. Und wo konnte ich das besser tun als dort, wohin ich als Erstes meine Fühler in Sachen Entomophagie ausgestreckt hatte? Über ein Restaurant in Bangkok namens Insects in the Backyard, das mein Sohn Billy im Internet ausfindig gemacht hatte, nahm ich Kontakt zur Asian Food and Feed Insect Association (AFFIA) auf, die ein Besuchsprogramm für uns aufstellte und auch sonst alles organisierte.

Auf ging's nach Thailand.

Nach meinem Abstecher ins Unicorn Café mit Alyssa begann unser Entomophagie-Familienabenteuer im Insects in the Backyard, wo uns Chefkoch Mai Thitiwat empfing. Dort bekamen wir eine erste Kostprobe von moderner Kochkunst gepaart mit Steinzeitkost. Mit dabei Nathan Preteseille, der Sprecher der AFFIA und Pionier in Sachen Insektenprodukte. Auf dem Menü standen mehrere Grillenarten, Bambuswürmer, Seidenraupenpuppen, Ameisen und Ameisenlarven. Als Hauptspeisen gab es Nachos mit Seidenraupen-Kirschtomaten-Salsa, Krebs- und Riesenwasserkäfer-Ravioli, Hummer- und Heuschrecken-Bisque auf Risotto, gebratene Hähnchenbrust mit japanischen Süßkartoffeln und weißen Grillen, frische hausgemachte Grillen-Pasta mit Schwarzer-Basilikum-Pesto und Chorizo sowie klassisches italienisches Tiramisu aus Seidenraupenpulver.

Chefkoch Mai zelebrierte die Insekten regelrecht, indem er sie kulinarisch und visuell als vollwertige Nahrungsmittel anrichtete. Er zeigte, was möglich ist, wenn man die nährstoffreiche Kost unserer Vorfahren so präsentiert, dass sie den Erwartungen des modernen westlichen Gaumens gerecht wird. Dieser Ansatz ist entscheidend, denn nur auf die Nährstoffdichte eines Nahrungsmittels zu vertrauen reicht nicht aus. Schließlich haben wir auch kulturelle Bedürfnisse, die etwas mehr Behutsamkeit erfordern. Chefkoch Mai konnte Gerichte hervorzaubern, die alles übertrafen, was ich bei Insekten in puncto Geschmack, Konsistenz und Präsentation für möglich gehalten hatte.

Am folgenden Morgen waren wir früh wach – zumindest relativ früh, wenn man unseren Jetlag bedachte – und stiefelten zu einem Taxi, das uns zur nächsten Station unseres Programms bringen sollte, dem Khlong Toei Market. Hier wollten Massimo Reverberi und David Pattison von Bugsolutely, einem Hersteller von Grillennudeln, einen Rundgang mit uns machen, natürlich unter besonderer Berücksichtigung der zum Verkauf stehenden essbaren Insekten. Danach wollten wir zu Massimos Haus weiterfahren, das zugleich der Firmensitz von Bugsolutely war, um seine Grillen-Pasta zu kosten und dabei über seinen Umgang mit Entomophagie zu sprechen.

Der Markt war eine einzige Reizüberflutung. Wir gingen vorbei an lebenden Hühnern in Korbkäfigen, die unmittelbar neben ihren bereits geschlachteten und halbierten Geschwistern lagen, welche gold-orangefarbene Kugeln zur Schau stellten – ihre ungelegten Eier, eine nährstoffreiche Delikatesse. Fische schlitterten über Tische oder hüpften aus Eimern heraus. Wir sahen Einkaufsnetze voller lebender Ochsenfrösche, die einem die Verkäufer auch gern an Ort und Stelle verzehrfertig machten. Wir sahen zahllose Schweine und Kühe in unterschiedlichen Stadien der Zerlegung samt dem dazugehörigen Eimer voller Eingeweide – ob Herzen oder Gedärme, es gab alles zu kaufen. Nichts wurde weggeworfen.

Für mich hatte das Ganze etwas sehr Schönes und Emotionales an sich. Es konnte kein Zweifel daran bestehen, woher die Lebensmittel kamen und wer sie anbaute, züchtete beziehungsweise erntete. Bei jedem Kauf traten Erzeuger und Konsument miteinander in Austausch, eine ungemein wichtige Verbindung, die in unserer Kultur aber weitgehend verloren gegangen ist. Vieles von dem, was es hier zu kaufen gibt, lebt noch und wird vor den Augen der Kunden getötet. An der Frische kann daher niemand zweifeln. Die Erzeuger erhalten die Gelegenheit, ihre Kunden kennenzulernen, und es schwingt ein Verantwortungsbewusstsein mit, das in unserem anonymen und ausufernden Nahrungsmittelsystem völlig fehlt. Allerdings waren wir ja eigentlich wegen der Insekten hier …

Nachdem wir uns durch all die Gänge mit den unterschiedlichsten Erzeugnissen geschlängelt hatten, kamen wir schließlich in den

Bereich, in dem Insekten verkauft wurden. Es gab vier verschiedene Grillenarten sowie Heuschrecken, Bambuswürmer, chinesische Seidenraupenpuppen (ein Nebenprodukt der Seidenherstellung), Wasserkäfer und Berge von Weberameiseneiern. Ich spreche zwar kein Thai, aber es war offensichtlich, dass die Menschen, die hier Insekten kaufen, das nicht tun, weil sie sich etwas anderes nicht leisten können. Viele von ihnen trugen Tüten und Taschen, die bereits überquollen vor anderen Lebensmitteln. Nein, sie kaufen Insekten, weil sie Insekten von Kindesbeinen an gegessen haben. Für sie ist es eine traditionelle Nahrungsquelle, inklusive all der Erinnerungen, die ein tief in einer Kultur verwurzeltes Nahrungsmittel mit sich bringt, so wie die Kürbisse und Äpfel, die US-Amerikaner zu Thanksgiving kaufen, um daraus Pasteten zu backen.

Zurück im Bugsolutely-Haus, ließen wir uns eine vorzügliche Grillen-Pasta mit Pesto schmecken. Anders als Chefkoch Mai, der Insekten zum Blickfang eines Gerichts macht, glaubt Massimo, dass er eine breitere Masse – speziell Menschen aus dem Westen – schneller und effektiver erreichen kann, indem er mithilfe von Grillenmehl den Nährwert solcher Nahrungsmittel steigert, mit denen wir vertraut sind. Er versucht nicht etwa zu verschleiern, dass in der Pasta Grillen stecken, aber er glaubt, dass der Igitt-Reflex ausbleibt, wenn sie einem nicht direkt ins Auge springen. Andernfalls würden die Insekten als exotische Spielfiguren in einem Mutprobespiel angesehen und nicht als das nährstoffreiche, nachhaltige Nahrungsmittel, das Insekten sind. Kurzum: Massimo ist überzeugt, dass er mit seinem Produkt und seiner Methode mehr Menschen an eine gute Ernährungsweise heranführen kann.

Auf unsere letzte Station in Thailand freute ich mich besonders, weil es eine außergewöhnliche Gelegenheit war, die mit traditioneller Entomophagie verbundene Kultur zu erleben. Ich wollte, dass wir an der Ernte, der Zubereitung und dem Verzehr von Insekten zusammen mit Menschen teilnahmen, für die Entomophagie zum

Alltagsleben gehört. Nach einem vierzigminütigen Flug von Bangkok nach Phitsanulok fuhren wir noch eine Stunde mit dem Auto bis zur Boonchoos Weberameiseneier-Farm. Als wir von der Schotterstraße in eine schmale Fahrspur einbogen, wurde der Dschungel mehr und mehr von Mangobäumen abgelöst, die mit dünnen roten Schnüren in einem geometrischen Muster miteinander verbunden zu sein schienen. Ich hatte keine Ahnung, was ich da sah.

Boonchoo Kitsantria, der Ameiseneierfarmer, ist ein dünner, drahtiger Mann. Er trug ein langärmliges Hemd, lange Hosen und hohe Gummistiefel, was in der Gluthitze etwas seltsam wirkte. Boonchoo war Mangofarmer gewesen, bis ihm eines Tages klar wurde, dass die Eier der Weberameisen, die auf den Mangobäumen leben, weitaus größere Profite einbringen als die Früchte. Da Ameiseneier seit jeher einen wichtigen Teil der Ernährung in seinem Dorf ausmachen, war das Umsatteln ein logischer Schritt. In Nullkommanichts hatte Boonchoo uns eingespannt. Er verteilte eine Flasche Hale's Blue Boy (süßer roter Sirup) und eine Flasche M-150 (Energydrink), einen Teller mit Resten von gekochtem Fisch und Reis, eine lange Bambusstange mit einem großen Beutel am Ende und eine große Schüssel. So bepackt folgten wir ihm in den Mangohain, wo er an einer Stange mit einer Plastikkiste darauf stehen blieb.

Weberameisen weben komplexe Nester aus Mangoblättern, in die sie Unmengen von Eiern legen. Boonchoos sorgt dafür, dass sie so viele Eier produzieren wie irgend möglich, bevor er die Eier zur rechten Zeit erntet. Zwischen den Baumgruppen hatte er immer wieder solche Stangen mit Plastikkisten platziert. In diese Kisten legte er nun Reste vom gestrigen Abendessen. Das konnte Reis sein, Fisch, Ratte, Frosch oder auch eine beliebige Mischung aus alledem.

Die rätselhaften roten Fäden sind im Grunde Ameisenstraßen, die sich von den Mangobäumen bis zu diesen Futterstellen erstrecken. Die Ameisen krabbeln über die Fäden, sammeln das Futter ein und bringen es den Königinnen, die die Eier legen. Abertausende Ameisen balancieren an den Fäden entlang und schleppen das Essen bröckchenweise, mitunter auch im Team. Die roten Fäden führen auch zu Flaschen, die seitlich an den Stangen hängen und mit einer stark gesüßten roten Flüssigkeit gefüllt sind. In jeder steckt ein Stöckchen, das den Ameisen als Leiter dient, sodass sie leichter zum Trinken herunterklettern können.

Wir mischten süßes Hale's Blue Boy mit M-150 und gossen den Cocktail in die Flaschen. Das M-150 füge er hinzu, erklärte Boonchoo, um die Ameisen »hyperaktiv« zu machen.

Nachdem wir die Ameisen gefüttert hatten, reichte mir Boonchoo die große Schüssel, schnappte sich die Bambusstange mit dem Beutel daran, und schon drangen wir tiefer in den Mangohain. Boonchoo streckte seine Stange in einen Baum und schlug damit Ameisen und Eier aus ihren Nestern. Die meisten fielen in den Beutel, aber auf einmal verstanden wir die Wahl seiner Kleidung. Denn die Ameisen, die den Beutel verfehlten und auf die Erde rieselten, waren extrem erregt. Weberameisen sind bekannt für ihre äußerst schmerzhaften Bisse, und in Sekundenschnelle bekamen wir das zu spüren. Es muss ein Anblick für die Götter gewesen sein: Boonchoo, wie er eifrig mit Stange und Beutel Ameiseneier aus dem Mangobaum erntete, während eine Familie aus den USA in kurzen Hosen und ärmellosen Shirts kreischend herumhüpfte und sich wild erzürnte Ameisen vom Leib zu halten versuchte. Schließlich schüttete Boonchoo einen Beutel voller Ameisen und Eier in die große Schüssel und nutzte die Brise, um gewissermaßen die Spreu vom Weizen zu trennen, sprich: Die Ameisen flogen beiseite, und nur die kleineren, kompakteren Eier blieben übrig.

Nach der zügigen Ernte nahm Boonchoo uns mit auf den Hof hinter seinem Haus, wo Schüsseln mit Gemüse, Obst, Reis, Blättern und Weberameiseneiern darauf warteten, dass wir aus ihnen eine

Mahlzeit zubereiteten. Die Frauen aus dem Dorf zeigten uns, wie man Yam Kai Mot Daeng, einen Ameiseneiersalat, sowie Ameiseneier-Omelett macht – eigentlich ein gewöhnliches Omelett, nur eben mit Ameiseneiern gefüllt. Wir lernten, Betelblätter so um den Salat zu falten, dass sie sowohl als Schale dienten als auch zum Essen dazugehörten. Der bittere Geschmack des Blatts entlud sich mit ebensolcher Intensität in meinem Mund wie der Geschmack des Salats. Wir ließen uns geröstete Grillen schmecken sowie Mangos, Rosenäpfel und Bananen. Zum Nachtisch gab es gedünstete Klebreisküchlein mit Bananen eingepackt in Bananenblättern.

Unser Entomophagie-Abenteuer in Thailand verlief exakt so, wie ich es erhofft hatte. Es war mir ja nicht nur um den Verzehr von Insekten gegangen. Das machte ich ja schon seit Jahren. Vielmehr war ich auf der Suche nach Wegen, wie ich dieses nährstoffreiche, nachhaltige Nahrungsmittel für die moderne westliche Ernährungsweise akzeptabel und bedeutsam machen konnte. Meine Familie – eine erwachsene Frau, ein Mädchen in der Highschool, ein Junge in der Mittelschule und ein Grundschulmädchen – fungierte dabei sozusagen als Resonanzkörper, indem sie mir mithilfe ihrer unschätzbaren Perspektiven auf die Sprünge half – was uns zu Alyssa und den Einhörnern führt. Alyssa ist das jüngste Familienmitglied und die wählerischste Esserin von uns. Zunächst schien es, als hätte der Bestechungsversuch mit dem Unicorn Café nicht ausgereicht. Die wunderbar aufbereiteten Gerichte im Insects in the Backyard wollte sie partout nicht anrühren. Etwas besser lief es mit Massimos Grillen-Pasta, aber selbst davon aß sie nur einen Happen. Als Nahrungsmittel waren ihr Insekten zu fremd und zu eigenartig. Bis wir durch Boonchoos Mangohain spazierten, die Ameisen fütterten und ihre erzürnten Bisse über uns ergehen ließen, dann ihre Eier ernteten und den Dorfbewohnern bei der Zubereitung des Essens halfen. Da fiel die Abwehrmauer, die die moderne westliche Esskultur und Lebensweise errichtet hatte, in sich zusammen. Unsere Jüngste aß das Ameiseneieromelett, den Ameiseneiersalat und die Grillen.

Alyssa ist aber kein Einzelfall. Obwohl sich unsere westlichen Vorstellungen von »richtigem« Essen immer noch dagegen wehren, gewinnt die Entomophagie zunehmend an Boden und Aufmerksamkeit. Insekten drängen in Bioläden, Restaurants und andere Absatzmärkte. Mehrere US-Städte können bereits mit mindestens einem Restaurant aufwarten, das Insekten in der einen oder anderen Form serviert, zum Beispiel das Bug Appétit in New Orleans, dessen Köche mit Wachswürmern, Mehlwürmern und Grillen kochen und Gerichte wie Cricket King Cake zum Mardi Gras oder Chocolate Chirp Cookies anbieten, auf denen eine Grille den Platz des Schokoladenstücks einnimmt. Im La Condesa in Austin stehen Chapulines (Heuschrecken aus Oaxaca) auf der Speisekarte, im Don Bugito in San Francisco Insekten-Snacks wie Grillen in Zartbitterschokolade neben pikanten Mehlwürmern, und das New Yorker Black Ant schließlich serviert Manchego-Heuschreckenkroketten, Guacamole aus schwarzen Ameisen, Heuschrecken-Tacos oder auch eine Margarita in einem Glas mit Salzrand von schwarzen Ameisen.

Innerhalb der vergangenen zehn Jahre sind zahlreiche Unternehmen auf dem Markt erschienen, die insektenbasierte Produkte verkaufen. Nicht nur Pat Crowleys Grillen-Proteinriegel, sondern auch Laura D'Asaros und Rose Wangs Chirps Chips aus proteinreichem Grillenmehl. In Portland, Oregon, gründete Charles Wilson seine Firma Cricket Flours, um unter anderem Protein- und Weizenalternativen bei Lebensmittelallergien anbieten zu können. Heute verkauft er eine ganze Palette von Produkten wie eine Brownie-Backmischung auf Grillenbasis, geröstete Grillen und Grillenmehl. Entomo Farms in Kanada züchtet Grillen auf einer Fläche von rund 5574 Quadratmetern, während in den USA die 2016 gegründete Cowboy Cricket Farm schon auf knapp 1000 Quadratmeter angewachsen ist. Rechnet man die Partnerfirmen dazu, ergibt sich eine Zuchtfläche von etwa 1860 Quadratmetern.

Laut einer von Anders Engström geführten und regelmäßig aktualisierten Liste auf der Website bugburger.se sind in den USA derzeit mindestens zwei Dutzend Unternehmen in der Herstellung von Snacks, Mehlen und Proteinpulvern auf Insektenbasis aktiv und mehr als 140 weltweit, von Neuseeland über Finnland und Israel bis zu den Niederlanden. Die Europäische Behörde für Lebensmittelsicherheit entschied Ende 2020, dass getrocknete gelbe Mehlwürmer, ganz und in Pulverform, für den menschlichen Verzehr unbedenklich sind. Ein wichtiger Schritt. Ein Bericht im Magazin *Bloomsberg Green* merkte dazu an, dass die globale Insektenzuchtbranche inzwischen Unternehmen wie Cargill und Nestlé anzieht, und das Marktforschungsunternehmen Arcluster geht davon aus, dass diese bis 2025 mehr als 4,1 Milliarden US-Dollar investieren werden. In ihrer »Marktanalyse essbarer Insekten« vom Februar 2020 stellten die Marktforscher von Global Market Insights fest, dass das globale Marktvolumen für essbare Insekten 2019 112 Millionen Dollar betrug bei einer erwarteten jährlichen Wachstumsrate von 47 Prozent zwischen 2019 und 2026. In einer Pressemitteilung erklärten die Marktforscher, Proteinriegel auf Insektenbasis würden bald einen großen Markt beherrschen, und prognostizierten, dass eine Nachfrage nach proteinreichen, sparsamen Nahrungsmittelquellen sowie »sich verlagernde Trends bei Ernährungsbedürfnissen« das Wachstum vorantrieben. Ein weiterer Branchenanalyst, IndustryARC, gab die globalen Markteinnahmen für 2018 mit 62,5 Millionen Dollar an bei einer voraussichtlichen jährlichen Wachstumsrate von 21 Prozent bis 2025.

All das sind Anzeichen dafür, dass es den Leuten zunehmend leichter fallen wird, den Igitt-Reflex zu überwinden und Insektenprotein in ihre Ernährung aufzunehmen. Es ist zwar noch immer nicht ganz einfach, an frische Insekten und Spezialitäten wie Ameiseneier oder Kakerlaken zu kommen, doch in der heimischen Küche mit Insektenproteinen zu arbeiten stellt inzwischen kein Problem mehr dar. Grillen- und andere Insektenpulver lassen sich leicht übers Internet und in Bioläden beschaffen und können für alles Mögliche verwendet werden – Smoothies, Joghurt, Backwaren (indem 20 Prozent des Mehls ersetzt werden), Dressings, Soßen und sogar Kaffee –, um den Gehalt an wichtigen Proteinen, Fetten und Mineralstoffen auf nachhaltige Weise zu verbessern, ohne Konsistenz, Geschmack oder Farbe des Endprodukts negativ zu beeinflussen.

Allerdings sollten Sie vorsichtig sein, wenn Sie eine Schalentierallergie haben. Insekten und die Panzer von Krebstieren sind sich sehr ähnlich, weshalb Sie möglicherweise auch gegen Insekten allergisch sind.

Für die etwas beherzteren Köche unter Ihnen habe ich ein paar Insektenrezepte herausgesucht, in denen Grillenmehl und geröstete Grillen verwendet werden, die ohne Weiteres erhältlich sind.

TIPPS UND REZEPTE

Backen mit Insektenmehl

Am unkompliziertesten lassen sich Insekten in die Ernährung einbauen, indem man 20 Prozent der in einem Rezept angegebenen Menge von Weizen- oder anderem Kornmehl durch Grillenmehl ersetzt.

Grillen-Powerkugeln

Ergibt 20 Kugeln

Die meisten Protein- und Powerriegel sind voll von künstlichen Süßstoffen, Zuckeralkoholen sowie Nebenprodukten aus der Lebensmittelherstellung, die als Nahrungszusatzstoffe ausgegeben werden. Oder sie enthalten so viel Zucker, dass sie eigentlich als Schokoriegel gelten müssten. Industriell hergestellte Powerriegel sind also recht praktisch, aber überhaupt nicht gesund. Grillen-Powerkugeln hingegen sind innerhalb weniger Minuten fertig, leicht aufzubewahren, ebenfalls äußerst praktisch für unterwegs – und man kann sie seiner Familie guten Gewissens zu essen geben. Ihr Protein beziehen die Kugeln aus nachhaltigen und nährstoffreichen Insekten, ihr Fett aus Kokosöl, und ihre minimale, aber perfekte Süße liefern Datteln und Rohhonig, die das volle Aroma aus dem Kakaopulver herausholen.

Zutaten:

1 Tasse Sonnenblumenkernmehl
1 Tasse ungesüßte Kokosraspeln
⅔ Tasse hochwertiges Kakaopulver
½ Tasse Bio-Grillenmehl
⅓ Tasse natives Kokosöl
¼ Tasse Rohhonig
16 normale oder 8 Königsdatteln, entkernt

Zubereitung:

Alle Zutaten in einer Küchenmaschine vermischen und zu einer geschmeidigen Masse verarbeiten. Die Mischung in 20 gleich große

Portionen aufteilen und mit der Hand zu Kugeln rollen; diese dann in Kokosraspeln wälzen. Zugedeckt lassen sie sich bei Zimmertemperatur mehrere Tage lang aufbewahren, im Kühlschrank mehrere Wochen und im Gefrierschrank mehrere Monate.

Grillen-Granola

Ergibt 5 Tassen

Dieses Granola ist unbedenklicher und nahrhafter als alle Granolas, die Sie jemals probiert haben, denn die Haferflocken und Kerne werden über Nacht eingeweicht (die Haferflocken in einem fermentierten Milchprodukt wie Joghurt oder Kefir, die Kerne in Salzwasser). Der Nährstoffgehalt schlägt jedes herkömmliche Knuspermüsli um Längen dank der Zugabe von Joghurt und Grillen. Und obwohl Letztere als solche noch erkennbar sind, fügen sie sich hinsichtlich Form und Biss bestens in die restlichen Zutaten ein. Es handelt sich um ein nuss- und obstfreies Granola, aber Nüsse und getrocknete Früchte können nach Belieben hinzugefügt werden.

Zutaten:

2 Tassen kernige Haferflocken
¾ Tasse Naturjoghurt oder Kefir (Seite 250)
⅓ Tasse Sonnenblumenkerne
⅓ Kürbiskerne
1 EL Meersalz und noch eine Prise
2 EL Kokosöl und noch etwas zum Einfetten
1 Tasse Kokosraspeln
¾ Tasse geröstete Grillen
3 EL Rohhonig
3 EL reiner Ahornsirup
½ TL reiner Vanilleextrakt
¼ TL gemahlener Zimt

Zubereitung:
Zum Einweichen der Haferflocken die kernigen Flocken und den Joghurt beziehungsweise den Kefir in einer mittelgroßen Schüssel gründlich vermischen. Abdecken und über Nacht auf der Küchentheke einweichen und fermentieren lassen.

Zum Einweichen der Kerne beide Sorten in einer mittelgroßen Schüssel gründlich vermischen. Mit etwa 2,5 Zentimeter warmem Wasser bedecken und 1 Esslöffel Meersalz hinzufügen. Das Salz durch Rühren auflösen, und das Ganze dann über Nacht auf der Küchentheke stehen lassen. Am nächsten Morgen abgießen, ausspülen und nochmals abgießen.

Den Backofen auf 150 °C vorheizen. Backblech mit Kokosöl einfetten.

Haferflocken-Joghurt-Mischung, abgetropfte Kerne, Kokosraspeln, Grillen und Kokosöl in einer großen Schüssel vermischen. Mit sauberen Händen das Kokosöl unterkneten, bis es gleichmäßig verteilt ist. Die Wärme der Hände lässt das Öl behutsam schmelzen und die Zutaten damit überziehen. In einer anderen Schüssel Honig, Ahornsirup, Vanille, Zimt und eine Prise Salz schaumig schlagen. Zum Granola geben und mit einem Löffel gut unterrühren. Das Knuspermüsli gleichmäßig auf dem vorbereiteten Backblech verteilen. Unter gelegentlichem Durchschütteln 1 Stunde backen, bis alles gebräunt ist.

Das Granola abkühlen lassen, danach ist es in einem luftdichten Behälter bei Zimmertemperatur mehrere Monate lang haltbar.

Chili-Limetten-Grillen

Ergibt etwa 1 Tasse

Diese Grillen werden nach Art der Oaxaca-Chapolines zubereitet, jener frittierten, mit Chilipulver überzogenen und mit Limettensaft beträufelten Heuschrecken also, die von Straßenverkäufern auf den großen Märkten angeboten werden. Sie schmecken einfach als Snack, können aber auch genauso gut auf Guacamole gestreut oder unter Salsa gemischt werden. Ich persönlich esse sie am liebsten als Füllung einer nixtamalisierten Tortilla (Seite 220) oder vermische sie mit gehackter Zwiebel, Crème fraîche (Seite 257) und frischem Koriander für einen köstlichen und nahrhaften Taco.

Zutaten:

1 EL Schmalz, Talg oder Butter
1 Tasse geröstete Grillen
Saft und geriebene Schale einer Limette
½ TL Chilipulver
Meersalz

Zubereitung:
Das Fett in einer großen Pfanne bei mittlerer Hitze erhitzen. Grillen und Limettensaft hinzufügen und rühren, bis der Limettensaft aufgesogen ist und die Grillen durchgewärmt sind. Nach Geschmack mit Chilipulver und Salz würzen und unterrühren. In eine Schüssel geben, mit der Limettenschale abrunden und servieren.

Grillen-Rillettes

Ergibt 3 Auflaufförmchen (à 113 g)

Mit Rillettes, einer Art Schmalzfleisch, können Sie wunderbar Fleischreste verwerten und auch noch eine ganz neue Geschmacks- und Nährwertdimension eröffnen, wenn Sie zudem Knochenbrühe und reichhaltiges tierisches Fett verwenden. Denn das Ganze wird mit einer Schicht ausgelassenem Fett abgerundet und damit gewissermaßen versiegelt, was die Haltbarkeit erhöht. In diesem Rezept wird das Fleisch durch geröstete Grillen ersetzt, die wiederum mit Brühe rehydriert werden, bevor das Fett dazukommt. Knochenbrühe und Fett können tierischen Ursprungs sein; wer zwar Insekten in seine Ernährung aufnehmen, auf andere tierische Nahrung aber verzichten möchte, der sollte auf eine Kombination aus Gemüsebrühe und Kokosöl zurückgreifen. Das Ergebnis ist ein toller Aufstrich für Butter Bite Cracker (Seite 184).

Zutaten:

4 Thymianzweige
1 Rosmarinzweig
3 ganze schwarze Pfefferkörner
1 Tasse geröstete Grillen
1 Tasse Knochenbrühe (Seite 112) oder Gemüsebrühe
¾ Tasse Schmalz, Butter, Talg, Schinkenfett oder Kokosöl
1 Prise Meersalz

Zubereitung:
Thymian, Rosmarin und Pfefferkörner auf ein kleines Stück Stoff legen (am besten Mulltuch) und mit Schnur zu einem Säckchen zusammenbinden. Das Säckchen zusammen mit den Grillen und der Brühe in einen kleinen Topf geben. Bei mittlerer Hitze zum Kochen bringen. Sobald der Inhalt kocht, Herdplatte ausschalten und die Mischung 15 Minuten lang abgedeckt stehen lassen, damit die Grillen die Brühe aufnehmen, sprich rehydrieren können.

Das Fett bei schwacher Hitze in einem kleinen Stieltopf auslassen.

Die Grillen in einem Sieb abtropfen lassen und das Säckchen entsorgen. Die rehydrierten Grillen in einen Standmixer oder eine Küchenmaschine geben, eine halbe Tasse von dem ausgelassenen Fett und das Salz hinzufügen, anschließend pulsieren, bis eine geschmeidige Masse entstanden ist.

Die Grillenmischung in die Auflaufförmchen oder kleine Einmachgläser füllen, festdrücken und mit einer Schicht des restlichen ausgelassenen Fetts bedecken.

Vollständig abkühlen lassen.

Abgedeckt lassen sich die Rillettes bis zu einer Woche im Kühlschrank und im Gefrierschrank mehrere Monate aufbewahren. Vor dem Servieren auf Zimmertemperatur erwärmen.

KAPITEL 8

Erde, Asche, Holzkohle: Eine wahrhaft feurige Ernährung

Ich klammerte mich an meinen Sitz und versuchte krampfhaft, nicht aus dem Fenster zu schauen. Es war nicht nur die Hitze, die mir den Schweiß auf die Stirn trieb, während wir mit dem Transporter einen Berghang hinunterholperten und -schlingerten. Viel war von der Straße nicht mehr übrig, seit vor Kurzem heftige Regenfälle den größten Teil des Bergs weggespült hatten. Leitplanken? Was war das noch mal? Jedes Mal, wenn ich einen Blick über die Schulter riskierte, blieb mir fast das Herz stehen beim Anblick des jähen Gefälles von etwa tausend Metern, die wir heruntergeschleudert würden, falls der Fahrer eine falsche Bewegung machte oder die Straße sich einfach in Luft auflöste. Ich habe meine Familie schon durch die halbe Welt mitgeschleppt, damit sie mit eigenen Augen sehen konnte, wie traditionelle Kulturen mit Nahrungsmitteln, Gesundheit und Nachhaltigkeit umgingen, aber hier im kenianischen Rift Valley fragte ich mich ernsthaft, ob ich diesmal nicht zu weit gegangen war. Was unser Guide Samuel uns in Aussicht gestellt hatte, hatte fantastisch geklungen: Wenn wir uns ins Tiefland von West Pokot begäben, würden wir Menschen begegnen, die noch immer den legendären Aschejoghurt – Mursik genannt – herstellten und regelmäßig aßen. Für das einstige Nomadenvolk der Pokot war Mursik das ideale Grundnahrungsmittel, denn es war leicht zuzubereiten und gut zu transportieren. Heute sind die Menschen größtenteils sesshaft geworden, aber sie züchten immer noch Ziegen und Kühe, deren Milch sie für den traditionellen Joghurt verwenden. Manche machen seinen gesundheitlichen Nutzen sogar dafür verantwortlich, dass einige der weltbesten Athleten aus Kenia stammen. In einigen Teilen des Landes werden siegreiche Sportler bei ihrer Heimkehr tatsächlich mit einer Feier empfangen, bei der sie in einem zeremoniellen Akt Mursik zu trinken bekommen. Diese Chance, mehr über ein so altes und faszinierendes Nahrungsmittel zu erfahren, konnte ich mir doch nicht entgehen lassen, auch wenn mir gerade Zweifel kamen …

Schließlich aber erreichten wir nach fast dreistündiger angespannter Bergabfahrt das Tiefland, und die Straße wurde eben. Viel besser war sie nicht, aber zumindest liefen wir nicht mehr Gefahr, in den Tod zu stürzen, dafür höchstens, zu Wackelpudding durchgeschüttelt zu werden. Dann bogen wir von der Straße in den Busch ab und hielten am Eingang eines Dorfs aus lauter runden, strohgedeckten Flechtwerkhütten.

Wir hörten sie schon von Weitem … Unter Gesang und Glockenklängen tanzten uns die Bewohner in ihren farbenfrohen Kleidern entgegen. Und schon tauchten wir ein in das Meer aus Farben und Musik, und man lud uns ein, mit ihnen zusammen durch das Tor ins Dorf zu tanzen. Dort wurden wir in eine der Hütten geführt, wo wir uns auf den festgetretenen Lehmboden setzten und zusahen, wie sich drei Frauen um ein kleines Feuer in der Kochstelle scharten. Die entscheidenden Werkzeuge für die anstehende Prozedur waren eine Art Kalebasse, also eine Kürbisflasche mit langem Hals, die mit Kaurimuscheln verziert war, sowie ein dicker, grober Stock, der, wie wir erfuhren, aus dem Holz eines Baumes war, den sie Kromwo nennen (Ozoroa insignis). Eine der Frauen hielt ein Ende des Stocks ins Feuer, bis es rot glühte. Dann hielt sie den Stock fest in ihrer gichtigen Faust und stieß ihn in die Kürbisflasche, wo sie damit energisch über die Innenseiten scheuerte. Aus der Flaschenöffnung quoll Rauch. Sie wiederholte den Vorgang – den Stock glühend heiß erhitzen, anschließend damit stoßen und scheuern –, bis das gesamte Flascheninnere ausgescheuert und mit einem dünnen schwarzen Holzkohlefilm überzogen war. Dann scheuerte sie mit dem glühenden Stock auch noch das Innere des kleinen Flaschendeckels aus, der aus dem abgeschnittenen Ende der Kalebasse bestand. Nun schüttelte sie die Flasche aus und verstreute dabei überschüssige Holzkohle auf dem Boden. Als sie die Flasche mit roher Kuhmilch füllte, ging das milchige Weiß rasch in ein gesprenkeltes Blaugrau über. Schließlich wurde der Deckel auf die Kürbisflasche gesetzt und ihr Inhalt für rund drei Monate zum Fermentieren beiseitegestellt. Normalerweise lässt sich aber schon nach drei Tagen vom Mursik trinken. Wie die Frauen erklärten, kann sich die Fermentierung auch über mehr als sechs Monate erstrecken, wobei der Flascheninhalt Feuchtigkeit verliert und somit eher zu Käse wird. Täglich ein paar Löffel dieses sogenannten Cheposoyo mit Wasser vermischt ist in Hungerzeiten bisweilen die einzige verfügbare Nahrung. Die Frauen boten uns mehrere Monate alten Ziegenmilch-Mursik an, dessen komplexes Aroma wirklich bemerkenswert war. Die Kinder holten sich sogar einen Nachschlag von diesem nahrhaften, aus Rohmilch und Holzasche hergestellten Joghurt.

Während unseres Kenia-Aufenthalts wohnten wir diesem Prozess zweimal bei. Und wie schon das Trinken von Blut und Milch bei den Samburu berührte auch diese Erfahrung ein Thema, das wir immer wieder gestreift haben: Was gilt als »normale« Nahrung? Von Nahrungsmitteln, die das westliche Nahrungsmittelsystem als »Randbereiche« betrachtet, wie etwa wildes Gemüse, Innereien oder Rohmilch, war ja bereits im Kontext uralter, traditioneller Verarbeitungstechnologien die Rede. Wir haben erfahren, wie ihre Nährstoffe in unsere heutige Ernährungsweise integriert werden können. Sehr zu unserem Vorteil, sowohl mit Blick auf unsere Gesundheit als auch dank der unmittelbareren Beziehung, die wir dadurch zu unserem Essen bekommen. Auch wissen wir nun, dass wir durch die Frage »*Wie* soll ich das essen?« einen neuen Zugang zu bestimmten Nahrungsmitteln finden können. Die Lösung sind Technologien, die ihre Bedeutung und Genialität über Jahrtausende hinweg unter Beweis gestellt haben. Warum also gehen wir nicht noch einen Schritt weiter, indem wir die Grenzen dessen austesten, was unter den Begriff Nahrungsmittel fällt?

Da wären zum Beispiel Asche und Holzkohle. Obwohl sie oft synonym verwendet werden, hat das eine wie das andere doch ganz eigene Eigenschaften und Vorzüge. Asche ist das, was übrig bleibt, wenn ein Feuer in *Anwesenheit* von Sauerstoff heruntergebrannt ist. Holzkohle entsteht, wenn etwas Organisches in *Abwesenheit* von Sauerstoff starker Hitze ausgesetzt wird. Asche ist im Allgemeinen grau, instabil, leicht und fedrig, Holzkohle dagegen schwarz und grobkörnig. (Interessanterweise gilt der Mursik, den wir in Kenia gegessen haben, als Aschejoghurt, obwohl das Ende des glühend heißen Stocks von Holzkohle überzogen wird.) Asche wurde früher als Treibmittel beim Backen verwendet. Das Backsoda, das in kaum einem amerikanischen Haushalt fehlt, hat seine Ursprünge unmittelbar in Asche. Es wurde erfunden als Ersatz für Asche und aus Asche gewonnene Produkte wie Pottasche. Während der Kolonialzeit stand noch vor fast jedem Haus ein Behälter, wo die Asche aus der Kochstelle landete und der Regen einsickern konnte. War das laugehaltige Wasser am Boden abgeschöpft, blieb Pottasche übrig. Beim Backen der Pottasche in einem Brennofen wurden die Kohlenstoffverunreinigungen verbrannt, womit die etwas edlere Perlasche entstand. Dem *Smithsonian Magazine* zufolge wird Perlasche im *American Cookery*, dem ersten amerikanischen Kochbuch von 1796, erwähnt. Natriumbikarbonat alias Backsoda wurde in den Vereinigten Staaten ab 1846 serienmäßig hergestellt. Mit einer säurehaltigen Substanz wie Buttermilch reagiert Backsoda allerdings zu

Kohlendioxid. Es war also immer noch eine ziemlich aufwendige Angelegenheit; doch schließlich hatten Chemiker die Lösung dieses kulinarischen Dilemmas entdeckt: das Backpulver. Backpulver enthält mitunter Weinsäure – ein Nebenprodukt bei der Weinherstellung –, welche die für die chemische Reaktion notwendige Säure liefert, was die Vermischung zweier etwas tückischer Wirkstoffe überflüssig macht.

Wir fügten unserem Essen allerdings schon Asche hinzu, lange bevor unsere Vorfahren aus der Kolonialzeit sich den Kopf darüber zerbrachen, wie sie ihre Kuchenteige zum Aufgehen bringen konnten.

In Mittelamerika haben die Menschen, wie wir bereits wissen, über Jahrtausende Asche mit Wasser vermischt, um ihren Mais zu nixtamalisieren. Und jeder, der schon einmal über einem offenen Feuer gekocht hat, kann sich leicht vorstellen, wie Asche in das Essen unserer Vorfahren gelangte. Schon die sanfteste Brise löst mühelos die federleichte Substanz aus dem Feuer, und ist sie erst einmal losgeflogen, hat sie im Nu alles überzogen, die Steaks, die über den Kohlen grillen, genauso wie die Marshmallows, die am Stöckchen rösten. Archäologische Ausgrabungen lassen darauf schließen, dass bereits Urmenschen Holzasche nutzten. Ein 300 000 Jahre alter Fund in der Qesem-Höhle in Israel offenbarte, dass unsere Vorfahren Hirschbeine mit Asche behandelten, höchstwahrscheinlich ein Schutzmittel. Jüngere Beispiele sind die römischen Gladiatoren, die nach dem Training ein Tonikum aus Asche tranken, sowie die Yanomami aus dem Grenzgebiet zwischen Brasilien und Venezuela, die im Rahmen eines kannibalischen Rituals die Asche von Verstorbenen zu sich nahmen.

Die alkalischen Eigenschaften der Asche können das Milieu, in welchem Nahrungsmittel verarbeitet werden, äußerst positiv beeinflussen. Als Quelle essenzieller Mineralstoffe wie Kalzium, Mangan, Eisen, Kupfer, Zink, Natrium, Magnesium, Kalium und

Phosphat trägt Asche zur Entgiftung des Körpers und zur Wiederherstellung des physiologischen Gleichgewichts bei, da ihre alkalische Base den Säuren entgegenwirkt, die wir aus unserer Umgebung aufnehmen. Heutzutage ist Asche ein Bestandteil in einigen der besten Käsesorten der Welt, unter anderem im französischen Morbier und im kalifornischen Humboldt Fog, weil sie die Mikroumgebung im und um den Käse verändert und auf diese Weise wünschenswerte Effekte erzielt. Beispielsweise fermentiert Käse, während er altert, langsam weiter, was den Säuregehalt erhöht. In manchen Käsesorten hemmt diese Säure die Reifung. Asche neutralisiert den Säuregehalt und fördert bestimmte Reifungsprozesse. Zudem lockt das durch den Überzug eines Käses mit Asche erzeugte Milieu nützliche Schimmelpilze wie *Penicillium candidum* an, der für den weißen Schimmel auf Brie und Camembert entscheidend ist. In einigen Käsearten wie dem Morbier, für deren Herstellung mehr als ein Tagesertrag Milch benötigt wird, wurde Asche eingesetzt, um die Fliegen fernzuhalten, bevor der Käsebruch des Folgetages dazukam. Diese Tradition wird bis heute fortgeführt, wenngleich eher aus ästhetischen und geschmacklichen Gründen, denn wer Asche bei der Käseherstellung einsetzt, hat am Ende einen Käse, der ein komplexes Aroma hat und hübsch anzusehen ist. Die dünne, rauchige Ascheschicht, die beim Humboldt Fog den cremigen Käselaib durchzieht, beschwört ein Bild von dem Nebel über der Bucht herauf, dem er seinen Namen verdankt.

Holzkohle ist sogar ein noch wirksamerer natürlicher Entgifter als Asche. In ihrer zugelassenen medizinischen Form ist Aktivkohle ein feines Pulver, das entsteht, wenn kohlenstoffhaltige Materialien wie Holz und Torf sehr hoch erhitzt werden, damit sie bestimmte Moleküle optimal absorbieren beziehungsweise eine chemische Verbindung mit ihnen eingehen können. Aufgrund dieser Eigenschaft wird Aktivkohle häufig zur Notfallbehandlung bei Medikamentenüberdosierung oder -vergiftung eingesetzt: Die Aktivkohle verbindet sich mit den Giftstoffen, und da der menschliche Körper Holzkohle nicht aufnimmt, passiert die neue Verbindung gefahrlos den Magen-Darm-Trakt. Aktivkohle wird auch im Alltag, zum Beispiel in häuslichen Wasserfiltern, genutzt, denn sie absorbiert bestimmte Chemikalien wie Chlor, lässt andere wie Natrium aber in Ruhe. Aktivkohle ist zwar eine eigens hergestellte Substanz, doch kann schon die Fähigkeit gewöhnlicher Holzkohle, Verbindungen mit Giftstoffen einzugehen, hilfreich sein. (Der Unterschied zwischen Holzkohle und Aktivkohle besteht darin, dass Aktivkohle so behandelt wurde, dass sich ihre Poren öffnen, die Oberfläche damit erweitert und saugfähiger wird.)

Es ist schwer zu sagen, ob die bei archäologischen Ausgrabungen entdeckte Holzkohle auch verzehrt wurde. Was wir allerdings wissen, ist, dass unsere Vorfahren schon mit Holzkohle in Berührung kamen, als sie vor zwei Millionen Jahren anfingen, sich Feuer zunutze zu machen. Und da Feuer die Heizquelle fürs Kochen war, war Holzkohle stets in der Nähe von Nahrungsmitteln anzutreffen. Zudem wurde Holzkohle über Zehntausende von Jahren zur Herstellung von schwarzer Farbe für die Höhlenmalerei verwendet. Sie war auch ein Bindemittel in verschiedenen Klebstoffen und Kitts, mit denen zwei Sachen miteinander verbunden wurden, etwa eine Pfeilspitze mit einem Schaft oder eine Steinklinge mit einem Griff. Sie war unverzichtbar für die Erzeugung der gleichmäßig starken Hitze, mittels derer in der Bronzezeit Metalle gereinigt und Legierungen möglich wurden. Während der Eisenzeit lieferte sie den für die Umwandlung von Eisen in Stahl notwendigen Kohlenstoff. Und neben Salpeter und Schwefel ist Holzkohle ein Bestandteil von Schießpulver, das im 9. Jahrhundert erfunden wurde.

Holzkohle in der Nahrung steigert zwar nicht die Nährstoffaufnahme, kann aber bestimmte Giftstoffe einfangen und unseren Körper davon abhalten, sie aufzunehmen. Ihr medizinischer Nutzen wurde schon 1500 v. Chr. auf Papyrus dokumentiert. Da Holzkohle äußerst porös ist – immerhin hat die extreme Hitze, die für ihre Herstellung notwendig ist, alles außer Kohlenstoff beseitigt –, hat sie sehr viel Platz, um Giftstoffe aufzunehmen. (Nur gegen Cyanid, Alkohol, Metalle sowie gegen starke Säuren und Basen ist sie wirkungslos.) Manche halten Holzkohle für das wirksamste uns bekannte Gegengift, und ihre Fürsprecher haben zu teils extremen Maßnahmen gegriffen, um das zu beweisen. Im 19. Jahrhundert überlebte der französische Chemiker Michel Bertrand die Einnahme einer tödlichen Dosis Arsen, weil er sie mit Holzkohle vermischt hatte. 1830 schluckten französische Apotheker vor den Augen der Nationalen Akademie für Medizin zehn tödliche Dosen Strychnin zusammen mit der gleichen Menge an Holzkohle.

In jüngerer Zeit ist es unter Starköchen modern geworden, Holzkohle in ihren Gerichten zu verwenden. 2018 gipfelte dieser neue Trend im allerersten Holzkohle-Food-Festival mit dem bezeichnenden Namen »50 Shades of Charcoal«. In San Francisco fanden sich 15 Köche zusammen, um ihre trendigsten Getränke und Speisen mit Holzkohle vorzustellen. Doch trotz ihres festen Platzes in der Ernährung unserer Vorfahren, trotz ihrer gesundheitlichen Vorteile und trotz ihrer wachsenden Beliebtheit ist Holzkohle für alle Speisen, die in New Yorker Restaurants serviert werden, tabu. Denn während sie in Europa, Australien und Neuseeland legal ist, steht Holzkohle nicht auf der Unbedenklichkeitsliste der FDA. Deshalb ist es den 15 Köchen wie allen anderen, die in den USA mit der kommerziellen Zubereitung von Nahrungsmitteln befasst sind, untersagt, Holzkohle als Zutat zu verwenden. Immerhin kann man aber online (völlig legal) Holzkohle kaufen, die in der Lebensmittelproduktion und somit auch in der eigenen Küche einsetzbar ist. Wenn ich bedenke, dass eine Substanz wie Maissirup gang und gäbe ist, Holzkohle jedoch nicht, kann ich nur zu dem Schluss kommen, dass derartige Vorschriften weniger sachbezogener Wissenschaft entspringen als mangelndem Wissen.

Asche und Holzkohle waren Substanzen, mit denen unsere Vorfahren ständig in Kontakt kamen. Sie gehörten zu ihrem Alltag. Sie auch beim Kochen zu verwenden lag daher nah. Aber was ist mit Erde? Für die meisten von uns ist es schwer vorstellbar, dass eine Ernährung, die Erde enthält, irgendeinen Nutzen haben soll. Wir leben in einer Kultur, in der Erde automatisch mit Schmutz gleichgesetzt wird. Obwohl uns bewusst ist, dass fast alle Pflanzen, die wir zu uns nehmen, in Erde wachsen (abgesehen von Hydrokultur), wollen wir sie nicht sehen und schon gar nicht essen. Das Gemüse in unserem Supermarkt ist perfekt, beinah unnatürlich sauber. Wenn wir dann doch einmal frisches Obst und Gemüse vom örtlichen Bauernmarkt mit nach Hause bringen, kratzen wir gewissenhaft allen Dreck ab, der möglicherweise noch an den Wurzeln haftet. Unsere westliche Kultur stuft Geophagie – den Verzehr von Erde – gar als eine Art Krankheit ein, Pica-Syndrom genannt. Die American Psychological Association definiert diese als »seltene Essstörung, die gekennzeichnet ist durch ein hartnäckiges Verlangen nach unnatürlichen Substanzen ohne Nährwert wie etwa Gips, Farbe, Haare, Stärke oder Dreck«. Jedoch besitzt Dreck – wozu auch Erde und Tonerde zählen – sehr wohl einen Nährwert, und Geophagie wird seit Tausenden von Jahren überall auf der Welt praktiziert. Während er in einigen Epochen und Kulturen mit Argwohn und Spott behandelt wurde beziehungsweise wird, ist der Verzehr von Erde oder Tonerden andernorts eine gängige Praxis zur Entgiftung von Nahrungsmitteln und zur Linderung einer ganzen Reihe von Beschwerden, die häufig in Zusammenhang mit der Verdauung und der Schwangerschaft auftreten. Darüber hinaus liefert (Ton-)Erde in Phasen von ernährungsbedingtem Stress dringend benötigte Mineralien.

Im Tierreich ist die Geophagie ebenfalls nicht ungewöhnlich. Dass auch Menschen darauf zurückgriffen ist also verständlich. Ernährungsgeschichtliche Belege dafür reichen mehr als zwei Millionen Jahre zurück und fanden sich an einer Ausgrabungsstätte bei den Kalambo-Fällen in Sambia. Wie es der angesehene britische Archäologe John Desmond Clark in seinem Buch *Kalambo Prehistoric Site* schildert, entdeckten Forscher dort Überreste des *Homo habilis,* des ersten Vertreters unserer Spezies Homo, neben besonders kalziumreicher Tonerde. Aufgrund des Fundkontextes und der Tatsache, dass Tonerde als Entgiftungsmittel taugt, nehmen die Archäologen an, dass dieser frühe Mensch Tonerde als Nahrungsergänzung genutzt haben könnte. Der erste bekannte schriftliche Hinweis auf Geophagie beim Menschen stammt von Hippokrates. Er bemerkte, dass schwangere Frauen »das Verlangen [verspüren könnten], Erde und Holzkohle zu essen«. Plinius berichtet von einer Art Haferbrei namens Alica, der, mit rotem Lehm zubereitet, dazu verwendet wurde, Geschwüre »an den feuchten Teilen des Körpers wie Mund oder Anus« zu lindern, aber auch gegen Durchfall half. Als der Naturforscher Alexander von Humboldt im frühen 19. Jahrhundert Amerika bereiste, wurde er in Südamerika Zeuge, wie die indigenen Otomacs Erde aßen: »Sie schlingen sie in erheblichen Mengen herunter.« Im heutigen Bolivien beschreibt das Wort p'asa (beziehungsweise phasa), das aus der Aymara-Sprache stammt, das Eintunken der heimischen Kartoffeln in Tonerde, bevor sie gegessen werden (dazu in Kürze mehr). Archäologische Belege für diese Praxis aus Chiripa reichen 2500 Jahre zurück, doch ist sie zweifelsohne sehr viel älter, da Kartoffeln schon vor mindestens 10 000 Jahren domestiziert wurden. Das pan'ispeli (Eichelbrot) auf Sardinien geht auf die vorrömische Zeit zurück. Es wurde aus Eicheln der Stein- oder Flaumeiche, Tonerde und Asche von Weinstöcken oder ebenfalls der Flaumeiche gemacht. In einer wissenschaftlichen Arbeit stellte ein Doktorand der Universität Sassari unter anderem heraus, dass die Tonerde die Tannine in den Eicheln neutralisierte sowie Eisen und weitere Mineralstoffe hinzufügte, während die Asche das Backen erleichterte. »Ein weiterer Schritt war, die Eicheln abzugießen, sobald die Mischung die gewünschte Konsistenz erreicht hatte, und rasch flache Küchlein zu formen. Die wurden in der Sonne oder an der Feuerstelle getrocknet, in letzterem Fall wurden sie mit Asche bestreut, damit sie nicht kleben blieben ... Es war ein rustikales Essen für Männer, die für ihre schwere Arbeit Energie benötigten ... Der Rest der Mischung wurde gekocht, bis es aussah wie Maismehl. Es wurde dann zu vielen kleinen Broten geformt ... und den Kindern, den Kranken und den Alten gegeben. Es war fast wie eine Süßigkeit und wurde häufig zusammen mit Molke vom Ricotta-Käse verzehrt, um die Verdauung zu unterstützen.«

Noch heute praktizieren traditionelle Kulturen auf der ganzen Welt den aktiven Verzehr von Erde zur Nahrungsergänzung, vor allem in Hungerzeiten und bei erhöhtem Nährstoffbedarf wie in Schwangerschaft und Stillzeit. Erde liefert unserem Körper wichtige Mineralstoffe wie Kalzium, Eisen und Magnesium, wirkt aber auch gegen Durchfall und als säurebindendes Mittel. Studien haben gezeigt, dass 80 Prozent der Frauen in Afrika Tonerde zu sich nehmen, vor allem in der Schwangerschaft, da sie bei morgendlicher Übelkeit und Verdauungsproblemen hilft. Im Jahr 2011 ermittelte ein Forscher der Cornell University fast 500 Belege für Geophagie weltweit. Kaolin beispielsweise ist ein Tonmineral, dessen absorbierende Eigenschaften entgiftend wirken. Ganz ähnlich wie Holzkohle verbindet es sich mit den Giftstoffen, sodass sie uns nichts mehr anhaben können. Kaolin und Bentonit werden weltweit als Verdauungshilfen eingenommen und oft in Blöcken auf Märkten in Afrika, aber auch in anderen Regionen zum Kauf angeboten.

Der Verzehr von und das Kochen in Erde ist also ein weiteres Erbe unserer Vorfahren, das uns helfen kann, an sonst unerreichbare Nährstoffe zu gelangen. Erde ist reich an probiotischen Kulturen, die sich positiv auf das menschliche Mikrobiom auswirken. Es gibt Hunderte bodenbasierter Probiotika, und ein eigener Zweig der Nahrungsmittelergänzungsindustrie versorgt seine Kunden damit in Form von Bodenorganismen. Auch deshalb kehren innovative Köche wie Pascal Baudar zum Kochen mit Erde zurück; gleichzeitig nutzen und zelebrieren sie die Aromen und den Geschmack von Erde. Fermentierer verwenden bodenbasierte Bakterien bisweilen auch als Mittel zur Lacto-Fermentation von Gemüse. Die kenianische Pflanzenexpertin, Käserin und Fermentiererin Sue Brown fermentiert die Erde aus ihrem Garten, um daraus ein Getränk zu machen, das reich an Probiotika ist und das sie jeden Tag zu sich nimmt. Chefkoch Justin Cournoyer serviert in seinem Restaurant Actinolite in Toronto ein Gericht aus Rettich, Karotten und mit Erde angereicherter Butter. Chefkoch Ben Shewry kocht in seinem Restaurant Attica in Melbourne Kartoffeln in der Erde, in der sie angebaut wurden. In seinem Restaurant Ne Quittez Pas in Tokio kreiert Chefkoch Toshio Tanabe seine Gerichte, von Salaten bis zu Gratins, unter Verwertung von Erde und nennt das Ganze dann tsuchi ryori, Erde-Küche. Chefkoch Joan Roca schließlich extrahiert in seinem Restaurant mithilfe eines Vakuum-Destilliergeräts den Duft aus frisch umgegrabener katalanischer Erde und verwendet ihn als Schaum für ein Austerndessert. In krassem Gegensatz zu der ängstlichen Skepsis, mit der viele westlich geprägte Menschen Erde begegnen, liefern diese Köche den Beweis dafür, dass man Erde durchaus als gesunden und spannenden Bestandteil der Ernährung nutzen und würdigen sollte. Schließlich sind Gemüse und Obst, beides Grundnahrungsmittel, im Grunde auch nur Wege, um Nährstoffe aus der Erde zu ziehen und auf ansprechende Weise für uns aufzubereiten. Geophagie, Erdfermentation sowie das Kochen in Erde sind Techniken, mit deren Hilfe wir auf diesen Umweg verzichten und bestimmte Nährstoffe direkt aus der Erde beziehen können.

Kartoffeln sind ein ausgezeichnetes Beispiel dafür, wie man die Bindemittel in bestimmten Tonerden und Erde dazu nutzen kann, toxische Nahrungsmittel essbar zu machen. Wildkartoffeln und auch viele Heirloom-Sorten weisen einen hohen Gehalt von Toxinen wie Glykoalkaloiden auf. Schon geringe Dosen davon können zu Unterleibsschmerzen, Durchfall und Blähungen führen, hohe Dosen sogar zu Lähmung und Tod. Genau genommen enthalten alle Kartoffelarten ein gewisses Maß an Glykoalkaloiden, selbst die modernen Varianten in unseren Supermärkten. Deshalb lehnen manche Menschen den Verzehr von Kartoffeln grundsätzlich ab oder machen sich als Ernährungsgurus für einen Kartoffelverzicht stark. Aber dieser Extremismus verkennt die menschliche Entwicklung und die bewährten, Jahrtausende alten Technologien der Nahrungsmittelverarbeitung. Statt also ganze Nahrungsmittelkategorien aus unserem Speiseplan zu verbannen – seien es nun Kartoffeln, Fleischsorten, Pflanzen oder Milchprodukte –, können wir unseren Umgang mit diesen Nahrungsmitteln neu bestimmen, indem wir uns den Methoden annähern, mit denen sie in traditionellen Kulturen immer noch verarbeitet werden.

Aus diesem Grund flog ich nach Bolivien – mit Zwischenstopps in vier weiteren Ländern – und musste einen schlimmen Anfall von Höhenkrankheit erleben, als ich auf dem El Alto International Airport in La Paz landete, denn mit 4061 Metern ist er der höchste Flughafen der Welt. Mein Ziel war die Gemeinde Pongonhuyo-Wilajahuira in den Anden, wo ich eine Woche lang bei einer Familie indigener Aymara wohnen sollte, um die Möglichkeiten der Entgiftung heimischer Kartoffelsorten sowie die Gepflogenheit des p'asa kennenzulernen. Es war fast zwanzig Jahre her, dass ich an der Universität einen kurzen Abriss über p'asa gelesen hatte, und wollte es seither immer schon ausprobieren. Die Aymara gehören zu den wenigen Völkern, die p'asa noch praktizieren.

Nachdem ich mich mehr schlecht als recht an die Höhenluft gewöhnt hatte, brachten mich meine Guide, Catalina Huanca, und unser Fahrer noch weiter nach oben auf den Altiplano, die baumlose Hochebene der Anden. Die Stadt La Paz wich kleineren Dörfern mit

Backsteinhäusern, denen Weiler aus verstreuten Lehmhütten folgten. Wir kamen vorbei am Titicacasee und bogen schließlich auf eine Schotterstraße mit Schlaglöchern ab, die unser kleines Fahrzeug mit seinem Zweiradantrieb hin und her schaukelte wie auf einer wilden Achterbahnfahrt. Allmählich sahen wir mehr Tiere als Menschen, und am Ende gab es auch keine Straße mehr. Das Gras schlug gegen unser Auto, bis wir in ein ausgetrocknetes Flussbett abstiegen und uns dort zwischen Steinen und Furchen einen Weg suchten. Endlich erreichten wir das Haus von Catalinas Eltern, Juana und Francisco. Ich wurstelte mich mit meinem gebrochenen Spanisch durch (doch da Juana und Francisco fast nur Aymara sprachen, war mein langsames Spanisch sogar ganz hilfreich für unsere Kommunikation), lernte aber so viel, dass ich kaum alles aufnehmen konnte.

Das Erste, was Francisco mir zeigte, war, wie man einen Hornito baut, einen kleinen Erdofen, wie er typisch ist für seine Heimatprovinz Camacho. Nachdem er ein flaches Erdloch gegraben hatte, schuf er mit Erdklumpen eine Kuppel über dem Loch und entzündete darunter mithilfe von Gras und Kuhfladen ein Feuer. Wir heizten das Feuer etwa eine Stunde lang mit getrockneten Kuhfladen immer weiter an, bis die Farbe des Ofens merklich von Grauweiß in ein dunkleres Braungrau übergegangen war. Nun legte Francisco einige Exemplare aus der Menge an Heirloom-Kartoffeln, die er garen wollte, hinein und baute dann Teile des Ofens über ihnen wieder ab. Er wiederholte diesen Prozess – weitere Kartoffeln, Zerlegung des Ofens –, bis alle Kartoffeln von heißen Erdklumpen umgeben waren. Abschließend bedeckte er die zerdrückte Erde und die Kartoffeln mit feinerem Staub. »Cuarenta minutos«, sagte Francesco, also stellte ich meinen Smartphone-Timer auf vierzig Minuten.

Nachdem wir den Ofen ausgehoben hatten, trugen wir die heißen Kartoffeln in Körben in den Schatten einer Lehmhütte, als auch schon Catalinas Schwester Carmen und Juana mit drei kleinen Schüsseln kamen – zwei waren leer, eine mit Salz gefüllt. Sie brachten auch zwei Tonkrüge mit. In beiden befand sich eine zähe Flüssigkeit – die eine war grauweiß, die andere so grün wie Guacamole. Juana breitete einen Sack auf dem Boden aus und kippte die gegarten Kartoffeln darauf aus. Dann schlug sie mit einem Grasbesen auf sie ein, sodass der starke Nachmittagswind des Altiplano allen noch vorhandenen Dreck davontrug. Sie gab Salz in die zwei leeren Schüsseln, rührte einmal in den beiden Krügen und goss deren Inhalte dann in die Schüsseln. Auf diese Weise entstand Waja, der Tonerde-Dip aus zwei verschiedenen Tonerden, mit je eigenem Geschmacksprofil und Charakter.

Sie zeigten mir auch, wie man sich p'asa am besten schmecken lässt, angefangen damit, dass man die Kartoffeln aufbricht. Zum Vorschein kam das gare weiße Innere, das in der Sonne funkelte. Als Nächstes tauchten wir die Kartoffeln in das Waja und ließen es in das weiche Fruchtfleisch eindringen. Die Dips waren in mehr als einer Hinsicht überraschend. Sie waren so geschmeidig wie eine cremige Sauce in einem edlen Restaurant. Nichts knirschte. Zudem fügten sie den Kartoffeln ihre je eigene dezente Geschmacksnote hinzu; die eine war leicht süßlich, die andere leicht säuerlich. Auf all meinen ethnografischen Recherchen in Bolivien und später auch in Peru aßen die Menschen Kartoffeln, die zwar auf verschiedene Weise zubereitet, aber immer zuerst geschält wurden – da in der Schale die meisten gefährlichen Giftstoffe stecken. Bei Juana und Francesco erlebte ich die einzige Ausnahme. Wir blieben unversehrt, obwohl wir sogar einige der toxischsten Sorten samt Schale gegessen hatten. Für mich beweist das die Fähigkeit von Tonerde, Nahrungsmittel zu entgiften. Ich fand auch nichts Seltsames daran, Kartoffeln in Tonerde zu dippen. Im Beisein dieser Familie, in dieser Gemeinschaft und an diesem Ort fühlte es sich völlig normal an. Dieses Essen war für Catalinas Familie offensichtlich ein Genuss.

Als wir alle Kartoffeln verspeist hatten, war noch etwas Waja in der Schüssel übrig, den sich Carmen mit einer raschen Handbewegung sicherte – genau, wie meine Kinder es zu Hause mit Mayonnaise machen.

Es hat mich schon immer fasziniert, welche auf den ersten Blick seltsamen Dinge die Menschen im Laufe von Jahrtausenden zu essen gelernt haben, um selbst der trostlosesten Umgebung den größtmöglichen Nährwert abzuringen. Viele von uns würden nicht mal im Traum daran denken, Erde, Asche, Holzkohle oder Tonerde zu essen, und blicken misstrauisch auf jene, die so etwas ganz selbstverständlich in ihre Ernährung einbeziehen, fast so, als wären sie primitiv oder nicht recht bei Trost. Aber wenn wir einmal ehrlich sind: Wer lebt denn mit reichhaltigeren, unbedenklicheren und nachhaltigeren Nahrungsmittelressourcen? Sind es die Menschen in West Pokot, die in Hungerzeiten auf ihren monatelang fermentierten Aschejoghurt voller Nährstoffe und Probiotika bauen? Sind es die Aymara, die sich auf ihre heimischen Kartoffelsorten verlassen, die sie in Kuhmist und Erde garen und in Tonerde dippen? Oder wir, die wir an Orten leben, an denen es, mit Ausnahme von einigen Wildpflanzen in den Gehsteigritzen, keine natürlich vorkommenden Nahrungsmittelquellen mehr gibt, und die sich von Nahrungsmitteln aus Fabriken und fernen Regionen ernähren, über die sie nichts wissen? Indem wir unsere Vorstellungen davon, was »normales« Essen ausmacht, erweitern, haben wir die Möglichkeit, aus allen Nahrungsmitteln in jeglicher Hinsicht das Beste herauszuholen. Und wir können so kritische Themen wie Nahrungsmittelsicherheit, Unbedenklichkeit und Gesundheit, die ausnahmslos jeden Menschen auf der Welt betreffen, aus einer neuen Perspektive angehen.

TIPPS UND REZEPTE

So kommen Sie an essbare Tonerden, Asche und Holzkohle

Nicht alle Tonerden sind gleich, und essbare Varianten zu finden erfordert mehr, als mit der Schaufel auf der Schulter in den Garten zu spazieren. Wer selbst essbare Tonerde ausgraben möchte, sollte sich mit dem Land und seinen Tonerdearten ganz genau auskennen. Glücklicherweise gibt es eine Vielzahl von hochwertigen essbaren Tonerden online zu kaufen. Die beste Wahl? Halten Sie Ausschau nach Montmorillonit-Pulver (zuweilen auch als Bentonit etikettiert); das entgiftet und führt dem Körper jede Menge Mineralstoffe zu.

Asche können Sie bei Käserei-Lieferanten kaufen, und in der Lebensmittelproduktion anwendbare Aktivkohle ist online erhältlich. Sie können auch die Asche und Holzkohle Ihres eigenen Hartholzfeuers nehmen. Sie sollten allerdings niemals Asche oder Holzkohle verwenden, die von Kohle, Nadelbäumen wie Kiefer, Fichte oder Schierlingstanne stammt. Auch Holz, das chemisch behandelt oder bemalt wurde, ist tabu. Doch egal, ob Ihre Holzkohle in einem Pappkarton zu Ihnen nach Hause geliefert wird oder aus Ihrer Feuerstelle im Garten herausgefiltert und von Hand gemahlen wurde, sie hat auf jeden Fall ausgesprochen nützliche Eigenschaften, die vom Entgiften Ihres Körpers bis zur Verbesserung von Farbe, Charakter und Textur Ihres Essens reichen.

Holzkohle-Cracker

Ergibt etwa 200 Cracker

Restaurants und Lebensmittelproduzenten in den USA ist es derzeit zwar nicht erlaubt, mit Holzkohle zu arbeiten, in Nahrungsmitteln, die außerhalb der USA hergestellt werden, ist sie jedoch zu finden. Und es gibt Holzkohle online zu kaufen, sodass Sie zu Hause mit dieser einzigartigen Zutat kochen können. Unsere Cracker schmecken wunderbar, und auf einer Käseplatte angerichtet, sind sie allemal ein Hingucker.

Zutaten:

450 g (2 Tassen) reife Sauerteig-Mutterkultur (Seite 176)
221 g (1⅓ Tassen) Vollkornweizenmehl
9 g (1½ TL) Meersalz
66 g (⅓ Tasse) Butter bei Zimmertemperatur plus noch etwas ausgelassene Butter zum Bestreichen
9 g (2 TL) fein gemahlene Holzkohle oder Aktivkohle
Salzkristalle

Zubereitung:
Sauerteigmutter, Mehl, Salz, weiche Butter und Holzkohle in der Schüssel eines Standmixers mit dem Knethaken auf Stufe 1 verrühren, bis alle Zutaten vollständig untergearbeitet sind. (Falls mit der Hand gearbeitet wird: Die Zutaten mit einem dänischen Schneebesen oder einem Holzlöffel verrühren, bis es zu schwer wird. Den Teig auf eine saubere Arbeitsfläche legen und kneten, bis alles gut vermischt ist.) Den Teig in Plastikfolie wickeln, in einen luftdichten

Behälter packen und 6 bis 12 Stunden langsam im Kühlschrank fermentieren lassen.

Den Backofen auf 175 °C vorheizen. Mehrere Backbleche mit Backpapier auslegen.

Den Teig mit einem Nudelholz oder einer Nudelmaschine dünn ausrollen (etwa 1,5 Millimeter). Die Teigplatten vorsichtig auf die vorbereiteten Backbleche legen und in knapp 4 Zentimeter große Quadrate schneiden. Diese mit ausgelassener Butter bestreichen und mit Salzkristallen bestreuen.

20 bis 25 Minuten backen, bis sie knusprig und leicht gebräunt sind. Auf einem Kuchengitter abkühlen lassen. Wenn sie vollständig ausgekühlt sind, lassen sich die Cracker bei Zimmertemperatur in einem luftdichten Behälter mehrere Wochen lang aufbewahren.

Tonerde-Smoothie

Ergibt etwa 2 Tassen

Eine Zeit lang haben Christina und ich diesen Shake jeden Morgen zum Frühstück getrunken. Es gefiel uns, den Tag damit anzufangen und unsere Körper mit den Probiotika aus dem Kefir, der Konsistenz der Nussbutter und der beruhigenden Wirkung der Tonerde zu verwöhnen. Zudem genossen wir den Hauch von Süße, der von den Früchten und dem Rohhonig herrührt.

Heute machen wir das nicht mehr allmorgendlich, weil wir wissen, wie viel Zucker in einem Obst wie Bananen steckt, und wir wollen auch nicht so oft die Oxalate und Antinährstoffe aus der Nussbutter zu uns nehmen. Dennoch ist dieses Getränk eine ausgezeichnete Nährstoff- und Aromaquelle, und wir mixen es uns immer dann zusammen, wenn wir eine schnelle, nahrhafte Zwischenmahlzeit benötigen.

Zutaten:

1 Tasse Kefir (siehe Seite 250), mesophiler Joghurt (Seite 252) oder thermophiler Joghurt (Seite 254)
½ Banane und/oder anderes frisches Obst
1 EL Nuss- oder Samenbutter
1 TL essbare Tonerde (Montmorillonit)
1 TL Rohhonig (wahlweise)

Zubereitung:
Alle Zutaten in einem Stabmixer auf höchster Stufe vermischen, bis eine geschmeidige Masse entstanden ist.

Holzkohle-Mayonnaise

Ergibt etwa 1½ Tassen

Wie wir unser Essen wahrnehmen, hängt ab von der jeweiligen Kombination mehrerer Faktoren wie Geschmack, Aroma, Sättigungsgrad, Kontext und Präsentation. Fügt man diesem bereits nahrhaften Rezept noch Holzkohle hinzu, ergibt sich eine einzigartige Farbgebung, die das gesamte Esserlebnis beeinflusst. Schließlich bekommen wir nicht oft schwarze Speisen zu essen. Darüber hinaus können wir von den Entgiftungseigenschaften der Holzkohle profitieren.

Diese Mayonnaise eignet sich fabelhaft als Dip für Laktopommes (Seite 80).

Zutaten:

2 große Eigelbe
1 Knoblauchzehe, gehackt (wahlweise)
½ TL fermentierter Senf (Seite 144) oder Dijonsenf
Meersalz
1 Tasse Avocadoöl
1 TL Weißweinessig, nach Bedarf auch mehr
½ TL fein gemahlene Holzkohle oder Aktivkohlepulver
Saft von ½ Zitrone

Zubereitung:
Eine mittelgroße Schüssel auf ein Geschirrtuch oder feuchtes Küchenpapier stellen. So verrutscht die Schüssel beim Schlagen nicht. Eigelbe, Knoblauch (wenn gewünscht), Senf und eine Prise Salz in der Schüssel schaumig schlagen. Nach und nach etwa die Hälfte des

Öls hinzufügen, zuerst ganz langsam, Tropfen für Tropfen, und dabei beständig weiterrühren. Sobald die Emulsion zustande gekommen ist, den Ölzufluss zu einem dünnen Strom steigern. Nachdem die Hälfte des Öls hinzugegeben wurde, den Essig unterschlagen. Das lockert das Gemisch ein wenig auf, und das restliche Öl lässt sich leichter einbinden. Nun auch das restliche Öl nach und nach unterrühren, und dann auch das Holzkohlepulver sorgfältig unterrühren. Mit einer weiteren Prise Salz, dem Zitronensaft und, wenn notwendig, noch etwas Essig würzen. In einem sauberen Glasbehälter bis zu einer Woche im Kühlschrank haltbar.

Aschesalz

Ergibt etwa ½ Tasse

Indem Sie aus Gemüseenden, -stängeln und -schalen Aschesalz machen, können Sie wunderbar Reste verwerten und damit dem Zero-Waste-Ansatz folgen. Ausgezeichnet eignen sich hierfür Zwiebeln, Knoblauch, Porree und anderes Lauchgemüse sowie Sellerie und Karotten. Verwenden Sie Aschesalz immer dann, wenn Ihnen an einem besonderen Geschmack und einer besonderen Note gelegen ist. Es schmeckt beispielsweise klasse zu Fleisch und Gemüse.

Eine Anmerkung noch: Studien haben ergeben, dass beim Grillen von Fleisch krebsfördernde Stoffe, sogenannte Karzinogene – in diesem Fall polyzyklische aromatische Kohlenwasserstoffe –, entstehen können. Auch wenn stärkehaltige Nahrungsmittel wie Kartoffeln bei hohen Temperaturen zubereitet werden, können sich Karzinogene – in diesem Fall Acrylamide – bilden. Dieses Problem tritt jedoch nicht auf, wenn Pflanzenmaterial und Gemüse zur Herstellung von Holzkohle oder Asche verkohlt wird.

Zubereitung:

- 2 Tassen Gemüsereste von Zwiebeln, Knoblauch, Porree, Sellerie und/oder Karotten
- 2 EL Meersalz

Zubereitung:

Den Backofen – mit einem Rost auf der obersten Schiene – auf 260 °C vorheizen.

Die Gemüsereste in einer einzelnen Schicht auf einem Backblech mit Rand verteilen. 1 bis 2 Stunden backen, bis das Gemüse vollständig verkohlt ist.

Die Gemüsereste vollständig abkühlen lassen. In einer Gewürzmühle oder einem Standmixer pulverisieren und dann durch ein feinmaschiges Sieb streichen. Mit der gleichen Menge Salz vermischen. Das Salz ist in einem luftdichten Behälter bei Zimmertemperatur mehrere Monate haltbar.

KAPITEL 9

Zucker: Das Dilemma mit der Geburtstagstorte

Brianna und ich verriegelten hinter uns die Eisenpforte, die einzige Öffnung in der über zwei Meter hohen Steinmauer nahe unserem kleinen Cottage. Wenn man durch die Pforte ging, war es fast, als öffnete man den Kleiderschrank nach Narnia. Es war der Übergang zwischen zwei Welten: auf der einen Seite der 15 Hektar große Lehrbauernhof, auf dem meine Familie und ich ein Jahr lang lebten, auf der anderen Dundrum, ein Vorort von Dublin, nur fünfzehn Minuten vom Stadtzentrum entfernt. Vier Bahnstationen und zwanzig Minuten später betraten wir die geschäftige und wunderschöne Küche von Kevin Thornton, einem zweifachen Sternekoch, der die wohl berühmteste Persönlichkeit der irischen Küche ist. Bereits seit 26 Jahren führten seine Frau Muriel und er Dublins weltberühmtes Thornton's Restaurant. In jüngerer Zeit wurde Kevin vor allem bekannt durch die populären Fernsehsendungen *Heat* und *Guerrilla Gourmet*. Inzwischen hatten er und Muriel ihre fantastisch ausgestattete Küche in einen Unterrichtsraum umgewandelt, den sie Kevin Thornton's KOOKS genannt haben. Hier bieten sie in intimem Rahmen Meisterkurse an.

Wir waren dort für ein Seminar über Petit Fours und Macarons anlässlich Briannas vierzehntem Geburtstag. Wir hatten noch gar nicht angefangen, da verkündete Kevin schon eine Überraschung:

Er hatte den Kreationen des Tages noch eine Torte hinzugefügt. Kevins gesamtes Equipment schien gleichzeitig in Betrieb zu sein. Er stoppte den Robot-Coupe (eine professionelle Küchenmaschine), damit wir die Mango- und Passionsfruchtpürees probieren konnten. Die würden wir später wie exotische Gesichtscremes in Briannas Torte einmassieren, damit deren Poren das Aroma und die Feuchtigkeit aufnehmen konnten. Kevin zeigte uns die edelsteinartigen essbaren Blüten und die Beeren, die er zum Kristallisieren in Eiweiß geschwenkt und mit Zucker bestäubt hatte. Drei Tage lang hatten sie getrocknet. Schokolade schmolz in einem Wasserbad auf dem Herd vor sich hin, und Mixer, Öfen und Dörrgeräte waren eifrig damit beschäftigt, Rohmaterial in köstliche Zutaten für baldige atemberaubende Kreationen zu verwandeln. Augenblicklich schwebte Brianna im siebten Himmel. Sie backt leidenschaftlich gern. Es spielt keine Rolle, was es ist; solange es Zucker enthält, bringt sie sich die Zubereitung selbst bei. Kuchen und Kekse sind ihre Stärke, aber sie kann auch Eiscreme, ausgefeilte Desserts wie Eton Mess und diverse andere sündhaft süß-köstliche Leckereien. Sie macht alles von Hand, aber etwas so Komplexes wie das, woran sie sich an dem Tag versuchen wollte, hatte sie noch nie in Angriff genommen.

Für mich war dieses Erlebnis aber nicht minder bedeutsam. Denn von allen meinen Beziehungen zu Nahrungsmitteln ist wohl keine so kompliziert wie die zum Zucker. Ich möchte wetten, bei Ihnen ist das nicht anders. Wie oft haben Sie schon auf einer Geburtstagsfeier ein Stück Sahnetorte oder eine Portion Mousse au Chocolat bei einem Festtagsdinner gegessen und dabei das Gefühl gehabt zu »sündigen«? Wie viele Stunden haben Sie schon damit zugbracht, solche Entscheidungen vor sich selbst zu rechtfertigen oder sich am nächsten Tag mit Fasten oder zwanzig Minuten Fitnesstraining extra zu bestrafen? Wie viel geistige und seelische Energie ist mit der Sorge verschwendet worden, ob Sie wohl diesen oder jenen besonderen Anlass durchstehen, ohne den Süßspeisen zu frönen, die dort garantiert serviert werden?

Bis zu einem gewissen Grad liegt es daran, dass wir uns den unbestreitbaren Fakten über das Monster gegenübersehen, zu dem sich Zucker in unserem Nahrungsmittelsystem entwickelt hat. Hand in Hand mit Mais beziehungsweise unserer Nemesis Maissirup sowie weiteren Zusatzstoffen wie Gerstenmalz-, Maltose- und Malzsirup. Zucker steckt in einer Fülle von Nahrungsmitteln, die Sie womöglich gar nicht als zuckerhaltig verdächtigen, von Ketchup und Grillsoßen bis zu fettarmem Joghurt und Müsli. Obwohl Zucker keinerlei Nährstoffbedarf deckt, nehmen wir ihn regelmäßig zu uns. Selbst wenn man sich an die Empfehlungen der Weltgesundheitsorganisation hält und nicht mehr als 10 Prozent seiner täglichen Kalorienmenge aus Zucker bezieht, bleibt einem angesichts der konkreten Zahlen die Luft weg. Bei einer Ernährung mit 2000 Kalorien täglich beläuft sich das auf 200 Kalorien beziehungsweise zwölf Teelöffel Zucker. Jetzt denken Sie vielleicht: Auf keinen Fall esse ich jeden Tag zwölf Teelöffel Zucker, das wäre ja eine Vierteltasse! Aber viele von uns nehmen täglich jede Menge Kalorien aus Zuckerzusätzen zu sich. Wenn man bedenkt, dass eine Portion aromatisierter Joghurt allein 73 Kalorien aus zugesetztem Zucker enthält und ein Sportgetränk sogar 122, merkt man, wie schnell sich das summiert. Dabei werden wir täglich vor den schlimmen Folgen von zu viel Zuckerzeug gewarnt: Diabetes, Herzerkrankungen, Nieren- und Nervenschäden, um nur einige zu nennen.

Für mich persönlich ging es bei dem Umgang mit Zucker um weitaus mehr als nur darum, mit seiner Omnipräsenz in unseren Nahrungsmitteln zurechtzukommen. Bekanntermaßen war ich zu Beginn meiner Studien über die Ernährungsweise unserer Vorfahren wie besessen von der Frage, wie ich meine junge Familie am besten ernähren konnte – von der eigenen Herstellung unserer Milchprodukte über das Jagen und Zerlegen fast unseres gesamten

Fleischbedarfs bis hin zur festen Regel, dass kein anderes Brot als ein mit meinem langfermentierten Sauerteig gebackenes in den Mund meiner Kinder gelangen durfte. Ich war entschlossen, nur das auf den Tisch zu bringen, was ich für das absolut gesündeste Essen hielt. Um meinen Kindern etwas vorsetzen zu können, was so ähnlich aussah wie das, was andere Leute aßen – nur eben in gesünderer Form –, machte ich lacto-fermentierte Mayonnaise, Ketchup, Senf und Essig selbst. Ich machte meine eigenen Hot Dogs und sogar gepökelten Schinken, Salami und Mortadella, damit sich die Pausenbrote zumindest äußerlich nicht von denen der Mitschüler unterschieden. Im Großen und Ganzen war das alles ausgesprochen förderlich. Meine Familie bekam nährstoffreiche, regionale und leckere Sachen zu essen, wir entwickelten ein enges Verhältnis zu unserer Nahrung und bildeten wichtige Fertigkeiten aus.

Aber es gab auch eine Schattenseite, und zwar ganze Nahrungsmittelkategorien, die ich auf keinen Fall essen wollte, von denen Zucker wiederum die schwerwiegendste und heikelste war. Wie oft ging ich auf eine Geburtstagsfeier – selbst innerhalb der eigenen Familie – und weigerte mich, ein Stück von der Torte zu essen, egal mit wie viel Liebe sie zubereitet worden war. Das trug mir Christinas berechtigten Zorn ein, also versuchte ich sie damit zu beschwichtigen, dass ich einen kleinen Bissen herunterzwang. Ich wurde der komische Kauz. Die seelische und körperliche Energie, die es erforderte, hochwertige Rohzutaten aufzutreiben, praktisch alles selbst herzustellen und daneben auch noch als »Ernährungspolizist« zu fungieren, damit die Kinder bei uns zu Hause, bei ihren Großeltern und sogar bei ihren Freunden kein Junkfood zu essen bekamen, war zermürbend. Ich redete mir aber immer wieder ein, dass es, egal wie anstrengend, der Mühe wert war – und zog weiterhin eine starre, dogmatische Linie zwischen dem, was ich für gut erachtete, und dem, was in meinen Augen schädlich war.

Ich hatte die allerbesten Absichten, litt aber offensichtlich unter

Orthorexie, die von der American Psychological Association definiert wird als »obsessives Bestreben nach einer gesunden beziehungsweise ›reinen‹ Ernährung, die in der Regel sehr restriktiv verstanden wird und eher auf Wohlbefinden als auf Gewichtsverlust ausgerichtet ist. Betroffene bestehen zumeist darauf, nur bestimmte Nahrungsmittel zu sich zu nehmen (z. B. lokal angebaute), oder meiden bestimmte Nahrungsgruppen vollständig (...) was nicht selten zu einer extrem kalorienarmen Ernährung, der Gefahr einer Mangelernährung und im Extremfall auch zum Tod führt«. Weiter heißt es in der Definition: »Es ist noch umstritten, ob es sich bei Orthorexia nervosa um eine eigene Essstörung, um eine Form von Anorexia nervosa oder um eine Zwangsstörung handelt.« Ich weiß nur, dass ich bei allen in meinem Umfeld unwissentlich Ängste und Phobien in Bezug auf Essen auslöste. So mag ich die biologischen Ernährungsbedürfnisse meiner Familie erfüllt haben, doch bei ihren seelischen und emotionalen Bedürfnissen lag ich meilenweit daneben. Das gemeinsame Essen – genau das, was uns Menschen so einzigartig macht – wurde eine angstbesetzte Angelegenheit, insbesondere wenn es um Süßes ging.

Als ich mich schließlich damit auseinandersetzte, wie sehr mein Leben und meine Einstellung zum Essen aus dem Gleichgewicht geraten waren, ging mir ein Licht auf: Die gesündeste Entscheidung betrifft nicht immer nur das Essen. Es geht auch darum, wo wir als Menschen, als Gesellschaft und, in meinem Fall, als Familie stehen. Ich sah allmählich ein, dass mein unnachgiebiger Ansatz keinen Raum ließ für eine weitere entscheidende Komponente dessen, was uns gesund hält: den kulturellen Teil des Menschseins. Eine gesunde Beziehung zum Essen beinhaltet sehr viel mehr als nur die Ernährungsweise. Also setzte ich mir das Ziel, einen Ausgleich zwischen beiden Komponenten zu schaffen: meine Familie mit der nährstoffreichsten und gesündesten Nahrung zu versorgen und dabei den kulturellen Anforderungen und Erwartungen unseres heutigen Lebens gerecht zu werden. Zunächst hielt ich Ausschau nach den nährstoffreichsten Alternativen. Dann suchte ich nach hausgemachten Möglichkeiten. Und ich bemühte mich, stets auch den gesellschaftlichen Kontext zu erfassen und die möglichen Folgen meines Handelns zu bedenken. Am Ende stellte ich mir dann noch Fragen wie diese: »Ist es wert, Zucker zu mir zu nehmen, wenn ich von dieser Geburtstagstorte esse, die meine älteste Tochter für meine jüngste gebacken hat?« Die Antwort: »Absolut!« – »Muss ich deswegen ein schlechtes Gewissen haben?« – »Auf keinen Fall!«

Doch bei aller Notwendigkeit für solche Ausnahmen sollten wir Zucker mit dem gleichen modernen Jäger-Sammler-Ethos begegnen, mit dem wir allen Nahrungsmitteln in diesem Buch begegnet sind. Daher lassen Sie uns mit der grundlegenden Frage anfangen: Wie kann ich es so unbedenklich und nahrhaft machen wie nur möglich? Aus der Perspektive unserer Vorfahren ist unsere heutige Besessenheit – und Abhängigkeit – von Zucker in höchstem Maße ungesund. Von all den »grenzwertigen« Nahrungsmitteln, über die wir uns schon unterhalten haben, ist Zucker in dieser Hinsicht das fremdartigste und bizarrste. Unsere Vorfahren hatten nur sehr eingeschränkten Zugang zu einfachen Kohlenhydraten. Dass sie in der Natur auf süße Dinge stießen, war eher selten und jahreszeitenabhängig. Abgesehen davon bot dieses natürliche Süßzeugs weitere nützliche Nährstoffe, die es sich zu essen lohnte. Das Obst, das wir in unseren Supermärkten finden, hat keine Ähnlichkeit mit den Früchten, die unsere Vorfahren vorfanden. Supermarktobst wird auf Süße hin gezüchtet, nicht selten zulasten anderer Nährstoffe. Das ist es, was uns die moderne Nahrungsmittelindustrie verkauft und was massenhaft gekauft wird.

Hier nur einige Beispiele für den Zuckergehalt in Obst: Granatapfelkerne enthalten 21 Gramm Zucker pro 100 Gramm, Bananen und Mangos je 12 Gramm Zucker pro 100 Gramm, Kirschen 8 Gramm auf 100 Gramm, Birne enthält 10 Gramm und Wassermelone 6 Gramm Zucker pro 100 Gramm. Zum Vergleich: In 100 Gramm Schokodonut stecken 27 Gramm Zucker, in 100 Gramm Cornflakes 10 Gramm Zucker und in 100 Milliliter Coca-Cola 9 Gramm. Bei Trockenfrüchten ist der Zuckergehalt übrigens noch höher, da die Entwässerung den Zucker konzentriert. Während beispielsweise in 100 Gramm Weintrauben 16 Gramm Zucker enthalten sind, sind es bei 100 Gramm Rosinen (getrocknete Trauben) schon 59 Gramm – eine gewaltige Steigerung um mehrere Hundert Prozent. Und wir sollten auch nicht vergessen, dass unsere Vorfahren Obst nur aßen, wenn sie es finden konnten, während wir importierte Bananen oder Weintrauben 365 Tage im Jahr essen können. Zwar tauchen manche Früchte wie Kirschen und Granatäpfel normalerweise nur zu bestimmten Jahreszeiten im Supermarkt auf, doch im Großen und Ganzen ist Saisonabhängigkeit in der Obst- und Gemüseabteilung ein Fremdwort.

Wir sollten uns aber nicht nur über den Zuckergehalt in den Früchten im Klaren sein, sondern auch über Süßungsmittel im Allgemeinen. Unterschiedliche Süßungsmittel haben zwar unterschiedliche Aromen, Konsistenzen und Nährwertprofile, doch bei seiner Reaktion unterscheidet unser Körper nicht unbedingt zwischen einem Esslöffel Haushaltszucker und einem Löffel Rohhonig. Beide treiben unseren Blutzucker in die Höhe. Haushaltszucker (Saccharose) ist ein Disaccharid, bestehend aus einem Glukosemolekül und einem Fruktosemolekül – es ist also zu 50 Prozent Glukose und zu 50 Prozent Fruktose. Das Fruktose-Glukose-Verhältnis von Honig variiert je nach Sorte, ist aber ähnlich wie das von Saccharose.

Zwischen Zucker und Honig gibt es allerdings andere entscheidende Unterschiede, die erkennen lassen, welches von beiden das gesündere Süßungsmittel ist. Während Saccharose zu 100 Prozent Zucker ist, sind es beim Honig nur 85 Prozent. Der Rest setzt sich aus Wasser, Mineralstoffen und Blütenstaub zusammen. Der glykämische Index von Honig liegt zwischen 35 und 74, Saccharose hat einen glykämischen Index von 65. Honig enthält zudem Vitamine, Mineralstoffe und Antioxidantien, auch wenn da die konkreten Mengen schwanken können, je nachdem, wie der Honig verarbeitet wurde. Der kommerzielle Honig ist überwiegend pasteurisiert, und Pasteurisation zerstört, wie auch bei der Milch, wertvolle Nährstoffe. Rohhonig dagegen wird einfach nur gefiltert, wodurch er lebendig und voller Enzyme und Probiotika bleibt. Zwar variieren Nährwert und chemische Zusammensetzung, doch enthält Rohhonig in der Regel Vitamine und Mineralstoffe wie Thiamin, Niacin, Riboflavin, Panthotensäure, Kalzium, Magnesium, Mangan, Kalium, Phosphat, Zink, Vitamin A, Vitamin E und Vitamin C. Mithilfe seiner antimikrobiellen Eigenschaften kann Rohhonig schädliche Bakterien abtöten. Er enthält aber auch sogenannte Präbiotika, also Nahrungsmittelbestandteile, die die Probiotika nähren, sowie Enzyme, die uns bei der Verdauung unserer Nahrung helfen. Und weil er zudem aus Verbindungen wie Flavonoiden und Phenolsäuren besteht, ist Honig nicht zuletzt ein wirksames Antioxidant und entzündungshemmend.

Auch reiner Ahornsirup hat wenig gemeinsam mit dem, was uns als Pfannkuchensirup angepriesen wird. Der Begriff Sirup kann von einer Wasser-Zucker-Mischung bis hin zu Goldsaft oder Melasse alles bedeuten. Während kommerzieller Pfannkuchensirup aus Maissirup sowie einer Reihe von chemischen Substanzen und Konservierungsstoffen hergestellt wird, wird reiner Ahornsirup aus dem Saft des Zucker-Ahorns gemacht. Das eine ist daher ein Nahrungsmittel ohne jeden Wert, das andere enthält nicht nur Inulin – eine präbiotische Faser und Nährstoff für Probiotika –, sondern auch Mineralstoffe wie Kalzium, Kalium, Eisen, Zink und Mangan sowie Antioxidantien wie Benzoesäure, Gallussäure und Zimtsäure. 2011 entdeckte der Wissenschaftler Navindra Seeram von der University of Rhode Island 34 neue nützliche Verbindungen in reinem Ahornsirup und bestätigte 20 weitere, die im Jahr zuvor entdeckt worden waren. Im *Journal of Functional Foods* berichteten Seeram und seine Co-Autorin Liya Li, dass eine Verbindung namens Quebecol (benannt nach Quebec, dem weltweit führenden Ahornsirup-Produzenten), die Forscher nicht im Saft vermutet hatten, tatsächlich während der Herstellung von Ahornsirup entsteht. Zahlreiche Studien deuten darauf hin, dass Quebecol bestimmte Krebszellen abtötet. Und wem dieser gesundheitliche Nutzen von Ahornsirup noch nicht genügt, der sollte an den komplexen, reichen, warmen Geschmack denken, wie ihn nur echter Ahornsirup bietet.

Wenn wir schon etwas Süßes essen, dann sollten wir es auch als Gelegenheit nutzen, wertvolle Nährstoffe zu uns zu nehmen: gesättigte tierische Fette, Protein, Mineralstoffe, Enzyme, Vitamine, Probiotika und Präbiotika. Entsprechend dieser Ernährungsstrategie und unter Berücksichtigung kultureller Faktoren hat meine Familie drei Grundregeln für den Verzehr von zuckerhaltigen Nahrungsmitteln bei uns zu Hause aufgestellt: Sie müssen von Grund auf selbst gemacht sein, aus den hochwertigsten Zutaten bestehen und einen Nährwert aufweisen, damit wir nicht einfach nur leere Kalorien vertilgen.

Noch eine Bemerkung zu künstlichen Süßstoffen: In meiner Küche haben sie nichts zu suchen. Ich würde eher einen Esslöffel reinen Ahornsirup oder Rohhonig – und übrigens auch einen Esslöffel Zucker – nehmen als den entsprechenden Teelöffel von etwas, das im Labor produziert wurde, um unsere Sinne zu täuschen.

Desserts sollten wenn möglich hochwertiges Fett, Protein, Mineralstoffe, Vitamine, Enzyme sowie Probiotika und Präbiotika enthalten. Diese Nährstoffe stammen aus gesunden Zutaten – vollfetten fermentierten Milchprodukten, Eiern von frei laufenden Hühnern, die Pflanzen und Insekten zu fressen bekommen, und gerade so viele natürliche Süßungsmittel (Honig, Ahornsirup und minimal verarbeiteter Zucker) wie nötig, um die gewünschte Süße zu liefern.

Was uns wieder zu dem Tag führt, den Brianna und ich mit Kevin Thornton verbrachten. Bei allem, was wir machten, ging es um Nachhaltigkeit, Sorgfalt, Qualität und Freude an der Verbundenheit, mit der man die Kreation von gut durchdachtem Essen feiert. Wir milderten einige problematische Aspekte ab, indem wir nur mit erlesenen Zutaten, sprich ohne Fertigprodukte, arbeiteten. Selbstredend waren das Mehl, der Zucker, die Eier und die Butter, die in unsere Kreationen einflossen, von allerbester Qualität – wir kratzten sogar Salz von einem riesigen Block ab, den Kevin aus Äthiopien nach Irland mitgebracht hatte –, aber Kevin setzte noch eins drauf mit Zutaten, die er selbst hergestellt hatte. Mit manchen hatte er am gleichen Tag begonnen, zum Beispiel mit dem Passionsfruchtpüree, andere hatte er schon seit Tagen beziehungsweise Wochen in Arbeit, so auch die mit Zucker und Eiweiß überzogenen getrockneten Rosenblüten und Blaubeeren. Eine Wand in seiner Küche war ein lebendiges Kunstwerk aus Regalen mit Krügen, in denen er Zutaten über Monate, in einigen Fällen sogar Jahre hinweg trocknete, pökelte oder fermentierte. Für den Vanillinzucker, der in Briannas Torte kam, hatte Kevin die ausgekratzten Vanilleschoten in Zucker gesteckt und diesen dann beiseitegestellt, damit das ganze Vanillearoma einziehen konnte. Getrocknete Wildpflanzen und Gemüsereste mit einzigartigen Geschmacksprofilen warteten darauf, erst dann gemahlen zu werden, wenn sie gebraucht wurden (denn so waren sie frischer), während Kuchenreste späteren Gerichten noch eine zusätzliche Geschmacksnote, Färbung oder Konsistenz verleihen mochten.

Solche Zutaten standen für Kevins Zero-Waste-Philosophie in der Küche. Wie bei der im Zucker vergrabenen Vanilleschote bemüht er sich immer, sein Rohmaterial bis zum letzten Rest zu verwerten. Selbst als unsere erste Ladung Macarons nicht hundertprozentig gelungen war, warf er sie nicht auf den Kompost oder in die Mülltonne, sondern stellte sie zum Dehydrieren beiseite, um sie hinterher zu zerbröseln und aufzuheben und später als »Macaron-Streusel« in einem anderen Gericht zu verwerten. Den ganzen Tag über machten wir Biskuit, Gelatine, Coulis, Verzierungen und Macarons. Brianna war hoch konzentriert auf die komplizierte Detailarbeit, Präzision und Kunstfertigkeit, die für das Kochen auf diesem Niveau erforderlich waren. Durch das gemeinsame Kochen und Lernen, das Erschließen der Zutaten taten wir aber auch etwas für unsere Seelen. Als wir uns von Kevin verabschiedet hatten und wieder im Zug saßen, der uns zu unserem Cottage zurückbrachte, hielt ich Brianna ganz fest, so wie sie mit beiden Händen ihre vorzügliche – und vorzüglich gemachte – Geburtstagstorte festhielt.

TIPPS UND REZEPTE

Die Zuckerbilanz

Zucker ist nicht gut für uns. Sei es Glukose, Fruktose, Dextrose, Saccharose oder Laktose, alle wirken sich verheerend auf unseren Körper aus. Man muss sich klarmachen, dass der Verzehr von jedem einzelnen Kohlenhydrat seinen Preis hat, aber manchmal können wir diesen Preis etwas senken, indem wir uns für Gerichte entscheiden, die nur aus den besten Zutaten gemacht werden, und alle mit dem Verzehr dieses Gerichts verbundenen Faktoren abwägen. Ich finde immer das rechte Maß, wenn ich mir folgende Fragen stelle:

1. Wie stark wurde das Süßungsmittel raffiniert? Denn das hat einen direkten Bezug zu Art und Menge der im Süßungsmit-

tel vorhandenen Nährstoffe. Dabei kann es sich um Mineralstoffe, Probiotika, Präbiotika, Vitamine sowie medizinische Eigenschaften handeln.

2. Welche anderen Zutaten bringen weitere Nährstoffe ein, die einen Verzehr lohnenswert machen? Hochwertiges Eigelb, Milch und Rahm beispielsweise erhöhen allesamt den Nährwert.
3. In welchem gesellschaftlichen Kontext nehme ich das Essen zu mir? Wird der Verzehr mir helfen, eine gesellschaftliche Zusammenkunft wie eine Geburtstagsfeier gut zu meistern? Was sind die möglichen Folgen dieser Entscheidung?
4. Könnte ein Verzehr weitere negative Folgen mit sich bringen? Wird es unter Umständen der Auftakt einer Fressorgie sein?

Zuckerarten

Alle Arten von Zucker sind auf die eine oder andere Art verarbeitet, und es ist verwirrend und kompliziert, den Unterschied zwischen ihnen zu ermitteln, vor allem wenn man bemüht ist, eine gesunde Entscheidung zu treffen. Der (wenn auch nur geringfügige) Unterschied besteht darin, ob der Zucker stark verarbeitet wurde und wie viel natürliche Melasse – mit Spurenelementen wie Eisen, Kalzium, Magnesium, Vitamin B_6 und Selen – noch übrig ist. Was Nachhaltigkeit und ethische Erwägungen anbelangt: Nicht raffinierter Vollrohrzucker sowie Rohrohrzucker kommen aus Zuckerfabriken, die in der Regel auf oder in der Nähe von Zuckerplantagen liegen, während raffinierter Zucker in sehr viel größeren Zuckerraffinerien produziert wird.

Nicht raffinierter Zucker enthält noch die gesamte natürliche Melasse und ist nur minimal verarbeitet. Wenn Sie Zucker verwenden wollen, ist das die beste Wahl.

Rohrohrzucker wird ebenfalls aus dem Saft des Zuckerrohrs hergestellt, anschließend aber gefiltert, gekocht (er ist also nicht wirklich roh) und zentrifugiert, um einen Teil der Melasse zu entfernen. Er behält noch etwas natürliche Melasse, aber weniger als nicht raffinierter Zucker.

Raffinierter Zucker hingegen wird aus Zuckerrohr oder Zuckerrüben gemacht. In einem industriellen Prozess werden ihm die Nährstoffe entzogen und chemische Stoffe wie Schwefeldioxid, Phosphorsäure und Kalziumhydroxid eingesetzt. Zurück bleibt eine Substanz, die unser Körper nicht verarbeiten kann.

Zu den raffinierten Zuckern gehört übrigens auch brauner Zucker. Bei seiner Herstellung wird ein Teil der Melasse, die bei der Verarbeitung aus dem raffinierten Zucker entfernt wurde, künstlich ersetzt. Zwar ist brauner Zucker die etwas bessere Wahl als einfacher weißer Zucker, aber im Grunde ist es so, als würde man Milch trinken, die in einem lebensmittelverarbeitenden Betrieb auseinandergenommen und dann wieder zusammengefügt wurde. Lassen Sie also, wann immer möglich, die Finger von raffiniertem Zucker.

Kann Schokolade gesund sein?

Schokolade enthält gesundheitsfördernde Verbindungen in Form von Flavonoiden, denen man nachsagt, dass sie den Cholesterinspiegel senken, Entzündungen vermindern und Blutgerinnseln vorbeugen. Manche Menschen halten Schokolade sogar für den wirksamsten Antioxidanten auf diesem Planeten. Aber diese Vorteile haben ihren Preis. In allen Schokoladen stecken auch Oxalate und Toxine wie Koffein und Theobromin. Die meisten Schokoladen sind außerdem vollgestopft mit Zucker, und einige enthalten noch Inhaltsstoffe wie Emulgatoren und Industrieöle. Zwar sind manche Sorten gesünder als andere, aber wie bei allen Nahrungsmitteln kommt es auch hier auf die Verarbeitung an.

Schokolade wird aus dem Samen des Kakaobaums gemacht, den

sogenannten Kakaobohnen. Nach ihrer Ernte werden die Bohnen fermentiert, getrocknet, geröstet, in Kakaonibs zerbrochen und gereinigt, dann gerieben und zu Kakaomasse geschmolzen. Schließlich wird die Kakaomasse mit verschiedenen Zutaten wie Zucker, Milchpulver, Kakaopulver, Kakaobutter, Fetten und Ölen, Vanille und Emulgatoren zu unterschiedlichen Sorten wie Milchschokolade, weißer Schokolade und dunkler Schokolade kombiniert. Leider ist Zucker in der Regel die Hauptzutat in Milch- und weißer Schokolade. (Letztgenannte enthält nicht einmal Kakaomasse oder Kakaopulver; das Einzige, was noch vom Kakaobaum in ihr steckt, ist Kakaobutter.) In dunkler Schokolade hingegen spielt Zucker nur eine untergeordnete Rolle. 10 Gramm weiße Schokolade enthalten 5,7 Gramm Zucker, 10 Gramm Milchschokolade 5 Gramm, 10 Gramm einer dunklen Schokolade mit 40 Prozent Kakao 4 Gramm und 10 Gramm einer Schokolade mit 70 Prozent Kakao nur noch 2,1 Gramm Zucker. Kakaonibs und Kakaopulver sind reiner Kakao und enthalten keinerlei Zuckerzusätze. Wenn Sie die ernährungsphysiologischen Vorteile von Schokolade nutzen und gleichzeitig Zucker und weitere Zusätze auf ein Minimum beschränken wollen, sind Kakaonibs und reines Kakaopulver also die beste Wahl, gefolgt von dunkler Schokolade mit möglichst viel Kakaoanteil und einem Minimum an Zucker. Meiden sollten Sie Milchschokolade, da sie viel Zucker, aber wenig Kakao, dafür Milchpulver und möglicherweise weitere Zusätze enthält.

Jaquelines Schokoladenmousse

Für 4 bis 6 Personen

Wir lernten die Familie van Wee bei einer Slowfood-Veranstaltung in einer kleinen norditalienischen Villa kennen, die unsere lieben Freunde Roeland und Magda Paardekooper aus Anlass ihres zwanzigsten Hochzeitstags gemietet hatten. Véronique van Wee-Barier, die Matriarchin der Familie, steuerte großzügig diese Mousse und das begehrte Familienrezept bei, das noch von ihrer Mutter, Jacqueline Barier, stammte. Seitdem ist die Mousse in unserer Familie bei Desserts die erste Wahl. Und jedes Mal, wenn wir sie zubereiten, denken wir an die zauberhafte Woche, in der wir neue Freunde gefunden und Familienrezepte ausgetauscht haben, bei denen alles mit frischen, regionalen und saisonalen Zutaten selbst gemacht wird. Ich könnte zweifellos argumentieren, dass allein das Protein in den Eiern, die Antioxidantien in der Schokolade, das Fett der Butter und die Mineralstoffe des nicht raffinierten Zuckers Grund genug sind, sich dieses Dessert schmecken zu lassen. Aber da ist noch etwas anderes, das nicht messbar, aber umso entscheidender ist: Dieses Rezept und die Erinnerungen, die es heraufbeschwört, sind für sich genommen schon nahrhaft und bereichernd. Und geht es bei der Zubereitung und dem gemeinsamen Genießen von wunderbarem Essen nicht genau darum?

Zutaten:

227 g dunkle Schokolade (vorzugsweise über 70 %)
1 Tasse fermentierte Butter (Seite 259) oder ungesalzene Butter aus dem Laden
8 große Eier

1 Tasse nicht raffinierter Zucker (z. B. Sucanat oder Muscovado) oder Rohzucker
1 TL reiner Vanilleextrakt
1 Tasse Schlagsahne

Zubereitung:

Die Schokolade im Wasserbad schmelzen lassen. Die Butter in einem kleinen Stieltopf zerlassen.

Die Eier trennen. Das Eiweiß steif schlagen, bis sich Spitzen bilden.

Zucker und Vanille zu den Eigelben geben und cremig aufschlagen.

Nun die geschmolzene Schokolade und die zerlassene Butter unter die Eigelbmischung rühren. Vorsichtig das Eiweiß unterheben, jeweils nur einen Esslöffel, bis alles gründlich vermischt ist. Ohne Abdeckung mindestens eine Stunde lang kalt stellen, am besten aber über Nacht.

Kurz vor dem Servieren die Sahne schlagen und jeweils einen Klacks davon auf die Mousseportionen geben.

Honigeiscreme

Ergibt knapp 1,5 Liter

Bei diesem Rezept wurde ich inspiriert von einem Dessert, das mein Freund, der Chefkoch Alex Atala, in seinem Restaurant D.O.M. im brasilianischen São Paulo serviert. Er rundet seine Honigeiscreme mit fermentiertem Honig und Blütenpollen vom Amazonas ab. Das blumige Aroma der Blütenpollen ist die ideale Ergänzung zur Säure des Honigs und der süßen Fülle der Eiscreme. Blütenpollen bekommt man beim Imker vor Ort oder auch online, aber wenn Sie keine auftreiben können, sollte Sie das nicht davon abhalten, dieses Rezept auszuprobieren, denn auch ohne ist es ein fantastisches Dessert.

Dank der Fermentierung von Milch und Rahm lässt sich hier die ganze Kraft der chemischen Umwandlung nutzen; die Milchprodukte werden vorverdaut, was sie deutlich unbedenklicher und ihre Nährstoffe für unsere Körper verfügbarer macht. Die Eiercreme als Basis schafft den perfekten Ausgleich zwischen Aroma, Konsistenz und Nährwert – und heraus kommt ein Dessert, das meine Kinder lieben und das ich ihnen guten Gewissens vorsetzen kann.

Das Rezept funktioniert natürlich auch ohne das Fermentieren mit Rohmilch oder pasteurisierter Milch, aber dann bringen Sie sich um das optimale Aroma und das Nährwertpotenzial, das in diesem Dessert steckt.

Zutaten:

2 Tassen Rahm (vorzugsweise roh)
1 Tasse Milch (vorzugsweise Rohmilch)

2 EL Kefir (Seite 250), mesophiler Joghurt (Seite 252), notfalls auch thermophiler Joghurt
6 große Eigelbe
¼ TL Meersalz
½ Tasse Rohhonig
fermentierter Honig (Seite 344) zur Garnierung
Blütenpollen zum Garnieren (wahlweise)

Zubereitung:
Rahm und Milch in einen Stieltopf gießen und bei schwacher Hitze langsam erwärmen. Dabei gelegentlich umrühren, damit nichts anbrennt und sich keine Haut bildet. Bei 24 °C ist die optimale Temperatur erreicht.

Kefir beziehungsweise Joghurt in ein 550-Milliliter-Einmachglas füllen. Ungefähr ½ Tasse von der warmen Rahm-Milch-Mischung hinzugießen. Zu einer glatten Masse verrühren. Den Rest der Rahmmilch hinzugeben, umrühren, dann das Glas abdecken und an einer warmen Stelle in der Küche 12 bis 24 Stunden ruhen lassen.

Am Ende des Fermentierungsprozesses in einer mittelgroßen Schüssel die Eigelbe schaumig schlagen.

Die fermentierte Rahmmilch mit dem Salz und dem Honig in einem schweren Stieltopf verrühren. Langsam bei mittlerer Hitze aufkochen und dabei weiterrühren, um ein Anbrennen zu verhindern.

Sobald die Mischung köchelt, die Herdplatte herunterschalten und etwa eine halbe Tasse davon in die Schüssel mit den Eigelben abschöpfen. Das Ganze verrühren. Noch eine halbe Tasse hinzugießen und umrühren.

Die warme Eigelbmischung in den Topf mit der süßen Rahmmilch geben. Bei mittlerer Hitze verrühren, bis das Ganze dick wird und am Löffel kleben bleibt.

Im Spülbecken oder in einer großen Schüssel ein Eiswasserbad vorbereiten. Die dickflüssige Mischung durch ein feinmaschiges Sieb in eine Schüssel abseihen. Diese ins Eiswasserbad stellen und auskühlen lassen. Abdecken und für mehrere Stunden kalt stellen, wenn möglich über Nacht.

Nun in einer Eismaschine nach Anweisung des Herstellers durchrühren.

Vor dem Servieren in Dessertschälchen füllen und mit etwas fermentiertem Honig beträufeln. Wenn Sie mögen, können Sie auch noch ein paar Blütenpollen drüberstreuen.

Fermentierter Honig

Ergibt etwa 2 Tassen

Der Zucker in Honig ist zu konzentriert für eine Fermentierung. Wie jeder Bienenzüchter weiß, erfolgt jedoch eine spontane Fermentation, sobald der Wassergehalt im Honig über 19 Prozent ansteigt. So entsteht zum Beispiel eines der frühesten und berühmtesten alkoholischen Getränke. Met beziehungsweise Honigwein wird hergestellt, indem man Rohhonig im Verhältnis von etwa 1 Anteil Honig zu 5 Anteilen Wasser verdünnt und dann fermentiert. Durch Hinzufügen von nur einer kleinen Menge Wasser, was den Wassergehalt geringfügig über 19 Prozent steigen lässt, können wir einen sehr viel dickeren, leicht fermentierten Honig herstellen, in dem es von Probiotika wimmelt und welcher dank der bei der Fermentation erzeugten Milchsäure ein reiches, komplexes Aroma besitzt. Verwenden Sie diesen bei allem, wozu Sie normalerweise Honig nehmen würden, auf Eiscreme oder sogar auf Pizza!

Zutaten:

1½ Tassen Rohhonig
3 EL Wasser

Zubereitung:
Honig und Wasser in einer mittelgroßen Schüssel mit einem Löffel vermischen. In ein 550-Milliliter-Einmachglas füllen und lose mit einem Deckel oder einem Mulltuch abdecken.

Das Glas nun an einen warmen Ort in der Küche stellen. Täglich umrühren, bis der Honig Anzeichen von Fermentation erkennen lässt: Es bilden sich Bläschen und ein leicht säuerlicher, aber angenehmer Geruch (das sollte nach etwa 2 Wochen der Fall sein). Sie brauchen den Honig jetzt nicht kalt zu stellen, denn er wird einfach aufhören zu fermentieren und ist bei Zimmertemperatur problemlos mehrere Monate haltbar.

Gesunde Fruchtgummis

Der Ertrag hängt von der Förmchengröße ab.

Fruchtgummis werden aus Gelatine gemacht, die zu 99 Prozent aus Protein besteht. Gelatine, die durch das Kochen von Kollagen, das in unserem Körper am häufigsten vorkommende Protein, entsteht, sorgt nicht nur für gesunde Haut, Haare und Nägel, sondern tut auch den Gelenken und dem Darm gut. Leider sind industriell gefertigte Fruchtgummis voller raffiniertem Zucker und Lebensmittelfarbe. Macht man sie jedoch selbst, kann man auch über alle Zutaten selbst bestimmen, einschließlich des zu verwendenden Süßungsmittels. Der Saft von Ananas, Kiwi, Mango Papaya und Guave eignet sich allerdings nicht, da diese Früchte ein Enzym enthalten, das die Gelatine daran hindert, fest zu werden.

Für Gummibärchen (oder andere Formen) braucht man eine oder mehrere Silikonformen, die es auch online zu kaufen gibt.

Zutaten:

1 Tasse Fruchtsaft (Orange, Zitrone, Limette etc.)
2 EL Rohhonig oder reiner Ahornsirup (wahlweise)
2 EL Gelatine gemahlen (vorzugsweise von grasgefütterten Weiderindern)
Avocado- oder Kokosöl zum Einfetten

Zubereitung:

Den Saft und gegebenenfalls das Süßungsmittel in einem kleinen Stieltopf verrühren. Die Gelatine über den Saft streuen und etwa 5 Minuten hydratisieren beziehungsweise »blühen« lassen. Dann bei mittlerer Hitze glatt rühren, bis sich die Gelatine aufgelöst hat.

(Hydratisierte Gelatine löst sich in Flüssigkeit bei etwa 60 °C auf.) Sobald sie aufgelöst ist, den Topf sofort vom Herd nehmen und vor dem Einfüllen in die Form etwas abkühlen lassen. Ein Überhitzen von Gelatine beeinträchtigt ihre Fähigkeit zu gelieren, daher sollte man sie niemals kochen lassen.

Während der Fruchtsaft abkühlt, eine kleine Backform oder eine Silikonform dünn mit Avocado- oder Kokosöl einfetten.

Wird eine Silikonform verwendet: Die abgekühlte, aber noch warme Mischung in eine Quetschflasche füllen und daraus in die Form drücken. Andernfalls die Gelatine-Mischung einfach in die Backform gießen. Mindestens 6 Stunden oder über Nacht kalt stellen, bis die Mischung fest wird.

Ist sie fest, die Fruchtgummis aus der Form drücken oder in der Backform in Würfel schneiden. In einem luftdichten Behälter sind sie im Kühlschrank mehrere Wochen haltbar.

Schokoladen-Ahorn-Sauerteigkuchen mit Ganache

Ergibt 1 Kuchen

Kuchen spielt in diesem Kapitel eine zentrale Rolle ebenso wie bei vielen gesellschaftlichen Zusammenkünften. Es gibt etliche Gründe, Kuchen zu essen, aber die Gesundheit gehört eher nicht dazu. So etwas wie einen »gesunden« Kuchen gibt es nicht, und niemand isst Kuchen, um gesünder zu werden. Es gibt jedoch Mittel und Wege, Kuchen so gesund wie möglich zu machen und trotzdem mit etwas aufzuwarten, das hübsch anzusehen und ein kulinarischer Genuss ist.

In diesem Rezept habe ich mich für den Sauerteig entschieden, um den Weizen in seine unbedenklichste und nahrhafteste Form zu verwandeln; ich habe mit Ahornsirup gesüßt; und die Gugelhupfform habe ich gewählt, damit keine ungesunde Füllung nötig ist. Schließlich wird alles mit einer Schokoladen-Ganache abgerundet, wodurch ich das Übermaß an Zucker vermeide, das in anderen Glasuren steckt.

Zutaten:

- 225 g (1 Tasse) reife Sauerteig-Mutterkultur (Seite 176)
- 240 g (1 Tasse plus 1 EL) Milch
- 240 g (2 Tassen) Allzweckmehl plus noch etwas zum Bestäuben
- 227 g (1 Tasse) fermentierte Butter (Seite 259) oder ungesalzene Butter aus dem Laden bei Zimmertemperatur plus noch etwas zum Einfetten
- 316 g (1 Tasse) reiner Ahornsirup

9 g (2 TL) reiner Vanilleextrakt
100 g (1 Tasse) ungesüßtes Kakaopulver
9 g (1½ TL) Natron
5 g (1 TL) Meersalz
2 große Eier
228 g dunkle Schokolade (vorzugsweise über 70 %), gehackt oder geraspelt
230 g (1 Tasse) Schlagsahne

Zubereitung:
Sauerteigmutter, Milch und Mehl in einer mittelgroßen Schüssel gründlich vermischen (dafür eignet sich ein dänischer Schneebesen hervorragend). Abdecken und bei Zimmertemperatur (etwa 24 °C) über Nacht (etwa 12 Stunden) fermentieren lassen.

Am nächsten Tag den Backofen auf 175 °C vorheizen. Eine Gugelhupfform (Durchmesser 22 oder 24 Zentimeter) mit Butter einfetten und mit Mehl bestäuben.

Zur Sauerteigmischung die weiche Butter, den Ahornsirup, die Vanille, das Kakaopulver, das Natron und das Salz geben und in einem Standmixer oder mit einem Handmixer verrühren, bis alle Zutaten untergearbeitet sind. Nacheinander die Eier hinzufügen und weitermixen, bis eine geschmeidige Masse entstanden ist.

Den Teig in die vorbereitete Form füllen und 45 Minuten lang backen oder so lange, bis ein in die Mitte gesteckter Zahnstocher sauber wieder herauskommt.

Aus dem Ofen nehmen und 15 Minuten lang in der Form etwas abkühlen lassen, dann auf ein Abkühlgitter stürzen. Vor dem Auftragen der Ganache vollständig auskühlen lassen.

Die Schokolade in eine hitzebeständige, mittelgroße Schüssel geben. Die Sahne in einen kleinen Stieltopf gießen und bei niedriger Hitze erwärmen. Sobald sie köchelt, die heiße Sahne über die Schokolade gießen und die Schüssel für 5 Minuten mit einem Teller abdecken. Danach den Teller abnehmen und umrühren, sodass auch die letzten Schokoladenstückchen schmelzen. Noch etwas abkühlen lassen (etwa 5 Minuten), um eine Konsistenz zu bekommen, die so gerade noch gießfähig ist.

Die Ganache langsam über den Kuchen gießen, sodass sie gleichmäßig verteilt wird. Vor dem Servieren die Ganache vollständig auskühlen lassen. Reste lassen sich bei Zimmertemperatur bis zu 3 Tage lang aufbewahren.

EIN PAAR WORTE ZUM SCHLUSS

Wenn es eines gibt, was wir von unseren Jäger-und-Sammler-Vorfahren lernen können, dann, wie man aus jeder Situation das Beste macht – oder mit anderen Worten: wie man sich anpasst. Aber obwohl es wichtig ist, dass wir uns im Hinblick auf unsere biologischen und körperlichen Bedürfnisse – damals wie heute – mit der Ernährungsweise unserer Vorfahren auskennen, können wir das nicht im luftleeren Raum machen. Wir können die anderen Gründe, aus denen wir essen und trinken, nicht einfach ignorieren, denn viele dieser Gründe sind auf komplexe Weise mit all dem verknüpft, was uns zu Menschen macht: Identität, Familie, Tradition, Religion, Heimatgefühl, Umweltethik. Um rundum gesund sein zu können, müssen wir allen Seiten dieser zutiefst menschlichen Gleichung Beachtung schenken. So gilt es natürlich auch weiterhin, die Nährstoffdichte und Bioverfügbarkeit unserer Nahrungsmittel zu optimieren, um in biologischer Hinsicht gesund zu bleiben. Gleichzeitig dürfen wir unsere kulturelle Gesundheit aber nicht vernachlässigen, sondern sollten unseren modernen Gaumen und ästhetischen Ansprüchen mit einem Essen Genüge tun, das wir gemeinsam genießen.

Beide Faktoren müssen also abgewogen werden, während wir uns als moderne Jäger und Sammler durch die kulinarische Landschaft bewegen. Extremismus bringt gar nichts, wie ich inzwischen nur zu gut weiß. Wir wären niemals imstande, unser ausgefülltes, zuweilen stressiges Berufs- und Freizeitleben aufrechtzuerhalten, wenn wir unser gesamtes Essen jagen, zusammensammeln, fischen, fermentieren, mahlen, kochen, pökeln und backen müssten – selbst wenn die Ressourcen vorhanden wären und wir die nötigen Fertigkeiten besäßen. Vielmehr müssen wir uns gegenüber ehrlich sein und erkennen, was uns wirklich wichtig ist, um dabei gegebenenfalls und in gewissem Rahmen Kompromisse einzugehen, sodass wir insgesamt sinnerfüllt leben und essen. Es gibt keine Patentrezepte. Ernährung ist eine individuelle und kontextabhängige Angelegenheit, die Arbeit und Engagement erfordert.

Und hier möchte ich Sie ermutigen, sich mitreißen zu lassen. Wir alle haben unterschiedliche Hintergründe: geografisch, gefühlsmäßig, ökonomisch, weltanschaulich. Einige von Ihnen möchten vielleicht möglichst viel von dem, was in diesem Buch vorgestellt wird, in irgendeiner Form übernehmen. Andere sind schon damit zufrieden, am Sonntagmorgen ihre Pfannkuchen von Grund auf selbst zu machen, statt nach einer Backmischung zu greifen. Kleine, konsequente, dauerhafte Veränderungen sind nur schwer messbar, aber wirksamer, als Sie denken. Selbst die kleinste Veränderung, die sich über einen langen Zeitraum aufbaut, kann eine enorme Wirkung entfalten. Überlegen Sie mal: Wie wäre es, wenn Sie jede Woche nur ein Brot aus echtem Sauerteig backten und jedes Pausenbrot für Ihr Kind aus diesem Brot bestünde? Das sind ungefähr 2340 Pausenbrote (beziehungsweise fast 5000 Brotscheiben) während seiner gesamten Schullaufbahn und 2340 Gelegenheiten für Ihr Kind, Nahrung mit dem optimalen Nährwert und optimaler Bioverfügbarkeit zu sich zu nehmen. Zudem wäre es mit Ihren eigenen Händen und von Herzen gemacht – im Gegensatz zu der industriell verarbeiteten, der meisten Nährstoffe beraubten, künstlich angereicherten und aromatisierten Alternative aus dem Supermarkt. Dieser wöchentliche Laib Brot schlägt sich also in einer langfristigen Verbesserung der Gesundheit Ihres Kindes nieder. Abgesehen davon, dass Sie sich in unserer ebenso komplexen wie verwirrenden Nahrungsmittellandschaft Ihre Handlungskompetenz zurückerobern.

Entscheidend ist, dass Sie zu aufgeklärten Konsumenten mit einem unverstellten, sachkundigen Blick werden, damit Sie eine möglichst gesunde Wahl treffen, wenn Sie im Supermarkt einkaufen.

Wegweisende Ernährungstraditionen entstehen erfahrungsgemäß in Zeiten der Not, und wir befinden uns in puncto Ernährung gerade in einer der größten Zwickmühlen unserer Geschichte: Wir müssen innovative Traditionen entwickeln, die unsere ererbten biologischen Zwänge mit unseren heutigen kulturellen Bedürfnissen unter einen Hut bringen, damit wir selbst, unsere Familien, unsere Gemeinschaften und unsere Welt wahrhaft gesund sein können. Und diese Nahrungsmittelrevolution beginnt in Ihrer Küche und an Ihrem Esstisch.

DANK

Mein Leben hat einen unkonventionellen Weg genommen, noch dazu einen, der über viele Jahre keinen klaren Kurs zu haben schien. Mein Verhältnis zum Essen startete schon ungünstig und wurde an Highschool und College noch schlimmer. Meine Ausbildung geriet ins Stocken, als ich wegen einer Augenkrankheit erblindete. Unterdessen eignete ich mir so viel über Foraging, Jagen, primitive Technologien, Kochen und Archäologie an, wie ich konnte, immer in dem Bewusstsein, dass sie nur lose Interessen bleiben würden. Erst später erkannte ich, dass sie synergistisch zusammenwirken und zur Linse werden konnten, durch die ich die Welt sah, womit sie wiederum die Grundlage für meine berufliche Arbeit und am Ende auch für dieses Buch bildeten.

Ich hätte dieses schwierige Fahrwasser aber niemals durchschiffen können ohne die vielen Menschen, die mir unterwegs geholfen haben. Es ist mir eine Ehre, dass ich die Gelegenheit habe, ihnen allen hier öffentlich zu danken.

Den Familien, die entschieden haben, ihre Liebsten – in deren letzten Lebensminuten – zu Organspendern zu machen, und mir so zwei Hornhauttransplantationen ermöglichten: Wie schwer muss es gewesen sein, in einer so herzzerreißenden Zeit so großmütig zu sein. Ich sehe seither die Welt im wahrsten Sinne des Wortes durch die Augen ihrer Lieben. Dank auch an Dr. Theodore Perl, den begnadeten Chirurgen, der die Transplantation durchführte. Sie alle schenkten mir neues Augenlicht und änderten mein Leben. Herzlichen Dank.

Dank an Coach David Icenhower, der Berge versetzt hat, um mich ans College of New Jersey (TCNJ) zu bekommen – obwohl ich an der Ohio State University durchgefallen war –, indem er meine verbliebene Qualifikation für seine Ringermannschaft nutzte. Am TCNJ lernte ich meine Frau Christina kennen und machte schließlich meinen Abschluss, nachdem ich während meines zehnjährigen Studiums acht verschiedene Hauptfächer durchlaufen hatte. Dort erhielt ich auch meinen ersten sinnvollen akademischen Rat, als Mitarbeiter des Fachbereichs Geschichte sich ernsthaft für mich und meine Zukunft zu interessieren begannen und mich sogar in meiner Entscheidung für eine Promotion unterstützten.

Dank an Dr. R. Michael Stewart und den gesamten Fachbereich Anthropologie an der Temple University, die das Risiko eingingen, mich in ihr Doktorandenprogramm aufzunehmen, obwohl andere mir gesagt hatten, ich sei für eine Promotion nicht geeignet und solle froh sein, das College geschafft und einen Job gefunden zu haben.

Dank an meine Studenten überall auf der Welt – ob nun an einer akademischen Einrichtung wie der Hillsborough High School, der Temple University, der Monmouth University, dem University College in Dublin, dem Washington College, bei einem virtuellen Kochseminar oder einer virtuellen Foraging-Tour. Danke, dass ihr mich herausgefordert und mir einen Grund gegeben habt, immer weiter vorzustoßen, neue Forschungen anzustrengen und Mittel und Wege zu finden, das Erlernte im Unterrichtsraum weiterzuvermitteln, welche Form dieser Unterrichtsraum auch annehmen mag.

Dank den Menschen, die mir geholfen haben, die Grundlagen meiner Lehrtätigkeit zu bestimmen, einen Ansatz, der Archäologie (das Studium der Vergangenheit), primitive Technologien (praktische Arbeit mit überkommenen Fertigkeiten) und experimentelle Archäologie (die Anwendung primitiver Technologien mithilfe wissenschaftlicher Methodik zur Interpretation der archäologischen Funde) bündelt. Ich hatte das Glück, von Mentoren wie Jack Cresson, Dr. Errett Callahan und Dr. Maria Sidoroff lernen zu können und mit Kollegen wie Dr. Roeland und Magda Paardekooper, Dr. Tim Messner, Laurent Mazet, Dr. Javier Baena, Kirk Drier, Are Tsirk, Scott Silsby, Steve Nissly, Peter Viking, Dr. Linda Hurcombe, Dr. Seamus Caufield, Dr. Aidan O'Sullivan, Dr. Brendan O'Neil, Dr. John Seidel, Liz Seidel, Dr. Rich Veit, Steve Adams, Barry Adrian und Dr. Nick Dixon, Pascale Barnes, Diederik Pomstra, Mark Butler, Steve Watts, Doug Meyer, Dr. Berit Eriksen, Steven Fox, Mike Frank, Greg High, Scott Jones, Dr. Greg Lattanzi, Dr. Theresa Kamper und Dr. Marianne Rasmussen zu arbeiten.

Dank ebenfalls an die Organisationen, die mir eine Heimat gegeben, mich inspiriert und mir Gelegenheit gegeben haben, mich mit anderen Wissenschaftlern zu vernetzen: EXARC, REARC, MAAC sowie das Freilichtmuseum Lejre: Land of Legends.

Dank an die hervorragenden Chefköche und Revolutionäre in der kulinarischen Welt, die ungeheure Informations- und Inspirationsquellen für mich waren: John Nocita, Juan Penzini, Mariana Brewer, Dawn DeStefano sowie die gesamte über die ganze Welt verstreute Italian-Culinary-Institute-Familie: Chef Alex Atala, Chef Kevin Thornton und Muriel Thornton, Sandor Katz, David Asher, Wayne Caddy, Michael Pollan, Stef De Haan, Rigel Sotelo, Cliffe Arrand, Sally Fallon Morrell, Lierre Keith, Kirk Lombard, Sally Norton, Brian Sanders, Dr. Gary Shlifer und Hilda Gore.

Dank an *National Geographic* und das Team von *Great Human Race* dafür, dass sie auf mich aufgepasst und mir zu einem einmaligen Erlebnis verholfen haben, das meine Arbeit und meinen Blick auf die Vergangenheit so sehr geprägt hat. Ein riesiges Dankeschön an Brandon Gulish, Pete DeLasho, Brian Lovett, Cat Bigney, Kevin Hoban, Anneli Gericke, Griffin Kenemer, Tahria Sheather, Luke Cormack, Burt Gregory, Brent Meske, Jovan Sales, Jesse Brooks und Todd Curtis.

Dank den Menschen in vielen Teilen der Welt, die mich und meine Familie bei sich zu Hause willkommen geheißen sowie ihr Essen und ihr breites Wissen mit uns geteilt haben: Galia Kleiman und Enrique Tron, Rigel Sotelo, Delia und Andy Stirling, Sophie und Calum Macfarlane, Sue und Dave Brown, Emiliano Ramirez Lopez und Maria Francisca Bautista Martines (Juana), Giacinto Cangelosi, Francisco Huanca Samo, Juana Colque Jallasi, Carmen Huanca Colque, Catalina Huanca Colque, Helmut Poschel, Konrad Knopp, Milka Tello, Marc Brown, Markus Shimizu, Massimo Reverberi, David Pattison, das Dorf Kongelai in West Pokot, Boonchoo Kitsantria, seine Familie und sein Dorf. Vielen Dank. Es ist mir eine Ehre, eure Geschichten weiterzuerzählen.

Danke all denen, die meine Forschung und meine Arbeit unterstützt und mitgeholfen haben, ein breiteres Publikum dafür zu finden. Dazu gehören Larry und Wendy Culp, Ann Horner, John McCray, Richard und Jane Creighton, Rick und Kathleen Wheeler, Brandon Riker, das University College Dublin, Shay Kendrick von der Compass Group, Odaios Foods, Dr. Emily Chamlee-Wright, Wayne Hendricks, Ted Maris-Wolf, Steve und Somers Fullerton, Doug Rae, Daryl L. Swanstrom, das Kollegium sowie Mitarbeiter des Washington College, Bonny Wolf, Peppo Marotta, Evelin Faustino Damian, Siddharta Altamirano, Deborah Moye, Joe Spinelli, Tamara Kerr, Kathy Smith- Wenning, Nathan Preteseille, Noah Kegley und Dr. Briana Pobiner. Tausend Dank.

Dank auch den Menschen, die dieses Buch haben Wirklichkeit werden lassen. Ich erinnere mich noch gut an den Tag, an dem ich beschloss, ein Buch zu schreiben. Das war der Moment, als mein Englischlehrer mir in der siebten Klasse einen Aufsatz zurückgab mit den Worten, ich solle es, trotz meiner Begeisterung fürs Schreiben, doch lieber bleiben lassen und mir eine andere Beschäftigung suchen. Dass dieses Buch überhaupt zustande kam, grenzt schon fast an ein Wunder. Sieben Jahre sind vergangen zwischen dem Tag, an dem ich die ersten Worte des Originalmanuskripts tippte, und dem Augenblick, als die Endfassung in Druck ging. Während dieser Zeit habe ich gelernt, wie wertvoll es ist, ein talentiertes Team zur Seite zu haben, und aus erster Hand erfahren, was Menschen leisten können, wenn sie sich der Verbreitung einer wichtigen Botschaft verschrieben haben. Dank an Deborah Grosvenor, meiner Literaturagentin, dafür, dass sie den Hoffnungsschimmer in diesem Buch entdeckt und eine so perfekte Heimat dafür gefunden hat. Tracy Behar und ihrem Team bei Little, Brown and Company bin ich dankbar, dass sie in dem Projekt einen Wert erkannten, für ihre Unterstützung und Beratung und dafür, dass es ein solches Vergnügen war, mit ihr zu arbeiten. Wendy Mitman Clark gebührt mein Dank, weil sie sich fast schon als Wundertäterin erwiesen hat. Sie, eine talentierte Autorin, Lektorin, Kollegin und gute Freundin, hat ganz allein meine akademische Prosa verwandelt und die Stränge wirrer Ideen in eine klare, wichtige und verständliche Botschaft gefasst. Danke für deine Geduld, deine Ausdauer und dafür, dass du gezaubert hast. Dank an Shane Brill und Roberta Hilbrunner, die Entwurf für Entwurf gelesen und sichergestellt haben, dass die Informationen so präzise und verständlich wie möglich sind. Vielen Dank auch der Illustratorin Sarah Schlick, deren Skizzen schwierige Beschreibungen im Text nachvollziehbar gemacht haben. Ich danke meiner Fotografin Brianna Schindler, die die Gerichte mit ihren fantastischen Bildern zum Leben erweckt hat. Und danke auch den Anwälten Stewart Barroll, Steve McAuliffe und Mitra Ahouraian, die sich mit der Juristensprache auskennen. Danke euch allen, dass ihr an mich, meine Familie und dieses Projekt geglaubt habt.

Schließlich noch Dank an meine Familie, die unmittelbare wie die entferntere. An alle in Irland, wo der überwiegende Teil der Recherchen für dieses Buch getätigt wurde: Danke, dass ihr unsere Familie aufgenommen und uns euer wunderschönes Land nahegebracht habt. Wir haben das alles so intensiv erlebt und so starke Bande geknüpft, dass wir euch alle als unsere Familie betrachten: unsere S. Olaf-Familie, Bronzeman/Belderrig-Familie, University-College-Dublin-Familie und Airfield-Familie. Und ein dickes Dankeschön unserem lieben Freund und Abenteuer-Gefährten Jason O'Brien, der die Gabe besitzt, globale Verbindungen zu knüpfen und Menschen bei bedeutsamsten Mahlzeiten zusammenzuführen. Jim Burden, Paul Eberhardt und James Carlos Smith (Smitty): Die Abenteuer, die wir vor vielen Jahren miteinander erlebten, legten den Keim für so vieles von dem, was ich jetzt mache. Danke für eine lebenslange Freundschaft.

Mir ist vollauf bewusst, dass ich niemals irgendetwas Sinnvolles in meinem Leben zustande gebracht hätte ohne meine Kernfamilie. Egal wie oft ich gestrauchelt bin, ihr habt mir unermüdlich mit Liebe, Unterstützung und Rat zur Seite gestanden. Meine Eltern, Bill und Barrie Schindler, haben in mir die Leidenschaft für die freie Natur, die Liebe zum Kochen und ein reges Interesse an der Vergangenheit geweckt. Mein Vater hat mir das Jagen, Fallenstellen und Angeln beigebracht, und meine Mutter hat mich nicht nur Kochen, sondern auch die Bedeutung des Essens als Nährstofflieferant gelehrt. Gemeinsam brachten sie mir bei, mit den Händen zu arbeiten, den Wert von harter Arbeit zu schätzen und was im Leben am wertvollsten ist. Sie lebten mir Liebe und die Bedeutung von Familie vor. Auch wenn ich es damals noch nicht wusste, legte alles zusammen den Grundstock für meine gesamte Forschungsarbeit und wie ich sie angehe. Danke an euch.

Meine Schwiegereltern Jane und Steve Nightingale haben mich ebenfalls unterstützt, seit wir uns kennen, sei es, dass sie am Straßenrand hielten, um mich spontan aus dem Wagen springen zu lassen, weil ich plötzlich eine Pflanze entdeckt hatte, die unbedingt identifiziert werden musste, sei es, dass sie Christina und mich als arme Studenten bei sich wohnen ließen, damit wir Geld sparen und uns auf unser Studium konzentrieren konnten. Vielen Dank.

Meiner Schwester Heather Freeman, meinem Schwager Michael Nightingale und ihren Familien danke ich herzlich. Jeder Familien-Campingausflug, jede Fahrradtour und selbst die Marathon-Monopoly-Abende haben mir geholfen, meine Welt zu formen.

Dank an meine Kinder Brianna, Billy und Alyssa. Danke, dass ihr unsere Familie komplett macht. Ihr seid die Inspiration für alles, was ich tue, und ich bin so unglaublich stolz auf euch drei. Danke, dass ihr meine Geschmackstester, Reisegefährten und Inspirationsquellen seid. Die Lernerfahrung unserer Familie, wie Menschen zu essen, wird mit diesem Buch gekrönt.

Meiner Frau Christina möchte ich sagen: Danke, dass du mein Ein und Alles bist. Die Recherche, die für dieses Buch erforderlich war, wäre nicht möglich gewesen, wenn du nicht meine Überzeugung teiltest, dass wir unsere Familie mit dem nahrhaftesten Essen versorgen müssen, das wir finden können, und auch nicht ohne dein wildes, abenteuerlustiges Naturell, durch das unsere Familie in allen Situationen überall auf der Welt blühen und gedeihen konnte. Dieses Buch ist das Ergebnis deiner Liebe, Unterstützung, harten Arbeit und Fähigkeiten. Ich kann mir keine wundervollere Partnerin, Ehefrau und Freundin vorstellen. Ich liebe dich von ganzem Herzen.

REZEPTVERZEICHNIS

SACHREGISTER